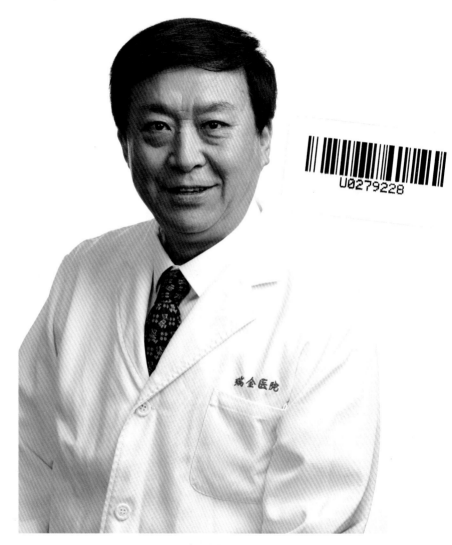

李飞跃

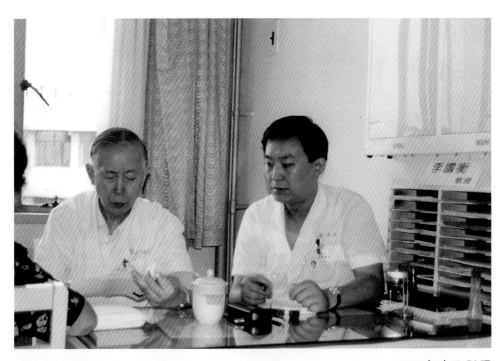

1999年李飞跃跟随李国衡教授门诊抄方

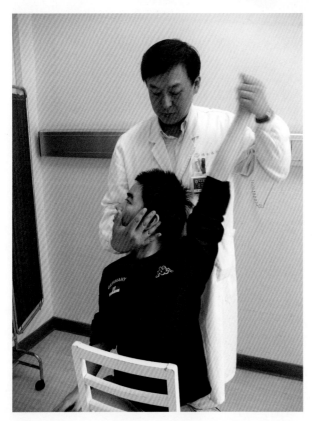

李飞跃颈肩部手法演示

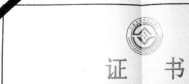

荣誉证书

李飞跃同志：

对您为上海的中医药事业发展、为弘扬传统中医特色优势而作出的突出成绩

特此表彰

上海市卫生局
二〇〇七年三月

李飞跃获上海市中医药事业杰出成绩荣誉证书

证　书

命名 李飞跃 为上海市非物质文化遗产

项目 伤科疗法（魏氏伤科疗法）代表性传承人。

上海市文化广播影视管理局
二〇一二年六月

李飞跃被命名为上海市非物质文化遗产项目伤科疗法（魏氏伤科疗法）代表性传承人

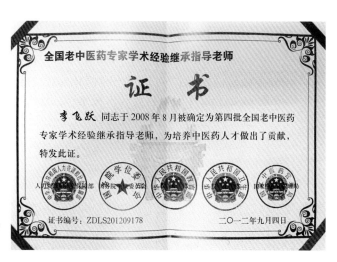

全国老中医药专家学术经验继承指导老师

证　书

李飞跃 同志于 2008 年 8 月被确定为第四批全国老中医药专家学术经验继承指导老师，为培养中医药人才做出了贡献，特发此证。

证书编号：ZDLS201209178　　二〇一二年九月四日

李飞跃任第四批全国老中医药专家学术经验继承指导老师

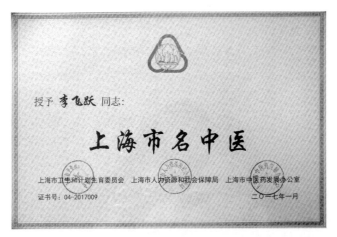

2017年李飞跃被评为第四届
"上海市名中医"

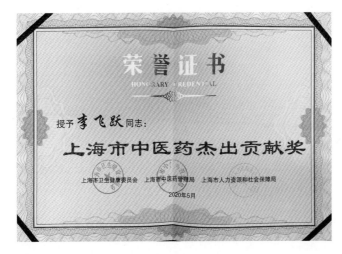

2020年李飞跃获"上海市中
医药杰出贡献奖"

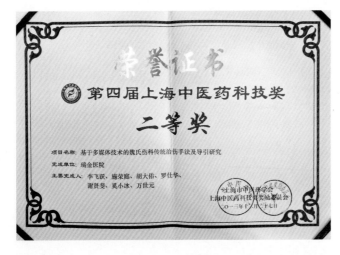

2013年李飞跃主持的"基于多
媒体技术的魏氏伤科传统治伤
手法及导引研究"获第四届上
海中医药科技奖二等奖

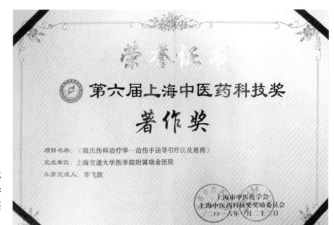

2016年李飞跃主编的《魏氏伤科治疗学——治伤手法导引疗法及用药》获第六届上海中医药科技奖著作奖

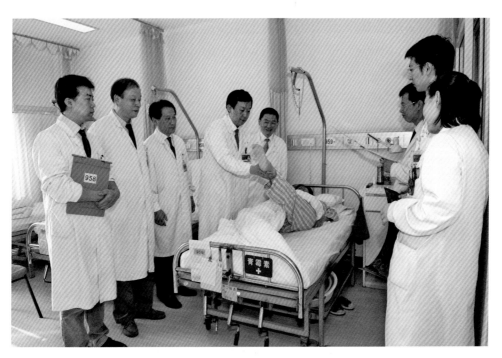

李飞跃临床查房

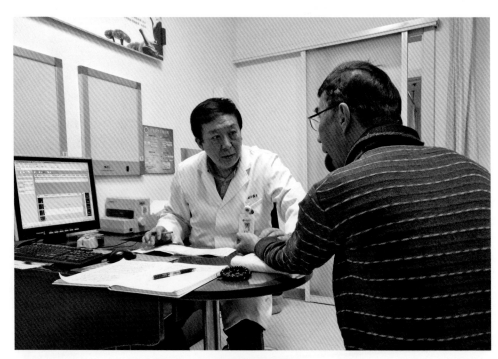

李飞跃临床门诊

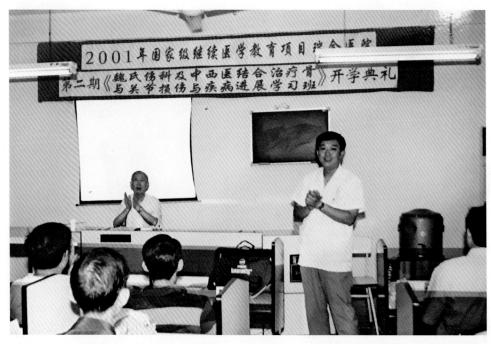

2001年，李飞跃主持国家级继续医学教育项目"魏氏伤科及中西医结合治疗骨与关节损伤与疾病进展学习班（第二期）"

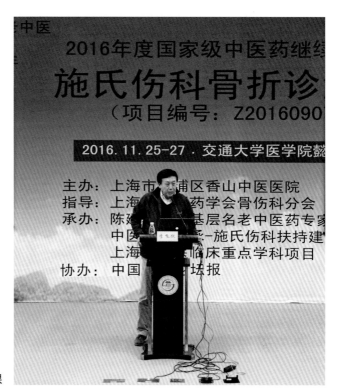

李飞跃授课

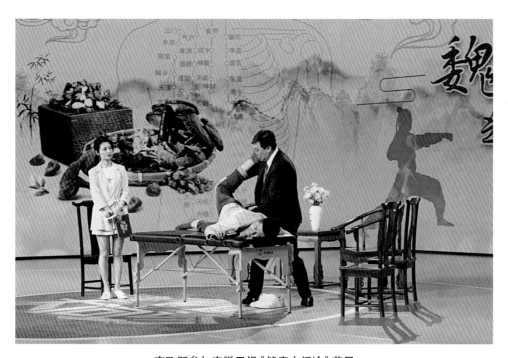

李飞跃参加安徽卫视《健康大问诊》节目

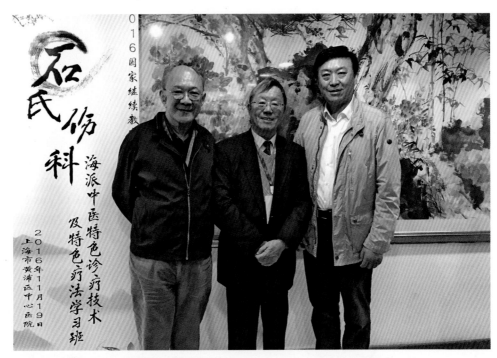

石氏伤科

海派中医特色诊疗技术及特色疗法学习班

2016国家继续教

2016年11月19日

上海市黄浦区中心医院

2016年李飞跃与施杞教授（中）、石印玉教授（左）合影

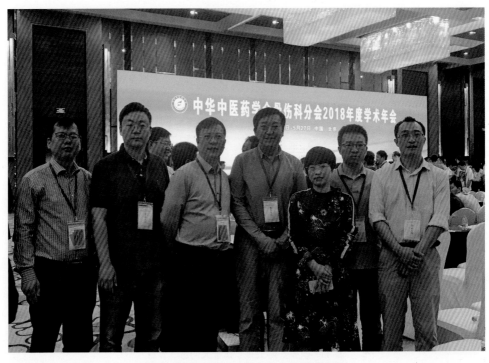

中华中医药学会骨伤科分会2018年度学术年会

2018年李飞跃参加学术年会与同道合影

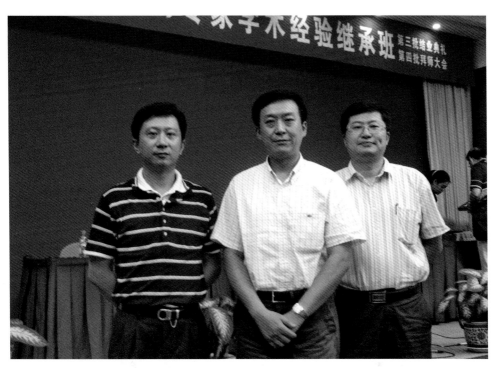

2008年李飞跃与第四批全国老中医药专家学术经验继承人奚小冰、杜炯合影

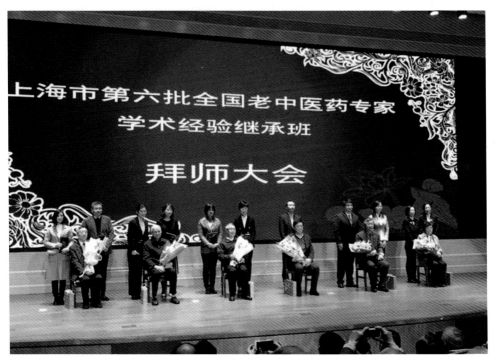

2018年李飞跃参加第六批全国老中医药专家学术经验继承拜师大会与继承人合影

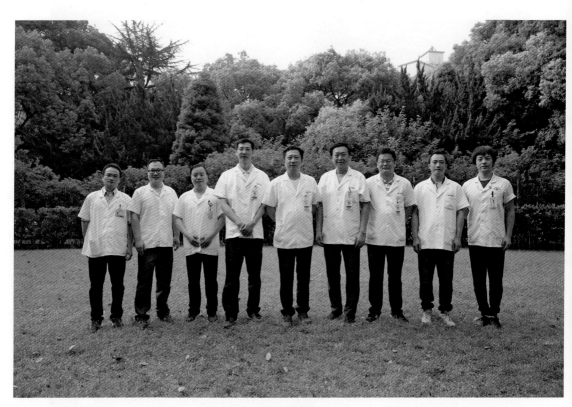

李飞跃与工作室成员合影

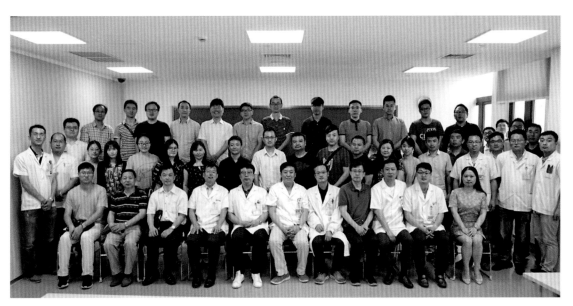

2017年李飞跃主持"魏氏伤科治疗肩、肘、踝关节疾患特色诊疗技术"继续教育学习班并与学员合影

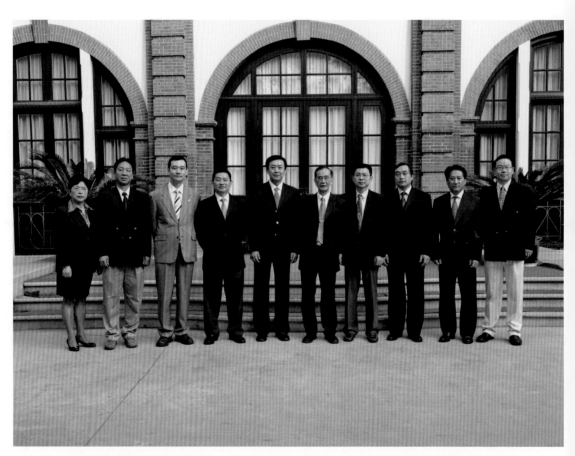

2008年上海交通大学医学院附属瑞金医院伤科、骨科及上海市伤骨科研究所领导班子合影

魏氏伤科李飞跃治伤医案集

主编　胡劲松
主审　李飞跃

上海科学技术出版社

内 容 提 要

李飞跃,上海交通大学医学院附属瑞金医院伤科主任医师,上海市名中医,上海市伤骨科研究所副所长,中医骨伤科专业著名学术流派——"魏氏伤科"的嫡系传人,上海市中医药学会骨伤科分会主任委员,中华全国中医药学会骨伤科学会常务委员,第四、第五、第六批全国老中医药专家学术经验继承指导老师。在学术上,李飞跃继承家传,以魏氏伤科学术流派为特长,临诊多采用内服中药与外用中药相结合,并善用手法和辅以导引。近年来,李飞跃对魏氏伤科学术思想进行系统总结,同时对魏氏伤科特色药物、手法及导引进行了传承和研究。李飞跃临证通过突出魏氏伤科特色疗法对腰椎间盘突出症、颈椎病、腕踝关节损伤后期粘连、跟痛症、胸胁内伤、老年性骨质疏松等疾病的治疗,具有较好疗效,创立外用方药"痹通洗方""逐痹通络汤",为继承、发展魏氏伤科做出了贡献。

本书分上、下两篇。上篇为医家小传及学术特色,下篇精选了李飞跃教授的典型医案130余例,涵盖了伤科主要疾病,包括骨折、急性筋伤、慢性筋伤、骨与关节病、脊柱相关疾病以及内伤。附篇则介绍了魏氏伤科流派文化及用药特色。

本书力求在具体的医案中将李飞跃近年来在传承和发展过程中所取得成果加以归纳总结,突出传承发展与创新并重的特点,将其学术思想、治伤经验在每一个具体的病案中体现出来,注重理论与实践相结合,可使读者对李飞跃及其对魏氏伤科传承及临证经验有直观、形象的了解。

本书可供中医临床工作者,中医院校师生及中医爱好者参考阅读。

图书在版编目（C I P）数据

魏氏伤科李飞跃治伤医案集 / 胡劲松主编. -- 上海:
上海科学技术出版社, 2021.3
ISBN 978-7-5478-5256-9

Ⅰ. ①魏… Ⅱ. ①胡… Ⅲ. ①中医伤科学－医案－汇编－中国－现代 Ⅳ. ①R274

中国版本图书馆CIP数据核字(2021)第035697号

魏氏伤科李飞跃治伤医案集
主编 胡劲松 主审 李飞跃

上海世纪出版(集团)有限公司
上海 科 学 技 术 出 版 社 出版、发行
(上海钦州南路 71 号 邮政编码 200235 www.sstp.cn)
浙江新华印刷技术有限公司印刷
开本 787×1092 1/16 印张 19.5 插页 6
字数 280 千字
2021 年 3 月第 1 版 2021 年 3 月第 1 次印刷
ISBN 978 - 7 - 5478 - 5256 - 9/R · 2259
定价:68.00 元

编委会名单

主 审

李飞跃

主 编

胡劲松

编 委

（以姓氏笔画为序）

王　强　张进霖　奚小冰　薛　彬

前　言

李飞跃,1958年生,上海交通大学医学院附属瑞金医院伤科主任医师,上海市名中医,上海市伤骨科研究所副所长,中医骨伤科学术流派"魏氏伤科"的嫡系传人,上海市中医药学会骨伤科分会主任委员,中华中医药学会骨伤科分会常务委员,第四、第五、第六批全国老中医药专家学术经验继承指导老师。在学术上,李飞跃继承家传,以魏氏伤科学术流派为特长,临诊多采用内服中药与外用中药相结合,并善用手法和辅以导引。近年来,李飞跃对魏氏伤科学术思想进行系统总结,同时对魏氏伤科特色药物、手法及导引进行了传承和研究。李飞跃以魏氏伤科特色疗法对腰椎间盘突出症、颈椎病、腕踝关节损伤后期粘连、跟痛症、胸肋内伤、老年性骨质疏松等疾病的治疗,具有较好疗效,创立外用方药"痹通洗方""逐痹通络汤",为继承、发展魏氏伤科做出了贡献。

中医传承讲究口传心授,但是真正能跟随名师学习的机会不是每个人都有的,医案,则给我们提供了较为真实的临床场景。张山雷在《古今医案评议》中说:"唯医案则恒随见症为迁移,活泼无方,具有万变无穷之妙,俨如病人在侧,謦咳亲闻。所以多读医案,绝胜于随侍名医而相与晤对一堂,上下议论,何快如之?"所以自古及今,中医名家留存的医案成为中医传承的重要手段。章太炎曾说:"中医之成绩,医案最著。欲求前人之经验心得,医案最有线索可寻,循此钻研,事半功倍。"李飞跃从行医开始,从未脱离临床,在多年的医疗工作中留下了许多精彩的医案,通过这些鲜活的病例,我们更能体会李飞跃诊病技艺、辨证思路、诊疗经验。所以我们希望通过对李飞跃医案的整理研究,继承魏氏伤科流派独到的学术思想,探寻中医伤科临床诊治规律,从而提高临床疗效。

如果把学习中医和学习书法对比,中医的医案,就相当于历代的名帖。对于碑帖的临摹,要经历描摹、临写、背临,最终到达创作阶段。学习医案第一步最简单,可以采取简单的"拿来主义",直接在医案中找一些适合的处方、用药或者手法,如果应用得当,就可以直接成为自己的经验。再进一步就是"活学活用",病案本来就体现出中医活的灵魂,因此在学的时候更要"活学"。很多病案只是为读者提供一种思路,至于其具体的用法,则可能因人、因地、因病情差异而不同。这个阶段可以模仿医案的用药处方,根据具体的临床实际进行加减变化。第三步就要"得意忘形",等逐渐掌握了医案的精髓后,可以依照医案的基本学术观点,掺杂其他的学术思想和经验,按照辨证论治的原则进行诊疗。到最后,需要"自成一体"。如果有足够的理论和实践储备,对于以前的经验和理论有主见地取精去芜,在实践中加深领悟,可以发展出自己的一套诊疗方法甚至是理论。中医流派的诸多大家,在其学术成长过程中都经历了这一步。

《魏氏伤科李飞跃治伤医案集》分上、下两篇。上篇为医家小传及学术特色。每一位医家在认识疾病、辨证论治、遣方用药方面,都反映着自己的学术见解。医案体现其学术思想,要想深入研究每一家的医案,首先应当掌握这一医家的学术思想,并运用其学术思想,来分析其临床医案。所以我们首先简要介绍李飞跃的从医经历和学术渊源,并对其主要的学术思想进行总结,以便于读者能提纲挈领,更好地理解具体医案中的诊疗方法。

下篇临证验案笔者精选了李飞跃的典型医案 130 余例,均来自李飞跃在门诊和病房的诊治病例。为了保证医案的完整性和统一性,我们对原始的医案进行了整理,按照标准病史的格式进行了编写,主要是修改了病史的格式,对具体的检查、操作、处方等内容没有进行改动。按照伤科主要疾病分类分为 6 章:骨折、急性筋伤、慢性筋伤、骨与关节病、脊柱相关疾病以及内伤。每一章节按照疾病顺次来进行编排,这样有助于相同的症状、不同的治疗方法之间进行对比,以症状为主导,更符合中医原本的特色。本书将每一病案的中医证型列出,便于读者检索,对以后的研究也会更有利,更容易进行数据转化。为了便于读者理解,我们力求每则医案资料记录全面到位,临床医案集理、法、方、药于一体,详细体现了其学术思想和临证心得体会,以期从医案的角度反映老中医专家的特色经验。医案后的按语有李飞跃自己的诊治经验,也有一部分来自其学生的学习心得,在此感谢奚小冰、张昊、刘光明、薛彬等同门的贡献。

　　附篇魏氏伤科流派文化及用药特色，是李飞跃近年对于魏氏伤科流派文化、用药特色、治病的验案以及中医骨伤科的一些具体问题的个人思考和总结，曾在不同的场合进行过讲座交流。虽然未经正式发表，但这些原初的思想见解或许更能体现一名医家的学术思想脉络，结合医案的解读，可以从另一个角度理解其学术源流。

　　中医骨伤科和其他的中医分科明显的不同之处在于有手法和导引，这涉及具体的操作，在具体医案中很难展现出来。而魏氏伤科的特色就是除了内外用药，还很注重手法和导引。在本书编撰中，尽量在概述中把相关的手法和导引进行详细的讲解，以供大家参考。医学中的操作技能，都需要反复的练习，才能提高操作的水平，在临床实践中取得好的疗效。

　　本书力求在具体的医案中将李飞跃近年来在传承和发展过程中所取得的成果加以归纳总结，突出传承发展与创新并重的特点，体现李飞跃对魏氏伤科的传承发展；将其学术思想、治伤经验在每一个具体的病案中体现出来，注重理论与实践相结合，可使读者对李飞跃于魏氏伤科传承及临证经验有直观形象的了解。随着科技的进步，我们可以在临床中进行录音录像，将现在的诊疗场景真实完整地展现出来，而这种内容更为丰富的医案，可以让学习者身临其境，帮助我们中医从业人员更好更快地提高诊疗水平。

编　者

2020 年 12 月

目　　录

上篇　源　　流

下篇　医　　案

附篇　魏氏伤科流派文化及用药特色

源　流

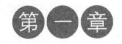

医家小传

　　李飞跃,男,1958年4月出生于上海中医骨伤科世家,外祖父为魏氏伤科奠基人魏指薪,母亲魏淑云为魏指薪幼女,父亲李国衡为魏氏伤科第二代主要传人。中学毕业后至部队,3年中先在部队经过卫生员训练队学习,后至师医院担任卫生员工作,接触和学习日常医疗工作,其中包括一部分中医内科临床学习。1979年复员回沪后进入上海市伤骨科研究所工作,主要跟随父亲李国衡医生临证抄方及资料整理,从而涉足魏氏伤科学。1983年由上海师范学院转学至上海中医学院中医学系统学习中医,完成5年本科学习,为日后从事中医骨伤科医教研工作打下扎实基础。1988年大学本科毕业后至瑞金医院伤科工作,先后经过住院医师轮转及相关考试,以5年为一周期顺利通过主治医师、副主任医师、主任医师晋升考试及评审,2003年正式获得主任医师资格。其间,1993年入选上海市老中医药专家学术经验研究班学习,跟师父亲李国衡,通过3年临证抄方、资料整理、导师经验总结及论文撰写等学习和工作,不仅从父亲身上学习了关心体恤患者的仁爱之心及淳朴善良、待人真诚的医德医风,也对魏氏伤科理法方药有了较全面的掌握。2001年4月至5月曾作为上海特别医疗小组成员赴泰国皇室承担医疗工作;2007年4月受任中国海外交流协会——上海中医专家团成员赴印尼、文莱讲学行医。

　　李飞跃的中医骨伤科学术秉承家传,以魏氏伤科学术为特长,临证主要采用中药内外合治,并擅用手法及导引锻炼,临证擅长治疗腰椎间盘突出症、颈椎病、膝骨关节炎、急性踝关节韧带损伤、腕踝关节损伤后期功能障碍、跟痛症、胸胁内伤、老年性骨质疏松等,其医术得到医疗行政部门及社会认可,现任中央及上海市干部保健委员会专家,2007年3月获上海市卫生局——"发展中医药事业、弘扬传统中医特色优势突出成绩"表彰。2012 年 6 月被评为上海市非物质文化遗产——传统医药项目魏氏伤科疗法代表性传承人。2017 年被评为上海市第四届名中医。

曾以第一负责人承担"十五"国家科技攻关计划及上海市科委、上海市卫生局(今上海市卫生健康委员会)相关科研项目近 10 项,在国内核心期刊发表相关学术论文 30 余篇,先后出版魏氏伤科学术专著 7 部。获专利 2 项。以第一完成人获上海市中医药科技进步奖二等奖 1 项,著作奖 1 项。

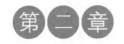

学术特色

李飞跃秉承家传魏氏伤科学术内治和外治相结合,手法与导引相辅佐的治伤传统特色,对魏氏伤科学术及治伤经验在传承基础上予以充实发扬。其主要的学术思想体现在以下三方面。

第一节　治伤气血通和为要,尤重脾胃

损伤之症不离气血。魏氏伤科强调治伤气血为要,临诊注重气血并重,不一味专主气或专主血,治伤用药目的在于调和气血,在此基础上,用药重视顾护脾胃,提出损伤初、中、后期顾护脾胃重点分别为健脾理气、补脾益胃、和胃调中。气血兼顾,固摄脾胃,是魏氏伤科的学术特色,这可以说是魏氏伤科的传承基因。李飞跃在传承这一特色的同时,不断发展,强调治伤气血通和为要,尤重脾胃。

一、气血兼顾

魏氏伤科认为骨伤疾患虽多为皮肉筋骨为病,也涉及脏腑经络,其疾病的发生都与气血密切相关。骨伤疾病多外伤,但正如《杂病源流犀烛》所言:"跌扑闪挫,卒然身受,由外及内,气血俱伤病也。"《素问·阴阳应象大论》云:"气伤痛,形伤肿。""先痛而后肿者气伤形也,先肿而后痛者形伤气也。"李国衡认为此乃气无形,故主痛;血有形,故主肿。前者为气伤,多有气滞疼痛;后者指血伤,多有瘀滞肿胀。肿痛按先后出现不同,反映气血损伤相互影响。故对损伤疾患治疗而言,如疼痛严重者,以行气为主治疗;肿胀严重者,先以活血化瘀

治之。但伤科疾患无论内伤、外伤，均多肿胀疼痛并见，故魏氏伤科治伤首重气血，即辨伤需明气血损伤情况，偏重伤气或偏重伤血，或气血俱伤。治疗重在调理气血，不可一味专主气或专主血，应气血兼顾，气血并重，两者不可偏废。在用药方面，魏氏伤科行气多用木香、陈皮、川楝子、青皮、川朴、佛手之类；活血多用以赤芍、紫草、鲜生地、归尾、丹参、路路通、川芎、苏方木、泽兰叶之品。

李飞跃对魏氏伤科气血兼顾的学术思想进一步阐扬，他认为：

1. 气血顺通以为用　气是人体内活力很强，而且运行不息的极精微物质，是构成人体和维持人体生命活动的基本物质之一。气运行不息，推动和调控着人体内的新陈代谢，维系着人体的生命进程。"升降出入，无器不有""出入废则神机化灭，升降息则气立孤危"。气的运动停止，则意味着生命的终止。血液循脉运行周身，内至脏腑，外达肢节，周而复始。如因某种原因，血液在脉中运行迟缓涩滞，停积不行则成瘀血。若因外伤等原因，血液不在脉中运行而逸出脉外，则形成出血，称为"离经之血"。离经之血若不能及时排出或消散，则变为瘀血。离经之血及瘀血均失去了血液的正常生理功能。血循脉而流于全身，发挥营养和滋润作用，为脏腑、经络、形体、官窍的生理活动提供营养物质，是人体生命活动的根本保证。人体任何部位缺少血液的供养，都能影响其正常生理活动，造成生理功能的紊乱以及组织结构的损伤，严重的缺血还能危及生命。中医认为生命的运动就是气血的运动，气血只有流通才能发挥其生理作用。骨伤疾患多见气滞血瘀是气血失于顺通的主要表现，临证多见实证，故治疗常以行气活血。

2. 气血平和以为权　《素问·调经论》指出："人之所有者，血与气耳。"气属阳，血属阴。气血为阴阳的物质基础，维持人体正常的生理活动的条件是气血调和，阴平阳秘，"气主煦之""血主濡之"，人体正常新陈代谢都要靠气血的温煦推动和滋养。就气血而言，"气为血之帅""血为气之母"，气能生血、行血、摄血；血能生气、载气。故气血一阴一阳相互维系，气非血不和，血非气不运，诚如《不居集》所言："一身气血，不能相离，气中有血，血中有气，气血相依，循环不已。"相反，人体疾病发生时，则为气血阴阳不和。《素问·调经论》云："血气不和，百病乃变化而生。"正是因为气血的阴阳相生关系，往往一损俱损，一荣俱荣。气血平和，脏腑肌肉筋骨得以正常濡养，机体功能方能保持正常；气血失于平和,则临床多见有气血亏虚和气血营卫不和。气血亏虚和气血营卫不和其实是一体两面的。其治疗上要注意不可偏补,不能见气虚就补气,见血虚就补血,调整气血,使气血调和才是关键。气血和则气血互生互用,诸虚不足自然逐步改善。

3.气血贵在通和　李飞跃认为伤科临床调气理血,即是使气血顺通平和,达到机体正常活动所需功能状态。通气血临床多偏于攻邪,常以行气活血药为主;和气血则偏于补虚,如益气养血、补气摄血等。虽然攻补相异,但是"通"与"和"是统一的。气血不通,常常导致肌肉筋骨脏腑失养,气血生化失常,即所谓"瘀血不去、新血不生"。同样,气血亏虚、营卫不和,久之必然经络失畅,也会导致气血不通。具体在临床上,李飞跃主张破气药、破血药应当谨慎使用,中的即止;补气药不宜峻补;补血药用当缓施。临证调理气血贵在使气血通和,需要权衡轻重,以达平衡。在用药上,调和气血李飞跃多以四君子汤、六君子汤和四物汤、圣愈汤及当归养荣汤等中正平和之方剂加减出入。

二、重视脾胃

骨伤疾患诊治,临证除辨气血外,还需辨脏腑。中医伤科以筋骨病为主,故治伤当明肝肾虚实,临证调治肝肾至关重要。魏指薪强调调治肝肾的同时,不可忽视脾胃调摄。曾指出"胃气强则五脏俱盛"。魏氏重视脾胃,主要考虑脾主运化,生化气血,促进伤病恢复。脾的功能主要可概括为主运化,主统血,外主四肢肌肉等方面。脾主运化,胃主受纳、腐熟,两者互为表里,共同运化、吸收水谷精微,输布全身发挥滋润濡养的作用。脾的运化功能正常,则脏腑经络、四肢百骸、皮肉筋骨才能得到充分的营养,机体正气才能充盛以驱邪外出,正所谓"正气存内,邪不可干"。因此,对于创伤患者应调理脾胃,使骨骼得以充分营养而愈合加快。脾主运化除了指运化水谷的功能外,还包括运化水液的功能。《内经》云:"饮入于胃,游溢精气,上输于脾,脾气散精,上归于肺,通调水道,下输膀胱,水精四布,五经并行。"损伤后局部肿胀,脾气健运则有利于肿胀的消退,加速损伤的愈合。另外,脾主生血、统血。《灵枢·决气》曰:"中焦受气取汁,变化而赤是谓血。"说明中焦脾胃是血液化生的基础。脾气健运,则消化吸收旺盛,血液充足,骨骼受伤后也容易恢复,是故《证治汇补血证》曰:"凡血证有脾虚者,当先补脾以统其血。"损伤患者,由于创伤及手术等原因,往往导致脾胃虚弱,脾虚不统血则血液妄行,影响瘀血和肿胀的消退,不利于损伤愈合。又脾主四肢肌肉,《素问·痿论》说:"脾主四肢肌肉。"《灵枢·本神》说:"脾气虚则四肢不用。"所以在损伤的整个治疗中应健运脾胃,以生化气血,促进机体功能的恢复。基于上述认识,魏氏伤科治伤用药多考虑到脾胃之气得强盛,以冀胃气强而溉五脏,五脏得养,损伤得以康复。百病皆生于气血,伤科尤其如此,而脾胃为气血生化之源,只有脾胃健运,气血充足,五脏得养,病情才能好转,而且,所有的内服药必须通过脾胃吸收并输布之后才能发挥其疗效,所以保持脾胃健运是治疗的基础、前提。

李国衡在此基础上提出损伤三期顾护脾胃的用药原则:损伤初期肌肤皮肉外伤,瘀滞阻络,气血失畅,往往脾胃受困失调,又伤后疼痛,心烦意乱,思绪紊乱,耗神不振,思伤及脾,故而活血化瘀,健脾理气多为常用之法,常以二陈汤、四君子汤、平胃散等加减,意在健脾复运,胃气向和,气血运行复原;中期和营生新,更重调理脾胃,处方选用归脾汤、参苓白术散之类,意在使脾胃生化得健,筋骨得以濡养;后期补益肝肾,和胃调中,方用保和丸、六君子汤、香砂六君子汤等,意在脾胃得养运化有常,水谷精气不断充养肾中精气,促进损伤恢复,同时用以矫正自身药物的滞腻之性。

李飞跃在临床实践中对魏氏伤科治伤重视脾胃思想进一步深化,他提出:

1. 中医骨伤是在调治肝肾的基础上调摄脾胃 肝主筋、藏血,肝血充盈,血荣筋,筋得以濡养。肾藏精、生髓,髓充骨,肾受五脏六腑之精气而充养于骨。中医伤科以筋骨病为主,故治伤当明肝肾虚实,临证调治肝肾至关重要。但脾胃是维持机体生理活动的主要脏腑之一,在中医学中称"脾胃为后天之本,气血生化之源"。肝肾的功能与脾胃密切相关。"脾为后天,肾为先天,脾非先天之气不能化,肾非后天之气不能生"(《傅青主女科·妊娠》)。肾精又赖脾运化水谷精微的不断补充,才能充盛,故曰:"脾胃之能生化者,实由肾中元阳之鼓舞,而元阳以固密为贵,其所以能固密者,又赖脾胃生化阴精以涵育耳。"(《医门棒喝》)后天与先天是相互资助,相互促进的。肝主藏血,脾主生血统血。脾之运化,赖肝之疏泄,而肝藏之血,又赖脾之化生。脾气健运,血液的化源充足,则生血统血功能旺盛。脾能生血统血,则肝有所藏,肝血充足,方能根据人体生理活动的需要来调节血液。此外,肝血充足,则疏泄正常,气机调畅,使气血运行无阻。故骨伤疾患治疗固当调治肝肾,同时更应调治脾胃。

在临床实践中,李飞跃注意到很多骨伤患者出现纳谷不馨、脘腹不适、腹胀便秘等脾胃功能紊乱等现象。他认为这除了损伤本身骨断筋伤、气血瘀滞而致脾胃受困失调外其,还有以下因素:① 环境改变,生活习惯上不适应,导致气滞湿阻。由健康正常的生活到入院治疗或完全卧床休息。运动骤减,致脾胃功能失调,运化功能减弱而出现临床症状。② 心理因素,骨伤科患者普遍存在对自己伤情预后的担心、顾虑等,忧思压抑。即《内经》所言"忧思伤脾",致脾胃功能失常。③ 饮食不当,家属多希望患者早日康复,即给予过多的滑腻肥甘饮食或各种营养补品,而致湿邪内蕴,气机郁阻,影响脾胃运化功能。④ 生活因素,手术后或石膏固定后肢体功能活动位置均较被动,产生麻、痒、痛等诸多不适感觉,造成生活上的痛苦,继而致精神烦乱、激怒、饮食生活和关节功能失常,损伤脾胃而致脾胃功能紊乱。这些都需要采用调理脾胃的方法。

2. 脾失健运,湿邪内生　在继承魏氏伤科固摄脾胃的学术思想的基础上,李飞跃临床极为重视湿邪在伤科疾病中的作用。李飞跃认为注重脾胃是从生理方面而言,从病理、病邪方面言,要重视湿邪为患。

脾是运化湿气的主要脏器。脾能"运化水谷、运化水湿",脾失健运则水湿内生。脾虚者容易生湿,而湿重常常有伤脾胃的表现,如恶心、作呕,消化不良、胃口不振,便溏溲赤,并可四肢困倦、全身乏力、麻木不仁等。因之,祛湿之法乃调摄脾胃的重要内容。在用药上,针对脾胃气虚夹湿李飞跃常用参苓白术散加减益气健脾、和胃渗湿;针对损伤后期脾气虚损及痿证等常用健脾养胃汤(《伤科补药》方)健脾养胃;针对脾胃虚寒夹湿则常用香砂理中汤健脾益气、温中除湿;针对诸多骨伤患者肝脾同病,兼以脾气虚弱,则常用归芍六君子汤健脾益气、养血柔肝。

调理脾胃法在中医骨伤临床治疗中具有重要作用。脾胃为后天之本,脾主运化,胃主受纳,调理脾胃对损伤的恢复有重要的影响。从传统的中医角度考虑,调理脾胃法实际上是中医整体观念的一个鲜明体现;而现代研究亦表明:调理脾胃可增强人体的免疫能力,提高机体对损伤的修复功能。对损伤的中医内治,在遵循三期辨证施治的基础上,贯穿调理脾胃法,往往可以提高疗效,缩短病程。因此,调摄脾胃对于骨科临床具有十分重要的价值和意义。

第二节 理伤疗疾擅用手法,复平达衡

手法在魏氏伤科临诊中有其重要地位,魏氏伤科奠基人魏指薪认为手法"能摸触其外,测知其内;能拨乱反正,正骨入穴,能使经筋归复常度;能开气窍引血归经",其概括手法作用第一是用于检查,而检查手法应"轻摸皮,重摸骨,不轻不重摸筋肌";第二是手法治疗作用,一为正骨,纠正骨折移位、骨缝参差及关节脱位,使骨合位正,骱位复原;二为理筋,使肌筋恢复正常位置和功能;三则"开气窍,引血归经"。

李国衡基于传统中医和现代医学的认识,认为手法能"正骨理筋,疏通经络,调和气血,祛风散邪,消散血肿,松解粘连,解除肌肉痉挛",基本概括了现代对手法作用的认识。他在实践中着重提出伤科手法在具体应用中应该注意主症和兼症,主要痛点和次要痛点。① 主症和兼症:在治疗主症的同时,要照顾到兼症,有利于疾病的恢复。② 主要痛点和次要痛点:手法前应分清主要痛点和次要痛点,手法时应有所侧重。在手法过程中,随着病情的改善,原来主要痛点减轻,而次要痛点就比较突出,这时应根据痛点变化,手法也要有所变化。在治疗时消除痛点颇为重要,并提到手法操作要"点、线、面"结合,并整理魏氏伤科的手法,将其分为单式手法和复式手法两类。

李飞跃通过对魏氏伤科手法的学习和实践,对魏氏伤科的手法进行了进一步阐扬:

1. 进一步阐释魏氏伤科手法"开气窍,引血归经"的论述 通过文献复习,他提到"气窍"乃真气聚集之所,其无形而又涉及一身之"气"流转运行。气窍开,内外沟通,则气机顺通,天地人和。损伤多见气闭、气阻,气窍因之闭塞,并伴有瘀血郁结内滞或阻络,手法治疗可行气散瘀,促进经气流通,则气窍开通。气行则血行,瘀血消散,经脉顺通,气血以流,损伤机体功能得以恢复,主要是具行气理血之功效。这对一般手法作用主要理解为"正骨、理筋"两方面予以了一定的补充。

2. 手法重在调复平衡 魏氏手法特别在理筋及内伤手法中还经常运用:病在上取之下,病在下取之上,病在左取之右,病在右取之左,或上下左右同取,有所侧重,其作用从损伤局部与整体的相互关系出发,要求手法能达到脏

腑、躯体、四肢上下左右的经络通达、气血调和、筋柔骨正,达到机体功能协调的"平衡"状态。比如腰椎滑脱症,传统上并不主张手法治疗,但是李飞跃认为腰椎滑脱会导致胸椎、尾骶椎椎旁小关节、软组织力学功能改变,以及相应的肌力上下、左右的不平衡,通过对胸背部、尾骶部、臀部的手法调整,可以平衡上下、左右的肌力,有效地缓解腰椎滑脱引发的症状。这一点就是李飞跃手法独特之处。

3. **手法应重视补泻** 李飞跃认为伤科手法宜分补泻,因为:① 人有虚实。每个人体质又有强弱虚实之分。② 病有虚实。虚者脏腑气血阴阳不足,实者则为气机壅遏。③ 个人耐受不同。对于不同的患者,能承受的手法强度差异很大,有些人只能承受轻微的手法力度,而有的人非重手法不能见效。既然人有虚实,病有虚实,在手法治法上当有补泻之分,或偏重之别。

魏氏伤科理筋手法有常用单式手法 16 种和复式手法 18 种,通常具体手法操作为单式手法与复式手法配合应用,故手法补泻作用通过临床多种手法组合运用过程来体现。主要根据患者的整体辨证采取不同的补泻手法。虚则补之,实则泻之。由于临床上患者多半是虚实夹杂,所以李飞跃理筋手法治疗很少单纯补法手法或泻法手法,而多是补泻兼施。同时在病情的不同阶段,根据病情进展、虚实变化所施补泻手法也有偏重不同。李飞跃理筋手法常规步骤分为三部分:第一部分是预备手法。第二部分是主治手法,是指医疗效果比较明显,往往多是本中医骨伤科流派中最具代表性的特色手法和临床医疗实用价值的一类手法,此部手法或补虚为主,或泻实为主,或补泻兼施。第三部分收功手法,为辅助类手法,在治疗中起疏理、放松、整理等辅助作用。整套手法综合运用以发挥补泻功效。

临床补泻手法应用中应随时观察患者的反应,潜心体会手下的感觉,采取相应的手法和力度,随机应变,补泻存乎一心,才能真正达到心随手转、法从手出,达到手法的治疗目的。

4. **手法操作"落点、走线、带面"** 针对魏氏伤科手法操作要求点面线结合要求,李飞跃第一次明确提出要"落点、走线、带面",落、走、带三字综合协调配合应用得法即可解决点、面、线结合的主要问题,这样既能消除疼痛点,又能活血通经。一般要求,凡是疼痛集中的,应侧重"点"上的手法即"落点"。疼痛沿着经络循行部位扩散放射的,应加强"线"上的手法即"走线"。如果是痛点周围有较大面积的疼痛,应多作"面"上手法即"带面"。

5. 手法多配合他法同施　李飞跃临证除手法外,还适时地结合药物的内服外用、简便确切的固定及丰富多样的导引等多种治疗手段,以取得更好的疗效。中医骨伤科手法为治疗手段之一,临床如急性骨错缝、筋出槽,可单用手法,其他多数骨伤病损多以手法、药物综合治疗。李飞跃特别重视手法和导引的配合,此为主动治疗和被动治疗的配合。就导引而言,李飞跃善用此作为肢体运动治疗及康复保健疗法。《内经》中有"导引按蹻"的记载,其作用为使血脉荣养于筋而得安。魏氏伤科导引特点为躯体运动与自身呼吸配合或两者分开各自运动。内容包括活动肢体、动摇筋骨、自身按摩、擎手引气等多种形式,魏氏伤科导引归纳为 45 种,涉及躯体、四肢关节,形成一套较为完整的骨伤导引体系。魏氏伤科的外用药衡氏黄白软膏、外用活络药水、四肢洗方及蒸敷方等的合理运用均将对手法的功效有帮助。

第三节　愈伤固效辅佐导引,防治兼顾

导引疗法是中医学的一个组成部分,它是由呼吸运动和躯体运动相结合的或者是各自运动的一种保健和治病的外治法。其内容包括活动肢体,动摇筋骨,自身按摩,擎手引气等多种形式。古今医家对此多有著述。如《灵枢·病传》载:"或有导引行气,乔摩、灸、熨、刺、焫、饮药之一者,可独守耶。"说明当时已将导引列为治疗方法之一。又如唐代王冰注释云:"导引,谓摇筋骨,动肢节。"指出了"导引"是一种通过躯体的运动而达到祛病延年的治疗手段。

魏指薪继承前人的基础上,根据明代以后的文献记载,并大量吸取民间经验逐步形成,同时根据几代人的实践体会,对人体不同部位,不同疾病,创制了一系列不同形式导引方法。

李国衡魏氏伤科的导引术进行了系统地整理,认为导引功效有几点。

1. 舒筋通络　各种类型的损伤,由于轻重的不同而产生不同程度的血瘀阻滞,络道阻塞,筋挛筋走,疼痛、肿胀。导引能使筋正、筋宽,恢复期伸缩弹力,能够活血使络道通畅,而达到骨正筋舒,消肿止痛,归纳恢复。

2. 活血荣筋　肌筋劳损或损伤后期,局部气血不充,筋失所养,酸痛麻木不仁,活动限制,导引后可改善血液循环,筋得荣养。

3.祛风散寒　风寒湿痹流注经络,酸痛乏力,肢体功能限制。导引可以祛风散寒。

4.调整机体　局部损伤,能影响到全身气血,脏腑不和,气血衰退。导引锻炼能调节整个机体脏腑气血,气运而神和,增强体质,有利于损伤的恢复。

对于伤科导引,李飞跃在继承魏氏伤科经验的同时,有自己的发展:

李飞跃亦相当重视导引疗法,主张部分损伤早期即应考虑导引锻炼,有利于疾病的康复。手法是一种被动的正骨理筋治法,而导引是一种自动的正骨理筋治法。导引作为患者主动功能康复手段,往往可以与药物、手法起到协调的治疗效果,临证应予以重视和掌握。特别在损伤后期,合理运用,可促使功能恢复,巩固疗效,缩短疗程。

(一) 强调导引的针对性

对于导引,李飞跃强调导引的针对性,相同的部位,不同的疾病,需要采取不同的导引,甚至相同的疾病,不同的症状,也要根据具体情况采取不同的导引方法。李飞跃认为导引既可以防病,又可以治病,不是一个单纯的保健方法,而是治疗的有机组成部分,所以,对于导引方法的选择,李飞跃强调导引的针对性,相同的部位,不同的疾病,需要采取不同的导引,甚至相同的疾病,不同的症状,也要根据具体情况采取不同的导引方法。这和中医的"三因制宜""辨证论治"的思想是一致的。这一点在腰部的导引方法中体现得最为明显。李飞跃在治疗腰痛时,有时不用药物,而用几节导引方法,腰痛即能缓解。他认为在腰痛的预防、治疗和康复过程中,导引都有很好的作用。伤科的许多疾病通过药物和手法治疗后得到痊愈,但是若要巩固疗效,预防复发,还必须有赖于导引。伤科腰部的许多疾病,都是由于患者的不良生活习惯造成的,从根本上来说最为重要的就是改变不良的生活工作习惯,积极进行功能锻炼。中医伤科的原则有一条是"医患合作",指导患者进行导引锻炼也是中医伤科医患合作的重要内容。

(二) 重视躯体运动与呼吸的配合

李飞跃强调导引必须呼吸配合,比如颈椎病的反背插掌导引,在插掌时呼气,收掌时吸气,腰椎滑脱症的抱膝导引,抱膝时呼气,松膝时吸气,这样可以通过一呼一吸对胸腹内压的调节,与导引动作配合,更好地调节骨骼肌的放松与紧张,达到自然的平衡。李飞跃认为伤科导引在强调调身的基础上,亦讲究调息、调心。总体说来调身、调息、调心三者有机结合,相互联系,不可分割。调身,即调整身形,主动改变调整身体姿势和动作,这是伤科导引的重点。调息,即调整呼吸,主动地控制呼吸的频率、节律、深度等。调心,即调整心神,主动对自我精神意识和思维活动进行调整和控制。上述三者通过"摇筋骨,动肢节,合呼吸"的导引而有机结合。

（三）创立新的导引范式

传统上魏氏伤科治疗腰椎以腰背肌锻炼为主,常用的导引方法共有 10 种:① 和腰导引。② 悬手和腰导引。③ 转腰导引。④ 弓压导引。⑤ 挤压导引。⑥ 双叠导引。⑦ 胯盆导引。⑧ 撑弓导引。⑨ 元宝弓导引。⑩ 蹬足错胯导引。目前临床上,腰椎滑脱患者有针对性的导引练习,李飞跃在魏氏伤科导引的基础上,借鉴其他的导引方法,用自己独有的抱膝导引治疗腰椎滑脱。"抱膝导引"导引动作:患者取仰卧位,足膝并拢,屈膝屈髋,双手相抱固定于膝前部,逐渐抱紧膝部至极度屈膝屈髋位置维持数秒,再放松抱膝双手,至肘关节伸直抱膝状态维持数秒。此为 1 节,开始时锻炼 10～15 节,每日 3～4 次。根据症状轻重和熟练程度酌予增减。

李飞跃认为上述"抱膝导引"主要针对腰椎间盘突出症外侧型及腰椎管狭窄患者,其作用可能使椎管有效容积增加,减少硬膜和神经根的压迫程度,改善神经周围的血液循环;同时也可缓解腰背肌肉痉挛。临床该法一般不单独应用,常与其他导引法合用。

颈肩臂的肌肉骨骼系统是一个相互联系的有机整体,颈部需要通过上肢颈部附近,尤其背肩部的活动来带动放松颈部。这和李飞跃手法的平衡性、整体性思想是一脉相承的。为此李飞跃创立"伸颈耸肩导引",具体方法是:

双足分开,与肩等宽,双手臂自然下垂,肩部放松,双目平视前方,自然呼吸;缓慢吸气,双肩同时缓慢上耸,颈部逐渐前屈,下颌尽量抵住胸前;慢慢呼气,双肩逐渐下落,颈部逐渐向后伸展,最后回至颈部中立位,双肩恢复正常位置。

医 案

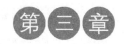

骨 折

第一节 骨折概述

骨折是伤科的四大疾病之一,中医治疗骨折具有传统的优势。魏氏伤科传统的验方中,一半以上是专门治疗骨折的。李飞跃治疗骨折基本依据魏氏伤科传统的方法,结合现代医学的研究成果,在临床中也积累的很多独到的经验。

一、李飞跃治疗骨折特色

骨折的整复手法根据现代的解剖和生物力学理论已经有比较统一的标准,李飞跃治疗骨折的特点主要是采取中医夹缚固定、内外用药、导引等方法,对缓解骨折疼痛、促进骨折愈合及促进肢体功能恢复都具有良好的作用。简要叙述如下。

(一) 夹板包扎

骨裂或轻度骨断者,单用软板,严重骨断或骨碎者,在板的外层,需再加硬板。如骨折发生在下肢者,多应用夹板固定,两侧还须置放沙袋加强,将断处固定,卧床休息。

(二) 外用药

魏氏伤科治疗骨折外用药可以分为两大类,一类是敷贴类,一类是搽洗类。

敷贴类外用药主要用在骨折整复后,外敷药膏配合夹板包扎使用,协助长骨、活血、止痛。通常所用药物有下列几种。

(1) 对于骨裂、骨断,症状以肿胀为严重者,治疗应活血、退肿、止痛、长骨。可外敷断骨丹,患者症状以疼痛严重者,治宜活血、止痛、长骨。可以用魏氏伤科碎骨丹外敷。用蜂蜜和冷开水调和，摊制在牛皮纸上，盖上一层薄绵纸，然后敷贴在患处。伤情严重者，每日更换，轻者，每隔 1～3 日换药 1 次。

（2）对于骨折兼有皮肉破损者，宜推陈换新，收敛生肌，止痛。可用魏氏伤科生肌膏，伴有严重皮肉破损，溃烂，流脓者，宜化腐排脓，生肌收敛，活血止痛。可用魏氏伤科化腐生肌膏，先用盐开水将伤口洗净，然后将此散渗入患处，用纱布绷带包扎以封闭创口，再外敷以上药物。每日换药 1～2 次。

搽洗类外用药主要是用于骨折愈合后，将要开始活动之前，或者在活动的过程中。用药物熏洗及搽抹，以使血脉流通，肌筋放松，再配合锻炼，以便使肢体关节功能迅速得到恢复。

常用的洗擦药物如下。

（1）主要症状为肢体关节酸痛者，魏氏伤科称为筋缩积血作痛，病机为血络不活。治宜舒筋活血止痛。可用魏氏伤科舒筋活血洗方。

（2）主要症状为关节肿胀、动作不利者，其病机为筋络损伤，关节不利。治宜通利关节，温筋通络，活血祛风。可用魏氏伤科四肢洗方。

（3）主要症状为患处肿胀坚硬，疼痛不止者，此为血瘀阻滞。治宜活血化瘀，止痛。可用魏氏伤科活血化瘀洗方。

（4）如腰脊胸腹等处跌打损伤后期，肿胀疼痛，筋脉拘挛，关节动作不灵。治宜止痛，祛风，活血通络。可用魏氏伤科腰脊胸腔洗方。

以上洗方，均煎水熏洗，每日 2～3 次。

骨折损伤后期，有以上症状者，如果兼见肢体麻木，皮肤不佳者，则可在外洗方应用基础上，用外搽药，如用魏氏伤科舒筋活血膏，舒筋活血，通络止痛，润肤消肿。每日 2～3 次，每次约 20 分钟。

（三）内服药物

魏氏伤科治疗骨折的内服药物，还是按照骨折的三期辨证，但是在不同的时期，针对不同的主症，所应用的方药有所不同。

1. **骨折初期**　即 1～2 周的时间内，魏氏伤科认为骨折初期，基本都属于实证。损伤早期，骨折、脱位、伤筋等病症，轻则影响经脉气血流行，使气结不散，重则损伤血脉，使恶血留滞，经脉壅塞，气血流行障碍，气滞血瘀为其主要病机。所以损伤早期的治法，应以活血化瘀为主，使瘀血得以消散，尽快恢复气血的通畅。在活血化瘀的基础上，可根据气滞血瘀之所偏，结合伤后邪热之轻重,分别给予攻下逐瘀、行气逐瘀和清热逐瘀等具体的治疗方法。

(1) 骨折初期,肢体肿胀疼痛,心神不安,此为瘀血积聚,脏腑气血不和,这时应以活血化瘀、消肿止痛、兼以安神为主。可用魏氏伤科活血止痛安神汤或者魏氏伤科成药七厘散。

(2) 对于骨折病情较轻,肿痛不甚者,治宜活血止痛,引血归经。可用魏氏伤科止痛引血归经汤或者四物止痛汤。

2. 骨折中期　是在损伤 3～6 周的时间内。此时血瘀气滞逐步消除,肿胀逐渐减轻或消退,筋骨断裂处初步连接,疼痛明显减轻,体温恢复正常。但筋骨痿软,时有作痛,说明瘀血尚未化尽,经脉还未完全畅通,气血仍欠充旺。因此,该期的治疗,除继续活血化瘀外,还应重视养血通络,接骨续筋,以促进筋骨愈合。

(1) 如果骨断、骨碎,临床表现肿胀,疼痛剧烈者。治宜活血长骨、祛瘀止痛。可用魏氏伤科续骨活血汤,或者成药活血丹。

(2) 对于骨折损伤较重者,可以用魏氏伤科成药骨科丹,止痛活血,长骨补碎,安神定魄。

3. 骨折后期　魏氏伤科认为骨折后期多见虚证。骨折损伤经早、中期的治疗后,瘀血祛除,筋骨续接,已近愈合。但筋骨尚未坚强,并常见气血虚弱、筋肉萎缩、肢体乏力、关节僵硬等症。故应补益肝肾,调养气血,疏通经络,使脾肾健旺,生化气血,以充养筋骨,滑利关节。此时局部酸楚,动作受限,体软无力,肌肉萎缩,这时应以扶气、养血、壮筋、补骨为主。

(1) 骨折损伤后期,如见气血虚弱,肌肉消瘦,动作无力。治宜调和荣卫,滋养气血。可用八珍汤。

(2) 骨折损伤后期,如见体虚经络拘急,疼痛,足膝无力。治宜扶气,益血,止痛。可用十全大补汤。

骨折后期可有各种兼夹症,如见风寒外袭、湿邪阻络等,在处方时,多随证加减。

二、李飞跃治疗骨折临证经验

骨折后遗症

关节附近的骨折,由于关节构成复杂,在长期固定之后,经常出现骨折愈合后关节的粘连,影响关节功能,严重降低患者的生活质量。但是对于骨折后关节的粘连,治疗上疗效一般不太理想。李飞跃采取手法配合中药外洗的方法治疗关节周围骨折后关节粘连,临床上取得较好的疗效。简要记录如下。

1. **手法治疗**　首先用魏氏伤科黄白软膏涂抹患处。李飞跃认为,黄白软膏不但有消炎止痛的功效,可以帮助患者减轻手法的疼痛,而且清香润滑,还有软化粘连的作用,是合适的手法介质。在涂抹的同时,用拇指在关节周围进行放松理筋,等充分放松之后,握住患肢远端进行牵引,同时先后进行关节的旋转、屈伸以及侧偏活动,开始手法应该较为轻柔,逐渐加大活动的范围,等关节活动开后,在各个方向的极限位置,用轻快的手法迅速地将关节超限拉伸,这是帮助增加粘连关节活动度重要一步,但是要注意不能用暴力强行扳拉,以免造成伤害。这需要操作者用心体会,多多练习,熟练掌握手法要领,还要根据患者的具体情况,熟悉局部解剖特点,正确掌握动作尺度,以达到最好的疗效。

2. **外洗中药治疗**　常用舒筋活络、祛瘀松粘之法,如伸筋草 15 g、透骨草 15 g、羌活 12 g、独活 12 g、泽兰叶 15 g、苏木 9 g、接骨木 15 g、三棱 12 g、莪术 12 g、老鹳草 15、紫草 9 g、五加皮 12 g、乳香 12 g、没药 12 g 等。

3. **导引治疗**　对于导引,李飞跃非常重视,不同关节粘连的部位,都有相应的导引方法。为了患者能正确的锻炼,李飞跃经常为患者亲自示范。

(1) 肩部:李飞跃对于肩关节的导引,常用四个导引方法,分别针对肩关节内收、外展,前屈和后伸内旋障碍,如果在某一个方向上活动受限明显,应该加强在此方向的导引练习。

1) 云摆导引:患者取站立位,两足分开(比两肩要稍宽),两手臂下垂。开始动作时,右侧手臂向左前方向,作内收摆动,摆动时手碰到左侧肩头为止。手部虎口分开(即大拇指与其余四指分为两组),大拇指向下,其余四指横平,到止点时分开的虎口紧对肩头。肘尖内收到紧对胸前的正中位,同时左侧手臂向身后右上方旋后,手背旋至腰部中间附贴于腰部。锻炼时两侧手臂需同时操作,前后呼应。颈部肩部放松,不要屏气。

症状轻者,左右云摆后作一节,一般 10～20 节。症状较重者,开始锻炼 3～5 节,以后再逐渐增加。每日 2～3 次锻炼。

2) 横平抬臂导引:患者两足分开(与肩同宽)站立,两手臂下垂。开始动作时,两臂保持平衡,再逐步外展上抬,当抬到极度位置不能再抬时,即放下。放下的同时作两手交叉内收。横平抬臂的速度和强度,可以按不同病情来掌握。如肩部疼痛活动限制,在锻炼时用力不能过猛。如肩臂肌肉萎缩,则要求握拳重力横抬。抬起放下作为一节。轻症:10~12节。重症:5~10节,而后在逐渐增加。每日2~3次锻炼。

3) 作揖导引:患者两足分开(与肩同宽)站立,两手十指交叉扣紧,两肘伸直。锻炼时两臂用力逐渐向上抬举,当抬到一定高度而不能再抬时,即轻轻放下。为了加强手臂抬举的力量和幅度,在上抬前身体可向前屈,使手臂适当放低。抬起时身体稍向后伸,使手臂尽量举高借重身体俯仰活动。抬起放下作为一节,每日10节左右,重症者活动量需逐步增加。每日2~3次。

4) 反扯导引:患者取站立位,使患侧手臂放到身后,而后用健侧之手握住患侧之手。将患侧手臂向健侧牵拉活动约10次,在牵拉活动时,肩部有疼痛感,以患者能忍受为宜。一般牵拉活动10次左右。每日锻炼2~3次。

(2) 腕部

1) 滚拳导引:两手相对握拳,双腕背伸使两拳面相对,第一步双腕同时内旋,至两拳眼相对时双腕掌屈,同时前臂内收使两掌背尽量紧贴,然后从下向上再向前作环形划圈运动,在拳面朝上时,手腕改成背伸;6圈后相反方向旋转锻炼6圈。整个动作中应该保持相对的压力,以使腕关节获得充分的锻炼。每日2~4次,每次36圈。

2) 撑掌导引:患者两手十指交叉扣紧,屈肘向里是手掌贴于胸前,而后两手拇指作旋前向下使手掌外翻,两肘臂渐渐伸直将手掌向前方推出,在推直的过程中,手指必须始终扣紧不能松弛,推直的程度以手腕疼痛能够忍受为止,再将两手旋至正中位收回贴于胸前,准备作第二次动作。一次动作完成后作为一节。轻症:10~20节。重症:5~10节为宜。每日锻炼2~3次。

躯干部位的导引治疗方法参见脊柱相关疾病一章。

第二节 四 肢 骨 折

案1 李某,女,69岁。

初诊(2013年8月6日)

主诉:左腕部外伤后肿痛活动不利5日。

现病史:患者于5日前不慎跌伤,左腕部撑地,当即局部疼痛剧烈,不能活动。随即肿胀明显。当时就诊我院骨科急诊,经摄片检查提示:左桡骨远端骨折。患者对手术有顾虑,不愿手术治疗。急诊予以手法复位,石膏外固定。目前仍觉肿胀疼痛。既往有高血压史,目前口服降压药控制良好。查体:左前臂石膏略掌屈位固定中。左手指肿胀,活动可,手指活动可,皮肤感觉无异常。末梢循环可。无手指被动牵拉痛。苔薄腻,右手脉细。纳差,二便畅。X线:左桡骨远端涉及关节面,粉碎性骨折。中医诊断:桡骨骨折;中医证型:气滞血瘀,湿邪内蕴。西医诊断:左桡骨远端骨折(Barton 骨折背侧型)。患者目前骨折急性期,局部肿胀明显。治法:先行活血化瘀,消肿止痛。处方:

(1) 予以威利坦口服以消肿治疗,中药四物止痛汤 1 瓶,口服。

(2) 继续原石膏外固定,嘱指间关节活动。

(3) 密切观察局部血循环情况。门诊随访。

二诊(2013 年 8 月 15 日)

左桡骨远端骨折后 2 周。患者诉疼痛略有好转。查体:左腕石膏固定中,左手指仍肿胀,但程度较原来有所减轻。手指活动可。苔厚腻,脉细。拟健脾燥湿调治。处方:

更换功能位石膏。

内服方:

苍术 12 g	白术 12 g	川朴 6 g	薏苡仁 15 g	半夏 9 g
僵蚕 6 g	汉防己 12 g	云苓 12 g	焦山楂 9 g	焦神曲 9 g
川芎 6 g	当归 9 g	甘草 3 g		

7 剂,水煎服。

三诊(2013 年 8 月 22 日)

左桡骨远端骨折后 3 周。患者主诉局部胀痛有明显好转。查体:患侧肩、肘、手指关节活动可,局部肿胀消退。末梢循环可,感觉无异常。苔转薄腻,脉细。内服方:

考虑患者局部肿胀明显消退,原方去僵蚕,加木香 6 g、煅自然铜 9 g、骨碎补 12 g。

14 剂,水煎服。

四诊(2013 年 9 月 20 日)

患者近日随访复片骨折愈合良好。石膏外固定已拆除。腕部活动受限,目前魏氏伤科经验方四肢洗方应用中,拟改善关节活动。

【按】本患者为骨折患者。复位情况尚可。早期肿胀疼痛明显,根据损伤治疗三期论治,予以活血化瘀、消肿止痛治疗。四物止痛汤是魏氏伤科验方,处方组成是当归、生地、白芍、川芎、乳香、没药,其功效活血止痛。主治一切跌打损伤,血行被阻,肿胀疼痛。现在已经制成院内制剂,主要用于骨折或筋伤初期,尤其是对于骨折的肿胀疼痛有较明显的疗效。配合西药威利坦消肿。2周后,患者肿胀开始逐步消退,根据苔脉予以健脾燥湿治疗,既符合魏氏伤科三期治疗的理念,又体现李飞跃重视脾胃和湿邪的用药特点。3周后苔象转好,予以开始加入骨碎补、煅自然铜等长骨之品,促进骨折愈合。体现了中医骨伤科损伤治疗中辨证施治和分期施治相结合的特点。

案2 程某,男,54岁。

初诊(2014年1月12日)

主诉:左肩踝外伤肿痛2日。

现病史:2日前外伤后左肩、左踝关节疼痛肿胀,经外院拍片显示左肱骨近端粉碎骨折、左外踝骨折,患者不愿手术。查体:左肩肿胀,肱骨颈处压痛,叩痛,左踝关节肿胀、青紫,外踝压痛,活动疼痛加重,手足末梢循环正常,感觉正常。舌暗,苔薄腻,脉细。左肩X线片:左肱骨近端及左外踝骨折,骨折断端位置良好。中医诊断:左肱骨近端粉碎骨折,左外踝骨折;中医证型:骨碎血瘀,兼有脾虚湿阻。西医诊断:左肱骨近端粉碎骨折,左外踝骨折。治法:活血祛瘀,消肿止痛,兼以健脾化湿。内服方:

积雪草15g	三七6g	川芎6g	当归9g	䗪虫9g
白芍9g	苍术12g	白术12g	川朴6g	薏苡仁15g
陈皮6g	半夏9g	茯苓12g	合欢皮6g	甘草3g

7剂,水煎服。

肩关节固定带固定,外踝支具固定。

三七巴布断骨膏1盒,外贴。

二诊(2014年1月21日)

左外踝、左肩肱骨近端压痛不明显,肩关节活动仍有限制,手足末梢循环正常。左肩X线片:骨折断端位置同前。内服方:

上方去苍术、合欢皮,加丹参 9 g、续断 9 g、骨碎补 12 g。

7 剂,水煎服。

三七巴布断骨膏外贴。

三诊(2014 年 2 月 18 日)

左外踝、左肩肱骨近端压痛不明显,肩关节活动部分受限,外展 70°,前屈 50°,后伸 30°。

逐步加强功能锻炼。

外洗方:

伸筋草 15 g	透骨草 12 g	泽兰 15 g	红花 9 g	刘寄奴 12 g
五加皮 12 g	乳香 12 g	没药 12 g	积雪草 15 g	接骨木 15 g

7 剂,水煎外洗。

【按】对于肱骨近端粉碎骨折,根据分型,部分患者采取手术治疗,临床中医保守治疗对于这类骨折的治疗效果还是不错的。本例中,因为患者 X 线片显示骨折断端位置良好,就没有进行手法整复,如果有较轻微的移位,也可以通过各种压垫予以逐步调整,同期的一位女患者经过压垫调整,肱骨骨折的成角移位明显改善。魏氏伤科的三七巴布断骨膏经过改良,制成巴布剂,用于骨折治疗非常方便,而且过敏发生率极低。骨折治疗的中药内服一般来说早期都是活血化瘀,但是本例患者有明显的湿象,湿邪与瘀血都会阻滞经脉气血的运行,如果单用活血化瘀的方法,其疗效难言满意。所以李飞跃在用积雪草、三七、川芎、当归、白芍、蟅虫活血化瘀的同时,用苍术、白术、川朴、薏苡仁、陈皮、半夏、茯苓健脾化湿,其实就是苍白二陈汤加味。合欢皮的使用是魏氏伤科注重情志的体现,跌打损伤的患者不只是疼痛,还常常有烦躁、易怒、失眠等情绪波动。《神农本草经》说:"合欢,味甘平,主安五脏,利心志,令人欢乐无忧。"魏氏伤科常在骨折早期使用。

二诊病情好转明显,减轻化湿之力,去苍术、合欢皮,加丹参、续断、骨碎补增加活血接骨之功。

三诊时肩关节已经能一定幅度无痛活动,效果很理想。对于肩关节骨折的患者,骨折的愈合并不是难事,重要的是关节的功能恢复,故嘱咐逐步加强功能锻炼,并用外洗方外洗,促进功能恢复,体现了中医伤科筋骨并重、动静结合的治疗原则。

第三节　躯　干　骨　折

📷 **案1**　赵某,男,30 岁。

初诊(2009 年 7 月 3 日)

主诉:外伤腰痛 3 日。

现病史:患者于 3 日前劳动时受伤,当时即感腰部疼痛,曾经某医院急诊,拟诊"腰挫伤"给予三七伤药片等服用,疼痛不见减轻。现患者有轻度腹胀,大小便尚正常。查体:患者取俯卧位。下胸椎、上腰椎轻度后突,第 12 胸椎、第 1 腰椎均有叩击痛,下肢感觉和肌力均正常,膝、踝反射正常。舌质偏红,苔薄白。急诊 X 线胸腰正侧位摄片提示:第 1 腰椎压缩性骨折,椎体压缩 1/3～1/2,棘间距离无明显增宽。中医诊断:腰骨骨折;中医证型:外伤脊骨骨断,血瘀气滞。西医诊断:第 1 腰椎压缩性骨折。治法:行气活血,化瘀止痛。内服方:

青皮 4.5 g	陈皮 4.5 g	大生地 12 g	䗪虫 4.5 g	江枳壳 4.5 g
杭白芍 9 g	紫丹参 9 g	焦白术 9 g	全当归 9 g	延胡索 9 g
大腹皮 4.5 g	云苓 9 g	生甘草 3 g		

4 剂,水煎服。

另腰部垫枕。

二诊(2009 年 7 月 7 日)

患者经中药治疗后,局部疼痛稍减,故在无麻醉下作手法复位。外敷三七巴布断骨膏。舌偏红,苔薄白。治法:活血化瘀,止痛安神。内服方:

大生地 12 g	延胡索 9 g	江枳壳 4.5 g	全当归 9 g	川红花 3 g
桃仁泥 9 g	南川芎 9 g	川牛膝 9 g	云苓 9 g	赤芍 9 g
白芍 9 g	青皮 4.5 g	陈皮 4.5 g	延胡索 9 g	合欢皮 12 g

7 剂,水煎服。

三诊(2009 年 7 月 14 日)

患者腰痛已减轻,转侧伴有疼痛。今起嘱患者开始床上腰背肌锻炼,采用"撑弓导引",每日上下午各 1 次。

四诊(2009 年 7 月 30 日)

检查患者腰部外形正常,压痛已不明显。主诉转侧时腰痛消失,久卧之后

胃纳欠佳,大便较爽。舌红转淡,苔薄腻。嘱继续卧床,并坚持腰部操练,每日3次。内服方:

续骨活血汤加枳实炭 6 g、生白术 9 g、焦六曲 9 g、谷芽 9 g、麦芽 9 g。

14 剂,水煎服。

五诊(2009 年 9 月 27 日)

腰痛不明显,局部无后突,腰椎活动无限制,已下地活动。蒸敷方再作局部热敷,结束随访。

【按】魏氏伤科认为腰椎骨折,如属稳定性骨折,应早期积极做腰背肌肉操练,一般在损伤 5 日以后,局部出血已止,疼痛稍有缓解,患者情绪比较稳定后,即开始做导引锻炼,由轻而重地逐步增加。实践证明腰背肌锻炼,利用前纵韧带牵张有利于压缩骨折的整复和骨折的愈后,以使伤后早日康复,恢复下地行走。较严重的骨折,一般需要 8 周以后,摄片显示骨性愈合,才可以下床行走活动,但还需腰托保护。因为腰椎骨折楔形改变,如果不慎会引起不同程度的腰椎后凸,后期腰部疼痛。因此,在治疗全过程中要特别重视。

内服药除了活血化瘀、和血生新、固本培元常法之外,在损伤初期,由于局部瘀凝气滞,血瘀化热,腹部胀痛颇剧,大便秘结,也可应用桃核承气汤加减,如桃仁、大黄、丹参、赤芍、当归、川牛膝等。若因腹膜血肿导致腹部胀痛者,可加用元明粉 9 g 冲服,泻热通便。本例轻度腹胀,有排便,方中加入大腹皮以行气宽中。

案2 冯某,男,50 岁。

初诊(2012 年 10 月 12 日)

主诉:外伤颈项疼痛 3 日。

现病史:10 月 9 日下午 2 时许在上街沿路走,不慎绊倒,头部撞击汽车轮毂出血伴昏迷约数分钟,无呕吐。当时外院急诊,诊断"头部外伤",予清创缝合,头颅 CT 检查阴性,予静脉抗炎等应用后返家。2 日后颈痛明显,外院 CT 检查示"C_1前弓骨折",无肢体麻木症状,予颈托应用返家,主述卧床颈痛明显,伴有头痛。查体:头顶部辅料包扎中。神清,对答应题。颈椎活动明显受限,右枕外隆突处下方压痛,双侧三角肌和肱二、肱三头肌力为 V 级,双肱二、肱三头肌反射不明显,双手部及前臂皮肤感觉无异常。双手握力正常,双膝反射引出。苔薄黄稍腻,脉偏细。外院 CT 示:右寰椎前弓与侧块连结部及侧块骨折,无明显移位。中医诊断:第 1 颈椎骨折,头外伤;中医证型:跌扑外伤,颈脊柱骨断,脑髓震伤,瘀血阻滞作痛。西医诊断:第 1 颈椎骨折,头外伤。治法:活血祛瘀,止痛安神。内服方:

积雪草 15 g	归尾 9 g	桃仁 9 g	柴胡 9 g	川芎 6 g
三七 6 g	白芷 9 g	炒大黄 6 g	乳香 9 g	没药 9 g
石菖蒲 9 g	合欢皮 12 g	红花 6 g	甘草 3 g	

7 剂,水煎服。

二诊(2012 年 10 月 19 日)

颈头痛减轻,右枕外隆突下方压痛减轻,上肢肌力正常,颈椎活动受限。苔薄黄稍腻,脉偏细。处方:

三七巴布断骨膏 3(外用)。

当归续骨汤 3(口服)每日 2 次,每次 20 ml。

伤科接骨片 3(每日 3 次,每次 4 粒)。

颈托应用,枕颈牵引,重量 4～3.5 kg。

【按】 头颈外伤,颈椎骨断,是较为少见的伤科病症,考虑到患者目前无神经症状,暂予颈托应用,枕颌布托颈椎牵引,活血止痛中药及西药非甾体消炎止痛药应用,患者颈椎活动时疼痛,苔薄黄稍腻,脉偏细,此证辨证不外气血瘀阻,属跌仆受伤,头颈伤损,脑髓受伤,颈部瘀血阻滞作痛,治拟活血祛瘀、止痛安神调治。归尾、桃仁、柴胡、川芎、三七、炒大黄、红花仿照复元活血汤之意,活血祛瘀、理气止痛。积雪草、乳香、没药是魏氏伤科常用跌打损伤药,加强活血化瘀之力。因伤在头颈上部,巅顶之上,唯祛风药可到也,故用白芷,又用石菖蒲开窍。魏氏伤科注意伤后的情志,以合欢皮安神调治。

案 3 顾某,女,27 岁。

初诊(2013 年 10 月 21 日)

主诉:外伤致背痛、左手背痛 14 日。

现病史:患者 10 月 6 日因外伤致背疼痛,活动受限及左手背痛 14 日,头颅胸部 CT 检查未见明显异常,颈椎 MR:C_3～C_6 椎间盘轻度突出,腰椎 MRI 示:L_5～S_1 椎间盘突出,外院摄片示 T_4～T_7 椎体骨折、轻度楔形变。左手第

4、第 5 掌骨基底部骨折,外院骨科检查,建议手术治疗,患者不要求手术,故来中医伤科诊治。查体:卧床中,神清,呼吸平稳,留置导尿中,双肩关节活动可,左手前臂伸直位石膏托固定中,手指活动可,T_4、T_5、T_6 叩击痛明显,局部压痛,双下肢活动可,双髋活动可,双侧髂腰肌、股四头肌肌力 $V°$,双下肢皮肤感觉对称。苔薄,舌淡红,脉细。中医诊断:$T_4 \sim T_7$ 压缩性骨折,左第 4、第 5 掌骨基底部骨折;中医证型:素体亏虚,气血不足,外伤脊、腕骨骨折,骨断筋伤,血瘀阻滞疼痛。西医诊断:$T_4 \sim T_7$ 压缩性骨折,左第 4、第 5 掌骨基底部骨折。治法:和血生新,长骨止痛。予魏氏伤科续骨活血汤加减。内服方:

积雪草 15 g	生地 12 g	当归 9 g	川芎 6 g	丹参 9 g
骨碎补 12 g	自然铜 12 g	远志 6 g	川断 9 g	乳香 9 g
没药 9 g	䗪虫 6 g	茯神 9 g	枣仁 9 g	甘草 3 g

7 剂,水煎服。

卧床,腰背肌操练。

二诊(2013 年 10 月 28 日)

$T_4 \sim T_7$ 棘上压痛不明显,胸廓挤压痛(一),左髋活动受限,左第 4、第 5 掌骨基底部压痛轻度,双下肢活动正常。患者不愿内服汤药,故予外用药治疗。以舒筋活血、化瘀活络止痛。处方:

掌骨骨折处外贴三七巴布断骨膏,配合石膏托应用。

外洗方:

伸筋草 15 g	透骨草 12 g	接骨木 15 g	积雪草 15 g	泽兰 15 g
红花 9 g	刘寄奴 12 g	紫荆皮 12 g	乳香 12 g	没药 12 g

7 剂,煎水外洗,每日 2 次。

三诊(2013 年 11 月 4 日)

患者神清,精神可,生命体征平稳。卧床中,$T_4 \sim T_7$ 棘上压痛不明显,左第 4、第 5 掌骨基底部压痛已不明显,左腕活动屈伸轻度受限。双下肢活动正常。继续予以外治为主。处方:

三七巴布断骨膏 10 盒(外用)。

蒸敷方 10 包(外用)。

适当功能锻炼。

【按】本病例是脊骨、手部骨折,首诊所用续骨活血汤常用于临床骨折较重者,有明显的肿胀疼痛,而且还多半伴有较为明显的全身症状和早期并发症,如心神恍惚、胸闷气逆、痰喘咳嗽、吐血、头晕、大便闭结等症。李飞跃认为骨折之症,首先表现为瘀血内阻,治疗重在活血祛瘀。本方诸药均有活血化瘀之功,但是侧重不同。积雪草为魏氏伤科治伤常用药味。跌打损伤发生骨折、关节脱位、软组织损伤等,血瘀停积,肿胀疼痛;或内伤瘀凝气滞,呼吸、咳呛、转侧疼痛。积雪草既有活血消肿止痛,又有清热解毒利水的功效,适用于损伤前中后各期;川芎、生地、当归尾即四物汤去白芍,配合丹参,侧重养血活血,骨碎补、自然铜、䗪虫重在化瘀接骨,乳香、没药炭则重在活血化瘀止痛,骨碎补、川断则既能化瘀又能补肾,寓补于攻,有利于后期的恢复减少后遗症发生。茯神、枣仁养心安神,缓解患者恐惧情绪。本例脊柱骨折属稳定骨折,继卧床,局部可配合中药热敷治疗。左手掌骨基底部骨折予中药舒筋活血长骨外洗,并三七巴布断骨膏间断外贴,同时配合伸指、握拳功能锻炼,伤后 6 周,脊骨、手骨骨断处血瘀渐除,断骨渐合,治拟补益肝肾,舒筋愈骨。

第四节 骨折后遗症

案 1 张某,女,62 岁。

初诊(2009 年 4 月 18 日)

主诉:右腕骨折后疼痛活动受限 2 个月。

病史:患者右桡骨远端骨折 2 个月,石膏固定拆除后,右腕疼痛,活动受限。查体:右腕略肿,无明显畸形,腕背侧压痛,右腕活动度:掌屈 10°,背伸 5°,尺偏 5°,桡偏 5°。中医诊断:右腕骨折后粘连;中医证型:血瘀阻络。西医诊断:右桡骨远端骨折后功能障碍。治法:活血化瘀,舒筋通络。外洗方:

伸筋草 15 g	当归 9 g	红花 9 g	积雪草 15 g	苏木 9 g
接骨木 15 g	泽兰 15 g	桂枝 9 g		

7 剂,水煎外洗。

予手法舒筋活络,松解粘连。

二诊(2009 年 4 月 25 日)

患者右腕活动部分好转,掌屈受限较为明显,约为 15°,背伸 50°。继以中药外洗方舒筋活络,活血化瘀。外洗方:

伸筋草 15 g　当归 9 g　　红花 9 g　　积雪草 15 g　苏木 9 g

接骨木 15 g　泽兰 15 g　　桂枝 9 g　　路路通 12 g　紫草 12 g

7 剂,水煎外洗。

手法舒筋活络,松解粘连。

开始腕部导引锻炼。

三诊(2009 年 5 月 22 日)

经治疗 1 个月后,右腕可自由活动,掌屈关节活动基本恢复正常,日常生活活动无明显障碍。

【按】桡骨远端骨折后功能障碍临床极为常见。李飞跃对于这一类的疾病,主要是中药外用、手法和导引同用。手法主要的作用是舒筋活络,松解粘连。一般在起初的阶段,多用按、揉等手法,舒筋活络,也是为下一步松解粘连做好准备。在筋骨逐渐活络后,再用拉伸、屈伸关节的被动活动手法,增加关节的活动度,往往在手法松解时有响声。被动活动手法要求迅捷、有力,但幅度不可过大,以免造成损伤。最后可用轻度的按摩手法放松关节,缓解疼痛。

案 2　津某,女,62 岁。

初诊(2010 年 1 月 28 日)

主诉:右腕骨折石膏固定后疼痛活动受限半年。

现病史:去年 4 月右腕 Colles 骨折,石膏固定一月余。现右腕提物疼痛,活动受限。查体:右腕轻度肿胀,伴有掌屈背伸受限,桡骨远端无明显压痛。中医诊断:右腕陈旧性骨折;中医证型:右腕骨折后血瘀凝滞,关节粘连。西医诊断:右腕陈旧性骨折。治法:舒筋活血,通利关节。外洗方:

伸筋草 15 g　透骨草 12 g　三棱 12 g　　莪术 12 g　　泽兰 15 g

红花 9 g　　海桐皮 12 g　紫荆皮 12 g　乳香 15 g　　没药 15 g

苏木 15 g　　接骨木 15 g

7 剂,水煎外洗。

将药物放入锅内加满水煮沸,熏洗患处,每日 2～3 次,每次约 30 分钟,每 1 剂可用 2～3 日。

二诊(2010 年 2 月 11 日)

中药熏洗后疼痛好转,右腕关节活动同前。

继续用中药熏洗,并手法治疗。

三诊(2010 年 2 月 25 日)

患者经治疗后症状明显好转。

继用手法治疗,中药外洗方原方加落得打 15 g,7 剂,水煎,继续熏洗。

四诊(2010 年 3 月 28 日)

患者诸症已除,右腕活动自如。嘱避免手持重物,防止再次跌倒。

【按】李飞跃治疗本病,十分重视外治法。外用药治疗有独到之处,它具有局部用药,对全身副作用小,对损伤部位作用起效快等优点。李飞跃对关节骨折后瘀滞粘连,活动不利之症,依损伤时间及部位不同,常外用敷贴、熏洗法治疗。损伤初期,局部血瘀阻滞,积血留滞局部肿痛、发热,李飞跃主张以清热消肿止痛外治,常用魏氏验方消肿散。中后期,肿痛得减,但活动欠利,损伤骨节筋络僵硬,瘀滞疼痛,李飞跃此时主张以中药洗方水煎煮熏洗,常用方魏氏验方四肢洗方加减。本例治疗以三棱、莪术活血化瘀、软坚散积,透骨草、伸筋草、接骨木温通关节,红花、积雪草活血舒筋。诸药配伍,使关节滑利,邪去瘀化,疼痛自除。外治法中手法治疗亦相当关键。

案3 王某,女,60 岁。

初诊(2009 年 1 月 25 日)

主诉:左股骨颈骨折术后髋痛 1 年。

现病史:1 年前外伤后,患者左股骨颈骨折,在外院行左股骨颈骨折内固定,半年前内固定取出。一直左髋痛,阴雨天为甚。查体:左髋伸直正常,屈曲受限,约为 90°,舌偏红苔薄,脉细。中医诊断:左股骨颈骨折后;中医证型:气阴两虚,经络瘀阻。西医诊断:左股骨颈骨折后。治法:益气养阴,化瘀通络。内服方:

黄芪 15 g	党参 15 g	麦冬 9 g	五味子 6 g	生地 12 g
山茱萸 9 g	制玉竹 9 g	续断 12 g	川芎 9 g	骨碎补 9 g
女贞子 9 g	丹参 9 g	炮山甲 6 g	鸡血藤 12 g	路路通 9 g
三七 3 g	甘草 3 g	延胡索 9 g		

21 剂,水煎服,每日 1 剂,分 2 次服。

嘱床上双髋不负重锻炼(分髋导引)。

二诊(2009 年 2 月 2 日)

双髋症状好转,左髋冷痛,脉细,舌偏红。

前法有效,继进为治,原方 21 剂,水煎服。

三诊(2009 年 3 月 16 日)

患者无特殊不适,左髋屈曲改善,仍有疼痛,舌脉如前。

原方巩固治疗。同时药渣煎水外洗左髋,每日 1 次,21 剂。

随访:患者 1 个月后随访,情况好转,肢体活动无不适,予扶气片 2 瓶,伸筋活血汤 2 瓶,蒸敷方 12 包。

【按】股骨颈骨折是老年人常见的骨折,手术是现在最为常用的治疗手段。但是术后肢体关节疼痛多见。魏氏伤科认为"肢体损于外,气血伤于内,筋骨若有外伤,必涉气血之内伤"。本例患者骨折术后,舌偏红苔薄,脉细,中医辨证为气阴两虚、经络瘀阻而致疼痛,也是临床常见的证候。治疗上针对气阴两虚之证,黄芪、党参补气,麦冬、五味子、生地、山茱萸、制玉竹、女贞子养阴。同时,又用丹参、山甲、鸡血藤、路路通、三七粉、延胡索等活血通经止痛,兼顾标本。后期症状好转,则以扶气片、伸筋活血汤合用,扶正通络,外用蒸敷方活血通络。

案 4 周某,女,72 岁。

初诊(2009 年 6 月 13 日)

主诉:膝关节骨折后疼痛 8 个月。

现病史:8 个月前跌伤致右膝外侧平台骨折,经石膏固定 6 周,现双膝疼痛。查体:右膝肿胀,屈曲 90°,伸直 170°,外侧关节间隙压痛。左膝内侧压痛,左膝关节右胫骨平台陈旧性骨折活动正常。中医诊断:右胫骨平台陈旧性骨折;中医证型:血瘀阻络。西医诊断:右胫骨平台陈旧性骨折。治法:活血化瘀,舒筋通络。内服方:

红花 9 g	桂枝 9 g	三棱 9 g	莪术 9 g	乳香 12 g
没药 12 g	泽兰叶 15 g	紫草 9 g	苏木 15 g	当归 9 g
虎杖 9 g	积雪草 12 g	紫荆皮 12 g	接骨木 15 g	

7 剂,水煎服,每日 1 剂,分 2 次口服。

另予三七巴布断骨膏 5 袋外用。

二诊(2009 年 6 月 20 日)

患者右胫骨平台陈旧性骨折,经内服、外用药物后右膝疼痛明显改善,无明显肿痛,外侧关节间隙无明显压痛,右膝活动屈曲 90°,伸直 170°,左膝内侧压痛,活动正常。

前治痛减,继原方继进,嘱药渣煎水外洗右膝。另予三七巴布断骨膏 5 袋外用。

三诊(2009 年 7 月 17 日)

患者双膝无疼痛,下肢无肿痛,外侧关节间隙压痛减轻,右膝屈伸活动无改善。左膝内侧无压痛,活动正常。一般生活尚可,暂停治疗。

【按】膝关节骨折石膏固定是常规的治疗方法,但是一定时间固定之后,由于关节软骨本身没有血液供应,都是通过被动的活动才会使营养液进入关节软骨,所以制动之后,关节退变经常发生。从现有的动物实验来看,固定 1～2 周之后就会引起软骨的改变。更何况本病例关节骨折后,瘀血凝滞,均会造成关节僵硬,活动受限,故治疗重在祛瘀通滞松络。临床中尚可见兼夹其他的证型,比如痰凝、风寒湿邪或者肝肾气血亏虚等,那么治疗上也应相应变化,辨证治疗。

案 5 李某,男,55 岁。

初诊(2009 年 7 月 16 日)

主诉:右踝骨折术后肿痛 1 月半。

现病史:1 个月半前右踝关节骨折手术治疗,目前右踝关节肿胀,活动受限。查体:右踝内外踝压痛,右踝活动背伸、趾屈受限。中医诊断:踝关节骨折术后;中医证型:右踝骨折筋络损伤,血瘀经脉,关节不利。西医诊断:踝关节骨折术后。治法:治宜滑利关节,温通活血。外洗方:

桑枝 9 g	川桂枝 9 g	川牛膝 12 g	川木瓜 6 g	三棱 12 g
莪术 12 g	补骨脂 12 g	乳香 12 g	没药 12 g	积雪草 9 g
当归 9 g	羌活 9 g			

7 剂,水煎外洗。将药物放入锅内加满水煮沸,熏洗患处,每日 2 次,每次 30 分钟,1 剂用 2 日。

并间隙使用三七巴布断骨膏局部外敷。

二诊(2009 年 7 月 30 日)

左踝仍有肿痛。检查：右踝活动限制，内外踝仍有压痛。继前法治疗，外洗方：

上外洗方加红花 12 g、川萆薢 12 g、骨碎补 12 g。

7 剂，水煎，熏洗患处。

并用三七巴布断骨膏局部外贴。

三诊(2009 年 9 月 17 日)

经 1 个月治疗后，述右踝肿痛明显好转。检查：右踝肿胀有消退，背伸、跖屈仍受限。

前法有效，继进以治。外洗方 14 剂。熏洗患处，开始手法治疗，门诊随访，按时接受手法治疗。

四诊(2009 年 10 月 29 日)

患者行走步态好转，继续予以手法治疗，外洗方：

原外洗方去川红花，加西红花 2 g。

7 剂，水煎，熏洗患处。

并以三七巴布断骨膏配合使用，患处外用活络药水外搽。

五诊(2009 年 11 月 26 日)

述右踝活动明显好转，行走疼痛减轻。外洗方：

前外洗方去乳香、没药，加老鹳草 15 g。

7 剂，水煎，熏洗患处。继续手法治疗。

六诊(2009 年 12 月 10 日)

述右踝活动好转，行走已无跛行，外洗方：

前外洗方加泽兰叶 15 g、苏木 15 g。

7 剂，水煎，熏洗患处。

配合手法治疗，活络药水局部患处搽拭。

七诊(2009 年 12 月 24 日)

患者右踝肿痛基本消失，行走活动正常。停止治疗，嘱适当行走锻炼。

【按】腕、踝关节附近的骨折，由于关节构成复杂，在长期固定之后，经常出现骨折愈合后关节的粘连，影响关节功能，严重降低患者的生活质量。

李飞跃采取手法配合中药外洗的方法治疗腕、踝骨折后关节粘连，临床上取得较好的疗效。手法：用拇指在关节周围进行放松理筋，等充分放松之后，握住患肢远端进行牵引，同时先后进行关节的旋转、屈伸以及侧偏活动，开始手法应该较为轻柔，逐渐加大活动的范围，等关节活动开后，在各个方向的极限位置，用轻快的手法迅速地将关节超限拉伸，这是帮助增加关节活动度重要一步，但是要注意不能用暴力强行扳拉，以免造成伤害。而李飞跃此类疾病手法治疗又多在中药外洗松解粘连，放松关节后进行。

外治药物常用的是熏洗方，处方原则：活血化瘀、舒筋松络为主，适当配合祛风药，常用方魏氏验方四肢洗方加减。本例首次用方中，值得注意的是川木瓜、乳香、没药有较好舒筋作用，这是魏氏伤科常用的药物，不仅仅是活血作用。而用桑枝、川桂枝、羌活这一类祛风药，是李飞跃外洗方的特点，取其温通祛风、通利关节之效。

案6 韩某，女，59 岁。

初诊(2009 年 9 月 22 日)

主诉：左足外伤肿痛 4 个月。

现病史：患者今年 5 月 24 日外伤致左足第 5 跖骨基底部骨折，经石膏固定 6 周，现行走足部疼痛，踝关节活动受限。查体：左踝肿胀，跖屈、背伸均受限，足背第 5 跖骨基底部压痛(一)。左足步态分析：左前足压力减低分布缺如。中医诊断：左足第 5 跖骨基底部陈旧性骨折；中医证型：足骨骨断，气血受损，瘀血留滞，经络瘀阻。西医诊断：左足第 5 跖骨基底部陈旧性骨折。治法：温经通络，活血祛风，通利关节。外洗方：

桑枝 9 g	桂枝 9 g	川牛膝 12 g	川红花 6 g	川木瓜 6 g
川萆薢 9 g	积雪草 9 g	大当归 9 g	补骨脂 9 g	川羌活 9 g
大独活 9 g	芙蓉叶 15 g	伸筋草 15 g		

7 剂，水煎外洗。将药物放入锅内加满水煮沸，熏洗患处，每日 2 次，每次 30 分钟，每两日 1 剂。

并配合手法治疗。

二诊(2009 年 10 月 13 日)

左足疼痛及左踝活动受限明显好转。检查：左足跖屈部分受限，背伸已正常。外用洗方拟活血化瘀，舒筋活络。外洗方：

伸筋草 12 g　　透骨草 12 g　　接骨木 15 g　　海桐皮 12 g　　紫荆皮 12 g

乳香 12 g　　　没药 12 g　　　络石藤 12 g　　泽兰叶 15 g　　刘寄奴 12 g

红花 9 g

7 剂,水煎,熏洗患处,每两日 1 剂,继续手法治疗。

三诊(2009 年 10 月 27 日)

左足肿胀疼痛均见好转,有牵制感,近日双膝出现疼痛发冷。再前法出入,用于膝、踝外洗。外洗方:

上方去透骨草,加老鹳草 15 g、威灵仙 12 g。

7 剂,水煎,每两日 1 剂。

配合手法治疗。

四诊(2009 年 11 月 3 日)

左足踝症状明显好转。检查:左踝跖屈基本正常。再前法出入,外洗方:

上方加桂枝 9 g、当归 9 g。

7 剂,水煎,每两日 1 剂。

配合手法治疗。

随访

1 个月后患者诸症缓解,疼痛基本消失,行走自如。嘱适当行走锻炼,忌劳累。

【按】魏氏伤科针对足踝损伤后期关节功能障碍,甚则肿痛,多用外洗药物治疗,本例首诊用魏氏伤科四肢洗方加减,二诊则重用化瘀舒筋活络,三诊酌加入祛风温通,四诊时病情明显好转,配合温经活血巩固疗效。

其他多数的伤科临床外用洗方常用一个方剂从头用到尾,李飞跃经常更改外洗方的处方,有时是在原方进行加减,有时是重新拟方。本例患者的外洗方一诊和二诊处方的原则和用药不同。三诊、四诊则在二诊的基础上进行加减。以内服药的辨证用药来进行外用药的处方,体现了李飞跃对外治法的重视,也体现了外治法用药的精妙细微。

案7　张某,女,57 岁。

初诊(2015 年 7 月 28 日)

主诉:左跟骨骨折术后 2 年,行走疼痛。

现病史：左跟骨骨折术后 2 年,现左踝疼痛,行走活动不利,劳作则肿胀反复。查体：左踝外踝前侧及内踝下压痛,跟骨外侧壁轻度膨隆,左足踝背侧肿胀,跖屈背伸受限明显(屈伸均不超过 15°)。中医诊断：左跟骨陈旧性骨折术后;中医证型：痰凝筋络。西医诊断：左跟骨陈旧性骨折术后。治法：活血化瘀,舒筋通络。外洗方：

伸筋草 12 g　　透骨草 12 g　　接骨木 15 g　　海桐皮 12 g　　紫荆皮 12 g

乳香 12 g　　　没药 12 g　　　络石藤 12 g　　泽兰叶 15 g　　刘寄奴 12 g

红花 9 g

7 剂,水煎外洗。

手法治疗：第 1 步外踝关节压痛处顺筋治疗,采用推捋手法,第 2 步患踝关节背伸跖屈牵拉手法,两步手法连贯操作,最后采用摇踝手法。手法后足踝屈伸改善,均超过 20°。

二诊(2015 年 8 月 4 日)

左踝疼痛及活动受限明显好转。检查：左足跖屈,背伸20°。外洗方：

继前外用洗方 7 剂,水煎外洗。再次手法。

【按】骨折术后,关节的功能恢复是至关重要的。本例是跟骨骨折,虽未影响到关节面,但是由于损伤出血、固定,治疗后期患者出现的明显的功能障碍,伴肿痛。对于这类患者,魏氏伤科在外用熏洗基础上运用松解粘连的手法能有立竿见影的效果,一般手法后屈伸功能能明显改善,患者行走会自觉轻快。李飞跃踝关节的松解手法,以弹拨、按揉为主,操作的位置主要根据解剖结构,在临床操作中同时予以跟腱周围的松解。以踝关节活动受限为例,手法应充分考虑胫距关节、足踝部,特别是足跖、跖跗关节的松解,也要进行跟腱等软组织松解。简而言之,手法应筋骱并施,方可取得良效。

手法前后,一般会配合中药外洗,让患者洗后加强功能锻炼。

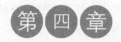

急性筋伤

第一节　急性筋伤概述

筋、骨、皮、肉，是人体的重要组织，也是外伤中的四个主要部分。尤以"伤筋"，更是伤科常见的疾病。

《素问·上古天真论》中云："女子七岁肾气盛……四七筋骨坚，发长极，身体盛壮……丈夫八岁肾气实……三八肾气平均，筋骨劲强，故真牙生而长极，四八筋骨隆盛，肌肉满壮。"故人之筋骨，必须到达适当年龄，方能发育完整，成为人体主要的运动器官，若受损伤，则对劳动和工作，带来不利的影响。

魏氏伤科认为筋伤，即所谓的伤筋，是指因各种暴力外伤或慢性劳损，所导致的筋膜、肌腱、韧带、关节囊、腱鞘、软骨等软组织以及部分周围神经血管的损伤。

筋有大筋、小筋的分别。大筋连于骨节之内，小筋络于骨肉之外，更有"十二经筋"的组织分布于全身四肢。凡跌、扑、扭、蹩、撞、击等受伤，伤处感到酸楚疼痛，甚至肿胀或瘀血凝结青紫，影响正常动作。经过四诊及摸、比检查，而未发现有骨折及脱骱的证据者，即谓之"伤筋"，同时也包括一部分肌肉在内。

在骨折与脱骱的同时，筋络也要遭受一定的损伤，此种情况，可根据骨折与脱骱的治疗步骤，一同给予处理。但有单纯的伤筋者，可依照本章各节所述的处理方法给予处理。

李飞跃认为伤筋的原因可有以下几种：① 跌坠、撞击，以致伤筋，此为直接暴力受伤。随时出现症状，如肿胀、青紫等。② 扭、蹩、拉、吊而致伤筋，此为间接暴力受伤。一般出现症状较为迟缓，有的在扭伤后第二日或第三日才开始有肿胀及疼痛现象，严重者，也有立现症状的。③ 过力积劳以致伤筋，此为五劳之一。《素问·宣明五气》云："久行伤筋。"可知持久操劳，疲劳过度，均能导致筋络的损伤。且此种伤筋，见症缓慢，有的外表虽无特殊变化，但往往还搀杂着其他原因，如风湿、风寒、发热、病后气血亏弱等。

由于所受暴力有轻重，或其他原因各异，因此造成的伤筋情况，亦有各种不同的区别。在古代有筋强、筋柔、筋歪、筋正、筋断、筋走、筋粗、筋翻、筋寒、筋热，以及筋痿、筋弛等的分类记载。李飞跃根据筋断与否，伤后筋的性质改变，以及筋的形态与位置改变，把常见的筋伤分为以下几种类型：① 筋扭：其中包括筋翻、筋走、筋歪，即是筋失去原来的正常位置。② 筋粗：即筋胀，较正常者粗胀。③ 筋强：筋络硬化强直。④ 筋缩：受伤后筋络缩短，动作受限制。⑤ 筋断：因伤而断或撕裂。⑥ 筋松弛：筋力失常，痿软而无力，如小儿脊髓灰质炎及肌肉萎缩等。⑦ 筋疣：筋结块后高突，且作酸痛。

李飞跃认为：① 第一个原因所产生的伤筋症状为立即引起肿胀和疼痛，严重者且出现青紫，并有明显的按痛，功能受到限制甚至丧失。② 属于第二个原因的，除症状出现较缓外，严重者大致与上条相同，轻者除酸痛、动作受到限制以外，有时并无明显肿胀现象。③ 属于第三个原因的，大都仅有酸痛而无肿胀，也有少数局部有轻微肿胀，按痛较轻，功能有不同程度的障碍，动作无力，有的且伴有麻木或瘫痪现象。

凡因跌打损伤，伤处肿胀疼痛，或伴有关节功能受限，排除骨折、脱骱即属于急性伤筋范围，比较容易诊断。凡过力积劳而导致筋伤，则依据慢性劳损筋伤表现，如局部酸痛，部分功能受限，酸痛部位较广等特点予以诊断。

李飞跃治疗伤筋特色

根据受伤的部位，及轻重不同的程度，作不同的处理，一般有下列几种治疗方法。

（一）药物治疗

1. *初期*　肿胀、青紫、疼痛者，以外用敷料药物促使消肿、定痛。如果肿痛并不明显，外贴膏药也可。内服药物一般根据症状情况，酌量选用。

2. *后期*　肿胀虽然消退，动作仍不灵活，或尚有轻度酸痛者，宜用洗方及药水或药膏外擦，并需作导引锻炼，促使功能恢复。

（二）手法治疗

扭、蹩、受伤，致筋翻、筋走，必须运用手法进行顺筋而后用药。顺筋的含义，就是理直筋络，复归原位。

跌、撞、伤筋，局部肿胀坚硬，也可运用手法顺筋，促使气血流通，帮助积血迅速消散。

急性伤筋的后期或慢性伤筋，因筋伤而影响肢体正常活动者，需用手法进行推拿以舒筋、活血，并配合药物，加速功能恢复。

对于各种损伤性疾病，一般伤科手法多仅用于骨折脱位的整复。而魏氏伤科对于有瘀血停留瘀滞、影响关节功能的各种软组织损伤也注重手法的治疗。如踝关节扭伤后血肿、肘后血肿、髌上滑囊血肿等。魏氏伤科称之为损伤性血瘀证。

以肘后血肿为例。肘后血肿，是一种肘部急性损伤，是由于肘关节损伤后肘后区域的"直线形"肿胀而得名。该病临床表现为：肘部肿胀，压痛，以肘后侧及外侧压痛者居多。患肢为被动屈肘位，伸屈活动障碍，当被动活动时多产生剧烈疼痛。常规 X 线检查，排除骨折及脱位征象。临床上若仅用中药治疗，往往因为关节内血肿消散吸比较困难，功能恢复缓慢，推散血肿有利于血肿扩散而吸收，促进关节功能尽早恢复。

魏氏伤科对之多在早期采取手法治疗。

手法一般分为两步进行：

1. 拔直牵引法　患者可坐可卧，术者一手握患肘，另一手握住患肢的腕部，做拔直牵引，只要把肘关节拔伸尽量直达 180°。拔直牵引的目的是为下一步屈曲挤压做准备。

2. 屈曲挤压法　在患肘拔直后，迅速再做屈肘挤压，一般当被动屈曲达 60°左右时，术者握住患者肘部的手可有明显的血肿挤散后"噗"的感觉，此时应继续将患肘屈曲 25°左右。

在实际操作时，整个手法是一个迅速而连贯的动作，最好在患者无思想准备和无抵抗下快速进行，这样可减少患者的疼痛。手法结束以后，局部魏氏伤科消肿散外敷，患肢以颈腕吊带固定 2 日。此后，鼓励患肘适当功能锻炼，以加速积血的吸收。

对于该病的治疗，魏氏手法通过挤散血肿，消除了机械阻力，使血肿吸收消散加快，减轻疼痛，有利于早期功能锻炼，从而可达到恢复关节活动功能目的。

从魏氏伤科手法对肘后血肿的治疗可以看出，对于损伤性血瘀证，魏氏伤科手法处理要点是急性期重在退散血肿,减缓疼痛。如果是损伤后期,更可运用手法,意在消散瘀滞,灵活关节。

急性期,魏氏伤科特色手法主要分为两类:一次手法和数次手法。一次手法主要用于新鲜及比较集中的血肿,或陈旧性但仍然保持稀释并有张力的血肿。此手法为用一次手法来挤散血肿,使之内引流而达到治疗目的,临床上凡是张力明显的血肿,此手法疗效越明显。如前面所提到的肘后血肿。数次手法则适用于弥漫广泛的血肿,局部张力较低,需要通过多次手法使积血由远端推向近端,逐渐使血肿组织吸收。

慢性期,特色手法也有两类:挤压研磨手法和旋转屈伸手法。前者主要适用于关节或软组织间的片状血肿,使之稀释松解,并促使瘀血消散吸收。后者适用于瘀滞粘连或部分血肿机化的病证。可使瘀滞或部分机化的血肿挛缩松解,祛瘀生新,灵活关节。

清《医宗金鉴·正骨心法要旨》有云:"按其经络,以通郁闭之气;摩其壅聚,以散瘀结之肿,其患可愈。"明确提出了损伤血瘀证可用手法来治疗。现代医学研究也表明,手法可使局部血肿或关节内的积血被大量挤散到肌肉间隙,使之很快吸收,从而迅速减轻症状,恢复关节功能。另外,关节囊周围有丰富的感觉神经末梢分布。一旦关节内压力增高或者关节的扭转、牵拉会刺激神经末梢引起剧烈疼痛。因此,挤散血肿、消除关节内的压力后,剧烈疼痛当明显改善。同时手法还有利于滑膜的功能恢复、有利于恢复滑液对软骨的营养作用。

值得注意的是,急性消散血肿手法操作应该注意排除骨折或者撕脱骨折,同时手法操作者应该经过熟练的培训,有相当的手法应用经验方可实施。

(三)固定

一般轻度伤筋,可适当固定。如伤势严重,需作包扎固定,或给予卧床休息,方能迅速获效。

第二节 骨错缝

案1 程某,女,32岁。

初诊(2007年2月22日)

主诉:腰痛伴背伸不利1周。

现病史：1周前，患者晨起拾物不慎闪伤下腰部，当即不能动弹，不能站立及行走，经过局部封闭治疗，症状稍有改善，但腰痛始终不止，行动不便。检查：腰椎轻度后凸畸形，腰椎活动：前屈50°，后伸0°，左右侧弯10°。L_5、S_1左侧小关节处局限性压痛。直腿抬高正常，无下肢神经症状。舌淡，苔薄，脉弦。X线摄片提示：腰椎轻度侧弯。中医诊断：腰扭伤（腰部闪挫）；中医证型：骨缝开错，气血郁滞。西医诊断：L_5、S_1小关节紊乱症。治法：宜用手法，以通郁闭之气。处方：

采用"背法"治疗。手法后，患者明显地感觉腰部疼痛减轻，脊椎运动：前屈70°，后伸20°，左右侧弯20°。

魏氏"蒸敷方"3包，外敷。

二诊（2007年2月25日）

患者主诉腰痛明显改善，已能作基本正常的腰部屈伸活动。

同时继续应用魏氏"蒸敷方"外用。

三诊（2007年3月29日）

患者腰痛消失，腰部后伸活动基本正常。

【按】腰椎小关节紊乱症，又称急性腰椎下关节滑膜嵌顿。主要为腰部小关节滑膜嵌顿，关节绞锁所致腰痛。针对"骨错缝"，手法有独特的治疗作用，往往有立竿见影之效。《医宗金鉴·正骨心法要旨》云"或因跌扑闪失，以致骨缝开错，气血郁滞，为肿为痛，宜用按摩法，按其经络，以通郁闭之气；摩其壅聚，以散瘀结之肿，其患可愈"，明确提出了骨错缝时气血郁滞，局部肿痛，可施手法，通气散瘀，使骨节合缝而痊愈。

"背法"为魏氏伤科对本病治疗独特手法。第一步，先使患者站立，一助手站于患者身前，又托患者两侧腋部，尽力上提，将患者腰部提直。第二步，医者与患者背对背站立，用双肘由下而上挽住患者双侧肘，将患者慢慢离地背起。第三步，医者双膝弯曲，以尾骶部对准患者腰部，而后医者迅速将自己双膝猛然挺直。"背法"可使脊柱得到牵引、过伸，并经左右摆动和上下震动等多种动作，这时，患者腰骶部在过伸牵张过程中，嵌顿的滑膜能得以复位。许多患者腰椎后伸运动可立即改善。少数效果不明显者，还可配合侧卧位旋转斜扳法复位。但施行此手法前，应将手法过程向患者说明，患者腰部及肢体、肌肉均放松，则可达到较好的效果。本病手法前后配合中药热敷可提高疗效。

📷 **案 2**　陈某,女,52 岁。

初诊(2007 年 4 月 28 日)

主诉:腰痛后伸不利半日。

现病史:今日晨起弯腰操持家务时,不慎闪伤下腰部,当即不能动弹,尤其不能做背伸活动。查体:脊柱正中,脊柱运动:前屈 45°、后伸 5°。左侧弯 5°,右侧弯 15°,L_5、S_1 后侧压痛,双侧直腿抬高放下时腰部剧痛。舌淡苔薄,脉滑。X 线摄片提示:腰椎侧弯,轻度骨质增生。中医诊断:腰扭伤(腰部闪挫)。西医诊断:腰椎小关节紊乱症;中医证型:腰部闪挫,骨缝开错,气血郁滞。治法:宜急用手法以复其位,中药内服外用行气活血。处方:

施以魏氏反背法和侧卧位旋转斜扳法复位。当即背伸活动恢复正常。脊椎运动:前屈 80°,后伸 25°,左右侧弯 20°。

伸筋活血汤 2 瓶,20 ml,每日 2 次,温开水送服。

蒸敷方 4 包,腰部热敷,每日 2 次。

【按】腰椎小关节紊乱症主要为滑膜嵌顿,是引起急性腰痛的常见病因,诊断依据是:① 有旋转扭伤史。② 强迫体位,腰部呈前屈状,前屈活动尚可,而后伸活动则明显受限。③ 腰痛多见于腰骶部,咳嗽时加剧,浅表压痛不明显。④ 直腿抬高突然放下时,疼痛明显。⑤ 腰部 X 线摄片阴性。

对于此类疾病,宜急用手法以复其位,通气散瘀,使骨节合缝而痊愈。李飞跃以站立位魏氏"背法"和侧卧位斜扳法为主,一般经过一次手法治疗,疼痛就明显缓解。"骨错缝"与"筋出槽"在病理上是相互影响,密切联系。骨缝错位使局部束骨之筋损伤;相反,筋伤也可使骨缝处于交锁错位。故手法治疗上,在背法之后,局部可适当进行放松手法配合,所谓正骨与理筋手法相结合,两者往往和而治之。《伤科汇纂》有云:"大抵背筋离出位,至于骨缝裂开绷,将筋按捺归原处,筋若宽舒病体轻。"这即为通过正骨手法使骨缝参差得以纠正,理筋手法使经络宽舒,故腰部疼痛得缓,腰椎功能得复。

此外,魏氏伤科治"骨错缝"的特色是手法配合中药的内服外用。中药运用的原则和其他损伤一样,重在气血兼顾,急性期行气活血为主。辅以中药热敷,内服伸筋活血汤。中药内服外用以行气活血。

案 3 刘某,女,36 岁。

初诊(2008 年 5 月 14 日)

主诉:左侧腰骶部疼痛 1 日。

现病史:患者 1 日前早锻炼时突感左侧腰骶部疼痛,转侧活动困难,行走时腰部活动不利。检查:左侧骶髂关节处压痛明显,伴有叩击痛。左侧髋关节"4"字试验阳性,左髋内收活动时左侧骶髂关节疼痛明显。X 线摄片提示:腰椎、骨盆、左髋关节无异常。中医诊断:骨错缝;中医证型:骨缝开错,气滞血瘀。西医诊断:左骶髂关节错位。处方:

当即行二步手法,手法时患者主诉患侧疼痛加重,当患肢放平后,症状明显改善,腰部能站立挺直下地行走。嘱患者回家卧床休息。

外用中药蒸敷方,每日 2 次,每次 30 分钟。

二诊(2008 年 5 月 19 日)

腰骶疼痛症状基本好转,仅仅臀部酸楚不适,行走时微觉牵制。

【按】骶髂关节错位是腰骶部急性损伤致骶髂关节发生扭错而致疼痛的病症,临床上较为少见。比较常见的情况是腰髋活动不协调,此为骶髂"扭错"所致。

骶髂关节面覆盖有软骨,并有滑膜附着属于微动关节,即该关节有少许的旋转、上下、前后运动。当因损伤致骶髂骨上述几个方向过度运动,相应关节面失其相互对应位置,可发生骶髂关节错位,并致疼痛。魏氏伤科称本病为"胯线错位",通常属"骨错缝"。本病诊断要点有:① 外伤史。② 骶髂部疼痛。③ 腰椎可有侧弯,患侧骶髂关节部压痛或叩击痛,疼痛可向臀部及下肢后外侧放射。患侧髋关节外旋,使骶髂关节分离时疼痛明显,伴有外旋受限,患侧下肢直腿抬高时因股后肌紧张而使骶髂关节旋转发生疼痛伴受限。④ X线片检查无异常。

本病治疗首选手法治疗。第一步:患者健侧卧位,医者一手揿住骶椎,一手握住患侧踝部,先使膝关节屈曲 90°,而后一手向前推,一手用力使患侧下肢向后过伸,轻轻晃动数下,再突然用重力向后一拉。第二步:此后迅速使患者仰卧,并将患侧髋关节过度屈曲。第三步:最后则在髋关节过度屈曲状态下,迅速将该下肢向下放平,并在放平动作中,稍带拉抖动作,以上三步手法需一气呵成。手法主要作用机制为旋转及移动髂骨,使骨正筋合,故一般可取得较好疗效。同时可配合内外用药。

第三节 扭 挫 伤

案1 薛某,女,25岁。

初诊(2009年4月13日)

主诉:右膝外伤疼痛2个月。

现病史:患者右膝外伤疼痛2个月,伤后4周MRI检查示:右膝半月板内外侧前角撕裂可能。查体:右膝活动可,股四头肌萎缩不明显,右膝外侧间隙无压痛,内侧间隙前侧压痛,麦氏征阴性。中医诊断:膝痹痛;中医证型:右膝骱伤后气滞血瘀,筋络损伤。西医诊断:右膝陈旧性半月板损伤。处方:

三七粉3g,14剂。壮筋片2瓶,每日3次,每次3片。外用洗方10包。每包药开水冲泡外洗,每日2次。

股四头肌锻炼。

二诊(2009年4月27日)

疼痛好转,右膝内侧间隙压痛轻度,舌质略红,脉细。处方:

股四头肌锻炼,外用洗方10包,壮筋片2盒。药物用法同上。

三诊(2009年5月11日)

疼痛已不明显,右膝活动可,内侧间隙已无压痛。处方:

股四头肌锻炼,灵芃舒筋活络药水2瓶,外擦。

四诊(2009年5月26日)

疼痛已愈,左膝活动可,内侧间隙无压痛,嘱避免负重及快速转身动作,继股四头肌锻炼。

【按】该患者外伤引起膝痛,MRI检查示半月板损伤,但临床体征尚可,属骱扭筋伤,气血瘀滞。故先以三七粉口服活血化瘀合壮筋片舒筋活络、和气血、强筋骨,配合四肢洗方、灵芃舒筋活络药水活血通络、滑利关节。在整个治疗过程中,李飞跃并始终强调了患者股四头肌锻炼,突出了本病治疗中导引锻炼的重要性。细分说来该患者的导引锻炼,经药物治疗症状改善后,即进行股四头肌的等张收缩。对于半月板损伤患者,进行股四头肌操练,可有效地增强膝关节稳定性,改善半月板损伤造成的关节失稳状态。

案 2 王某,女,38 岁。

初诊(2009 年 5 月 19 日)

主诉:患者右膝扭伤疼痛 3 周。

现病史:患者于 3 周前,因行走不慎致右膝扭伤,即感右膝疼痛并伴活动稍受限。至本院就诊,MRI 检查示:"右膝外侧半月板损伤伴关节腔积液,前交叉韧带损伤可能。"曾经止痛药物治疗后疼痛减轻。查体:右膝关节仍肿胀,浮髌试验弱阳性,膝关节外侧间隙压痛,膝关节伸直受限,麦氏试验(外侧)弱阳性。MRI 提示:右膝外侧半月板损伤伴关节腔积液,前交叉韧带损伤可能。中医诊断:膝骱扭伤;中医证型:右膝骱扭错,局部气滞血瘀,筋络损伤。西医诊断:右膝半月板陈旧性损伤。处方:

三七巴布断骨膏 1 盒,外贴每日 1 次;威利坦片 2 盒,每次 3 片,每日 2 次,口服;三七血伤宁 1 盒,每次 3 片,每日 3 次,口服。嘱右膝适当制动。

二诊(2009 年 6 月 2 日)

右膝伤后 1 个月,疼痛减轻。查体:右膝关节无明显肿胀,浮髌试验阴性,膝关节外侧间隙轻压痛,膝关节伸直活动稍受限,麦氏试验阴性。外用洗方:

痹通洗方加接骨木 15 g、紫荆皮 12 g。

7 剂,熏洗,每日 2 次,继三七巴布断骨膏外贴。

三诊(2009 年 6 月 16 日)

右膝痛好转,仍有发胀感。查体:右膝轻度肿胀,膝关节外侧间隙无压痛,膝关节屈伸活动改善明显,麦氏试验阴性,苔薄,舌边有齿印。处方:

股四头肌功能锻炼;予壮筋片两瓶,每日 2 次,每次 4 片,口服;四肢外洗颗粒 10 包,1 包熏洗,每日 2 次;三七巴布断骨膏一盒 1 张外贴每日 1 次。

四诊(2009 年 7 月)

患者诉右膝胀痛消失,已参加正常工作。

【按】李飞跃临床治疗伤科疾病讲究辨病与辨证相结合,尤其对于外伤性疾病,既要了解外伤疾病早、中、晚三期临床症情特点和变化规律,及根据患者四诊辨证,对证治疗,同时又要了解损伤所造成的骨关节结构,如骨、软骨、韧带等损伤情况。此案三诊,充分体现了李飞跃对于外伤性伤科疾病临床辨病与辨证相结合的治疗思想。外伤初诊,膝关节肿胀疼痛明显,需了解膝关节韧带、半月板扭伤程度,必要时借助 MRI 检查。治疗则依据气滞血瘀较甚,予活血化瘀、行气止痛为治疗原则,急则治其标,予中西药结合治疗,缓解患者痛苦。

二诊,症情缓解,活动仍受限,此时以舒筋活血、合营止痛为治疗原则,选用李飞跃自创洗方"痹通洗方"加减。

三诊症情进一步改善,患肢酸胀不适,结合舌脉,治疗以补益肝肾、养血活络、强筋壮骨为主,选用魏氏伤科自制药壮筋片口服补肝肾,三七巴布膏及四肢洗方外用舒筋活络。并嘱患者开始配合功能锻炼。

案3　苗某,男,54 岁。

初诊(2009 年 5 月 31 日)

主诉:左足背肿痛 2 年余。

现病史:两年前运动后左足背肿痛,现行走可,曾在外院经局封、抗生素等治疗后,症状无明显好转,前来就诊。外院查红细胞沉降率、C 反应蛋白(CRP)均无异常。X 线示:内侧诸跗骨边缘毛糙,骨质疏松。左足 MRI 示:内侧跗骨水分增加,第 1 跗跖关节处有炎性表现。查体:左第 2 跖趾关节压痛,轻度高突,局部皮温偏高,左踝活动受限。西医诊断:足痛待查。中医诊断:痹病。处方:

局部外敷消肿散,并加拍双足对比 X 线片及血尿酸检查。

二诊(2009 年 6 月 7 日)

外用消肿散后足背肿痛好转。肾功能示血尿酸:414 μmol/L(-),双足对比 X 线片示:左第 1 锲骨骨皮质毛糙,不排除陈旧皮质骨骨折。诊断:左足第 1 楔骨陈旧骨折可能,左足跗骨损伤性关节炎。证属损伤后气滞血瘀,瘀阻经络。治宜活血消肿,通络止痛。外用方:

积雪草 15 g	茅莓根 12 g	牡丹皮 15 g	紫荆皮 12 g	海桐皮 12 g
乳香 12 g	没药 12 g	川乌 12 g	草乌 12 g	芙蓉叶 15 g
平地木 15 g	川草薢 12 g			

7 剂,水煎服。

将药物放入锅内加满水煮沸,熏洗患处,每日 2 次,每次 30 分钟,1 剂连用

2 日。

并以三七巴布膏局部外敷交替使用。

三诊(2009 年 8 月 6 日)

患者足背肿痛已不明显,活动自如。嘱近期着运动鞋适当行走锻炼,以免过度劳累后复发足背肿痛。

【按】伤科各家临床对治疗跌打损伤、骨伤筋断、皮肉肿痛等均有擅长之外用药。对损伤初期多用敷药以消肿止痛活血。魏氏伤科以消肿散外敷,临证多有奇效,深受病家欢迎。迄今瑞金医院骨伤科急诊,仍以此药为主要外治药,应用于各类软组织损伤。损伤性关节炎临床上常常被患者所忽视,认为无须在意,有时医生也疏于宣教,导致此类创伤后遗症频发,严重影响患者生活质量。李飞跃认为,创伤后早期以中药消肿止痛,配合关节适当制动,后期有肿痛者,仍可积极消肿止痛,并外洗中药促进损伤恢复。

本案所用的消肿散组成为芙蓉叶、赤小豆、麦硝粉,将上述药物共研细末,以冷开水及饴糖拌之。一般先用冷开水拌药粉,水与药物比例是可以达到能揉成团,而提之又能散开为适宜,之后加入饴糖调成厚糊状外敷。消肿散的功效为活血消肿,清热止痛。芙蓉叶苦微辛,能凉血消肿止痛;其加赤小豆,用赤小豆止血消肿,两药相得消肿之力倍增也。

案 4 金某,男,55 岁。

初诊(2009 年 12 月 23 日)

主诉:右膝扭伤后疼痛 10 日。

现病史:患者骑车时不慎跌倒,右膝扭挫受伤肿痛。查体:右膝关节肿胀,伸直受限,浮髌试验弱阳性,右膝外侧胫股关节间隙压痛。西医诊断:右膝外伤肿通待查(右膝外侧半月板损伤可能)。中医诊断:右膝扭挫伤。处方:

消肿散外敷,每日 1 次;并予 MRI 检查。

二诊(2010 年 1 月 18 日)

右膝 MRI 检查提示:右膝外侧半月板撕裂。骨科门诊建议关节镜手术,患者拒绝。右膝肿胀伸直受限约 30°;右膝外侧胫股关节间隙压痛,Lysholm - Ⅱ评分:8 分。苔薄,脉细。诊断:右膝关节外侧半月板损伤。证属跌仆受

伤,血瘀筋伤,为肿为痛。治宜活血消肿止痛。内服方:

积雪草 9 g	生地 12 g	当归 9 g	丹参 9 g	川芎 6 g
川断 9 g	延胡索 9 g	炙䗪虫 9 g	紫草 6 g	三七 6 g
甘草 3 g				

7 贴,每日 1 剂,水煎分 2 次服。

外敷消肿散,每日更换 1 次。

三诊(2010 年 1 月 25 日)

伤后 2 周,疼痛明显好转,肿胀减轻,浮髌试验(一),右膝伸直仍受限 $25°\sim30°$。苔脉同前,前治有效,继进为治。内服方:

前内服方继用,加用楮实子 12 g、千年健 15 g。

外洗方:

伸筋草 12 g	透骨草 12 g	泽兰 12 g	苏木 9 g	当归 9 g
海桐皮 12 g	紫荆皮 12 g	羌活 9 g	茅莓根 12 g	

7 剂,每日 1 剂,煎水外洗患膝,每日 2 次,每次 30 分钟。

四诊(2010 年 2 月 5 日)

右膝疼痛好转,但仍感酸痛。

继用原外洗方加川木瓜 9 g,同时配合魏氏伤科成药壮筋片,每日 2 次,每次 3 片,以加强活血强筋之效。

右膝股四头肌锻炼。

五诊(2010 年 2 月 20 日)

右膝疼痛已不明显,检查:右股四头肌萎缩,右膝伸直受限约 $20°$,右膝外侧间隙压痛不明显。

医嘱加强股四头肌锻炼,患膝不负重伸屈功能锻炼。同时继用上述外洗方及壮筋片口服。

六诊(2010 年 3 月 24 日)

右膝伸直功能改善,受限 $15°\sim20°$,余体征不明显。

予外洗方加用川断 9 g,外洗。1 周后检查:疼痛基本消失,但右膝伸直仍有部分受限,$5°\sim10°$,间断应用壮筋片及外洗方,恢复工作,暂停治疗。

七诊(2010 年 6 月 10 日)

行走基本正常,右膝外侧间隙无压痛,伸直略受限 $5°$,髌骨周围无压痛,

Lysholm-Ⅱ评分：59分，结束治疗。

【按】李飞跃采用中药治疗半月板损伤，内服方中君药积雪草，又名积雪草，为魏氏伤科治疗跌仆损伤要药，功效活血消肿，理伤止痛，与四物汤合用使活血化瘀止痛之力倍增。半月板损伤属中医学跌打损伤伤筋范畴，故活血止痛同时应配合强筋通络。

三诊选用楮实子、千年健。楮实子甘寒，入肝、脾、肾经，多用于滋肾、清肝明目，本病用之主要取其《药性通考》所述"楮实子充肌肤，助腰膝，益气力，补虚劳壮筋骨"之功效。楮实子与祛风湿、壮筋骨之千年健合用，为魏氏伤科治疗筋伤萎软无力常用对药，通补兼备，临床用之具有良好强筋作用。外用中药主要选取魏氏伤科"下肢洗方"加减，组方大多为活血强筋骨、舒筋通络药物，加用茅莓根，该药为茅莓的干燥根，具有清热解毒、祛风除湿及活血化瘀功效。魏氏伤科常用本药治疗关节肿痛及风湿痹痛之症。纵观半月板损伤内外用药，主要以改善关节囊及滑膜组织血供，有利于损伤半月板修复，促进功能恢复。因此，李飞跃治疗半月板损伤，为活血强筋并重，通络止痛并举。治疗方法则是注意外治用药，突出内外合治。值得今后进一步进行临床总结及相关基础研究。

在检查时，李飞跃认为观察股四头肌中的股内侧肌是否萎缩或萎缩程度如何是很重要的，有研究表明，股内侧肌是膝关节稳定的最重要力量，在伸膝最后15°时尤为重要，此外临床发现，半月板损伤患者中股内侧肌萎缩较明显者，膝关节功能恢复较困难。同时，李飞跃认为股四头肌的锻炼很重要。经过多年解剖学及生物力学研究发现，股四头肌是最重要的伸膝肌肉，是主要能防止膝关节屈曲的肌肉，是除了膝关节完全伸直外，在任何位置下防止膝部旋转的肌肉。经过锻炼的股四头肌强壮有力，有利于保持关节稳定。李飞跃还认为锻炼应尽早开始，治疗早期就应在膝关节不负重条件下，自动练习股四头肌主动收缩锻炼；如果手术，锻炼应在手术前就开始，手术后进入康复期继续进行。

案5 顾某，女，60岁。

初诊（2015年7月30日）

主诉：左膝扭伤疼痛2周余。

现病史：患者扭伤致左膝疼痛2周，行走活动跛行。查体：左膝活动可，左膝内侧间隙压痛，浮髌试验弱阳性，左膝内侧有纵行手术瘢痕。苔薄，舌略暗，脉平。中医诊断：左膝扭挫伤。中医证型：左膝扭挫，气血痹阻。西医诊断：左膝陈旧性软组织损伤。治法：理气活血通络。处方：

左膝MRI检查。

消肿散7剂，外敷患处，每日1剂；四物止痛汤2瓶，每日2次，每次20毫升，温水冲服；三七断骨巴布膏1盒，一片外贴，连用3日。

二诊(2015年8月6日)

上次用药后疼痛减轻。

MRI检查预约中，继前药应用。

三诊(2015年8月13日)

左膝MRI示：左膝滑膜增厚，外侧副韧带变性。左膝痛改善，舌偏暗、苔薄、脉偏细。处方：

予消肿散7剂，用法同前；中药内服，加强活血化瘀止痛及舒筋强筋，改用血塞通1盒，每日3次，每次2片口服；壮筋片2瓶，每日3次，每次3片口服。

四诊(2015年8月20日)

左膝屈曲时略有疼痛。处方：

予痹通洗方加紫荆皮12g、三七6g。

7剂，煎水外洗，一剂药用2日。

壮筋片2瓶；三七断骨巴布膏1盒，用法同前。

嘱开始左膝股四头肌操练。

【按】本案消肿散外敷、四物止痛汤内服治疗韧带损伤，效如桴鼓。临床上，对于急性软组织损伤西医主要采用RICE(休息、冰敷，加压包扎，患肢抬高)，或PRICE原则(保护，休息，冰敷，加压包扎，患肢抬高)都用到冰敷。而传统中医治疗急性筋伤，因其表现为局部肿胀疼痛伴皮温稍高，多采用清热凉血消肿中药外用或内服。急性损伤过后中期即以活血化瘀为大法。魏氏伤科曾有临床研究表明，消肿散能增加损伤组织IGF-1(IGF,胰岛素样生长因子)的mRNA表达，促进骨骼肌的修复。消肿散全方药物组成少(芙蓉叶、赤小豆、积雪草)，效宏力专，共奏清热消肿、行血止痛之效。其中药理研究表明，芙蓉叶有一定的抗氧化能力及增强组织清除自由基的能力；积雪草则具有抑制瘢痕增生、修复皮肤损伤、神经保护、调节免疫、抗溃疡及抗菌、消炎等多种药理作用,而赤小豆也具有一定的抗氧化能力。研究认为消肿散对急性软组织损伤能较快并有效地消除局部受损组织渗出,抑制炎症反应,促使患部损伤修复,改善循环而达到治疗作用。本例应用的四物止痛汤治疗一切跌打损伤,养血活血,止痛,为魏氏伤科常用的损伤早中期中药汤剂。

案 6 潘某,男,47 岁。

初诊(2018 年 8 月 23 日)

主诉:4 日前摔伤,扭伤左外踝致肿痛。

现病史:4 日前不慎摔伤,自感扭伤左外踝,外院 X 线片检查示:左外踝下小片状骨片影。查体:左腓骨上段无压痛,左踝肿胀,左踝活动轻度受限,跟腓前韧带处压痛轻度。左外踝末端压痛。中医诊断:左外踝扭伤。中医证型:左踝部扭伤,局部气滞血瘀证。西医诊断:左外踝扭伤,左外踝撕脱骨折(可疑)。治法:理气活血。处方:

支具应用。

消肿散 7 张,每日 1 张,患处外贴;血塞通片 1 盒,每日 3 次,每次 2 片;迈之灵 1 盒,每日 2 次,每次 2 片,口服。

二诊(2018 年 9 月 4 日)

损伤后 2 周,局部肿痛减轻,脉细弦,苔根部薄腻。治宜健脾和血,消肿止痛。内服方:

白术 12 g	山药 9 g	茯苓 12 g	木香 6 g	陈皮 6 g
谷芽 9 g	麦芽 9 g	川芎 6 g	当归 9 g	丹参 9 g
蛰虫 9 g	三七 6 g	甘草 3 g		

7 剂,水煎服。

消肿散 7 剂,用法同前;下周复片(左踝正侧位)。

三诊(2018 年 9 月 18 日)

右外踝处疼痛好转,X 线复片示未见明显骨折。处方:

继支具应用。

外洗方:

伸筋草 15 g	透骨草 12 g	泽兰 15 g	红花 9 g	紫荆皮 12 g

浙桐皮 12 g　　接骨木 15 g　　积雪草 15 g　　老鹳草 15 g　　五加皮 12 g

没药 12 g　　　芙蓉叶 15 g

7 剂,煎水外洗,每日 2 次。

三七断骨巴布膏 2 盒,患处外贴,每日 1 片。

【按】踝关节扭伤占所有运动损伤的 10%～30%,与踝关节解剖结构有密切关系。踝关节外侧韧带是最容易发生扭伤的韧带。其中距腓前韧带是外侧韧带中最薄弱的部分,通常易损伤。一般踝关节扭伤后处理的主要措施有进行足踝包扎固定和佩戴踝护具,及外用消肿药物,内服止痛药物。本例踝关节扭伤,初诊怀疑有外踝撕脱骨折,予支具固定,消肿止痛中西药内服及外敷魏氏消肿散。

二诊突出中医传统治疗特色和血消肿止痛。

三诊损伤中后期,则配合外洗中药,常用魏氏下肢洗方及四肢洗方加减,以活血温经通络,滑利关节。

案7　李某,女,36 岁。

初诊(2018 年 9 月 3 日)

主诉:外踝扭伤疼痛 3 个月。

现病史:3 个月前不慎扭伤左外踝,当时肿痛,曾有石膏固定病史 2 周。目前行走疼痛。查体:行走跛行,左踝轻度肿胀,距腓前韧带处压痛(+)。左踝背伸、跖屈受限。中医诊断:左外踝扭伤(陈旧);中医证型:左外踝扭伤日久,局部气滞血瘀。西医诊断:左踝关节陈旧扭伤。处方:

消肿散 8 剂,每日 1 张,外贴外踝部;四肢洗方 2 盒,每次 1 包,开水冲后药水外洗患处。

二诊(2018 年 9 月 11 日)

行走步态好转,行走活动减轻,左踝背伸、跖屈受限。外洗方:

当归 12 g　　川牛膝 12 g　　莪术 9 g　　　三棱 9 g　　　木瓜 9 g

泽兰 15 g　　老鹳草 15 g　　伸筋草 15 g　　浙桐皮 12 g　　没药 12 g

桑寄生 12 g

7 剂,煎水外洗,每日 2 次,外用。

踝关节手法。

三七巴布膏 2 盒,外用。

三诊(2018 年 9 月 18 日)

左踝活动仍有部分受限,外洗方:

2018 年 9 月 11 日方加入紫荆皮 12 g、透骨草 12 g、五加皮 12 g。

7 剂,水煎服。

三七巴布膏 2 盒,外用。

【按】踝关节扭伤后需要进行及时妥切治疗,否则受伤部位易持续肿痛,继而引发陈旧性踝关节损伤。踝关节扭伤的康复目标是关节活动度、力量、神经肌肉协调性的恢复。初诊患者关节肿胀,故先予消肿散、四肢洗方活血消肿。

二诊,患者肿胀减轻,症情好转,故予踝关节手法治疗,配合外洗方舒筋通络,所选洗方为魏氏伤科代表性主要传人李国衡秘方"踝洗方"为原方去山慈菇、乳香。功能化瘀松粘、活络止痛。而二诊所采用手法治疗可以拨乱反正,整复错缝,舒筋理筋,缓解肌肉紧张,松解关节囊粘连及挛缩,促进关节周围肌肉效能,从而恢复关节内压力的平衡,降低关节内压力,改善骨内静脉回流,促进炎性介质的吸收,达到通则不痛、恢复踝关节功能活动的治疗目的。

三诊加用三药,意在加强活血消积,止痛强筋。

案 8 居某,女,56 岁。

初诊(2018 年 11 月 13 日)

主诉:右膝扭伤致疼痛半年。

现病史:半年前下楼时,不慎扭伤右膝痛,当时活动可,1 月余后经外院 MRI 检查示:右膝半月板后角撕裂,髌上囊肿胀。近日夜寐欠安,二便调。查体:右膝活动屈曲无明显受限,伸直轻度受限,约 10°,右股四头肌萎缩,右膝过伸试验阳性,右膝外侧间隙压痛(+),浮髌试验(+)。舌淡苔薄,脉细。中医诊断:右膝扭错伤;中医证型:素体气血不足,右膝扭错,气血痹阻。西医诊断:右膝半月板损伤(陈旧性)。治法:益气行血止痛。处方:

黄芪 15 g	生地 12 g	川芎 6 g	当归 9 g	丹参 9 g
川牛膝 9 g	三七 6 g	积雪草 15 g	白芍 12 g	首乌藤 15 g
合欢皮 12 g	甘草 3 g			

7剂,水煎服。

消肿散7剂,每日1剂,外贴。

二诊(2018年11月27日)

右膝疼痛好转,右膝伸直略受限。苔脉同前。外洗方:

予外用痹通洗方加紫荆皮12 g、接骨木15 g,外用。

内服方2018年11月13日方,继用7剂,水煎服。

三七巴布膏2盒外贴,每日1张。

【按】本例膝部扭伤痛半年,MRI提示半月板撕裂,临床检查四头肌萎缩。临床无明确关节交锁症状。中医辨证素体气血亏损,复因扭伤,膝骱气血痹阻,故初诊予内服方益气活血止痛,配合外用药消肿止痛。

二诊,患者肿胀疼痛好转,故予痹通洗方加强舒筋通络、活血止痛作用。配合紫荆皮加强活血消肿,接骨木活血止痛。

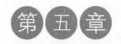

慢性筋伤

第一节　慢性筋伤概述

慢性筋伤相对急性筋伤而言，其致病因素主要为慢性劳损而导致软组织损伤，其表现为症状时轻时重，反复发作，劳作过度或天气变化后加重。

李飞跃认为慢性筋伤的病因主要有：① 劳逸损伤：劳逸不当，气血筋骨活动失调，能造成组织劳损。长期劳作，或经常用力过度，姿势不当，以致积劳而形成劳损。《素问·宣明五气》中所说的"久行伤筋"即属此类。② 外伤失治：外伤之后，未能及时治疗，瘀血注于骨节或肌肉之间作痛。《医宗金鉴·正骨心法要旨》中讲："伤损腰痛，脊痛之证，或因坠堕，或因打扑，瘀血留于太阳经中所致。"因此，慢性劳损往往与外伤史有密切的关系。③ 感受风寒湿邪，筋经失养：由于久居风寒湿地，或汗出当风，风寒侵袭，或遇雨湿所淋，或睡卧不当，风寒侵淫，或气候变化，不加衣被等致风寒湿之邪侵袭机体，痹阻于筋脉，气血运行不通，则肢体关节疼痛。正如《素问·痹论》言："风寒湿三气杂至，合而为痹也。"

一、李飞跃治疗慢性筋伤特色

治疗上，李飞跃主要采取中药内服、外用，手法和导引等方法。

1. 内服药物　本病临床辨证有虚实之分，虚证多为肝肾亏虚，脾肾两亏或气血不足，经络失和；此类虚证起病缓，病程长，在治疗上以补肝脾肾，益气养血为主，兼顾舒筋通络止痛。

肝肾亏虚者以金匮肾气丸杜仲散或六味地黄丸为主加减，脾肾两亏者以和血壮筋元汤加减,气血不足,经络失和以独活寄生汤加减;实证多为气滞血凝或有痰湿内阻。局部僵硬疼痛可能为瘀滞粘连或水肿者,以活血、化瘀、通络、化湿消肿、止痛等为主,或配合理气药合用。内服伸筋活血汤或复方四物汤、桃仁四物汤等加减应用。

而临床上则常见虚实夹杂,需二者参合运用。

2.外用药物 主要作用是腰背胸腔洗方或蒸敷方,局部热敷。痛点集中可用三益膏加丁桂散等外贴。

3.手法 慢性筋伤手法运用主要为顺筋,促进气血流通,帮助积瘀消散。针对肢体功能受限者,则为行筋,活血,以配合药物加速功能恢复。

二、李飞跃治疗慢性筋伤临证经验

(一)肩关节周围炎

肩关节周围炎,简称肩周炎,是引起肩关节疼痛及运动功能降低为主要表现的一组疾病的统称,其中好发于50岁左右的人,特征为疼痛和功能障碍逐渐加重的,又称为冻结肩或"五十肩""肩凝症"。冻结肩后期部分患者经数月或更长时间疼痛逐渐消退,功能慢慢恢复。李飞跃认为冻结肩临床病理过程分为三期:① 冻结初期(早期):病变主要为肩关节囊紧缩,肱二头肌长头腱与腱鞘粘连。② 中期(冻结期):关节囊严重挛缩,关节周围软组织受累,退变加剧关节滑膜充血,部分肩袖肌肉挛缩,肱二头肌长头腱鞘炎。肩关节活动明显受限。③ 后期(解冻期):发病7~12个月后炎症逐渐消退,疼痛逐渐好转,活动逐步恢复。

上述早期及中期前期可表现为急性发作疼痛,多为急性期;冻结期后期进入临床缓解期;解冻期疼痛及关节活动逐步改善,这一期在临床上为恢复期。

本病临床表现主要为"痛""僵"。"僵"即指关节活动受限。李飞跃在本病临床检查中,除注意观察患肩前屈、外展、内收动作外,多采取"拇指摸脊法"以衡量患肩后伸内旋限制程度,该法具体操作为:患臂内旋后伸,同侧拇指所能触及的最高脊椎的棘突为标志,往往健侧同时对比。该法作为检查肩关节复合动作既简便,又便于对照,是一个临床非常实用的方法。

从中医角度,李飞跃称本病为"肩漏风",认为中年以上气血渐衰、风寒湿邪得以侵入,以致经络阻滞,气血不和,筋屈而不伸,同时李飞跃也指出本病与肝肾不足,血不荣筋,筋络退变有关。本病虽然通过临床病例观察有自限趋向,但病程较长且因疼痛,关节僵硬而影响患者生活治疗。故李飞跃认为应积极治疗,采用手法、药物内服外用和导引,对于缓解或消除疼痛促使关节功能恢复。

1. 中药内服 李飞跃认为本病的根本原因是气血不足,筋失濡养,风寒湿邪侵袭局部经络阻塞,经脉拘挛,同时也与肝肾亏虚、筋络退变有密切关系。所以在治疗上应该两者兼顾。

初起局部疼痛一般无明显虚象者,常宜舒筋通络、活血祛风止痛为主,可用舒筋活血汤加减,药用:羌活、伸筋草、当归、川芎、五加皮、秦艽、桑枝、姜黄、白芍、丹参、延胡索、威灵仙、葛根、络石藤、防风、合欢皮等,其中桑枝、姜黄是治疗上肢痹证的引经药。疼痛明显时可以加䗪虫、乳香、没药等加强止痛功能。风寒湿邪凝结时加用川乌、草乌以散寒止痛,青风藤、海风藤以祛风除湿、通利经络,或三痹汤加减。

如果疼痛严重,急性发作,可服四物汤加延胡索、片姜黄、乳香、没药、川草乌等。缓解期可用壮筋汤、壮筋片等。恢复期一般不用中药内服,如果有明显的脏腑气血虚象,可以按照中医辨证思路整体调理。

2. 中药外用 冻结肩早期关节囊炎症渗出明显,疼痛严重者,可外敷消肿散,每日1次,每次1~2张外贴患肩。冻结期可行魏氏上肢洗方,舒筋活血洗方,海桐皮汤加减,煎水外洗或选用魏氏传统特色"蒸敷方"外用热敷患肩治疗。蒸敷方有较强的温经散寒、舒筋通络作用,加上湿热敷的作用,尤其适合肩周炎风寒凝聚、筋络不通的病机,对于缓解疼痛,松解粘连有比较好的效果。

在外用中药熏蒸热敷治疗同时,可加搽魏氏伤科活络药水或舒筋活血膏等。

3. 手法 李飞跃在继承魏氏伤科手法的基础上加用肩前弹拨手法治疗冻结肩(称之为肩部七步手法),获得较好的临床疗效。

魏氏伤科的传统手法是有坐位和卧位两个体位,手法:包括平抬外展、转肩(轮肩)、旋后推肩、上举扳肩、内收揉肩、拉肩摇膀六步手法及轮转肩部(侧卧位)一步手法(图5-1~图5-8)。除此七步手法外,李飞跃针对冻结肩患者喙肱韧带挛缩等病理改变,加用仰卧位肩前弹拨按揉手法(图5-9)。

李飞跃根据自己的临床实践,在魏氏伤科传统手法的基础上增加揉拨肩前手法。李飞跃认为冻结肩病例改变导致肱二头肌腱炎、肩关节周围滑囊炎等,同时也导致关节囊炎存在及喙肱韧带增厚挛缩或纤维细胞增生改变,故手法应重视肩关节喙肱韧带等的手法弹拨松解及放松按揉手法治疗。

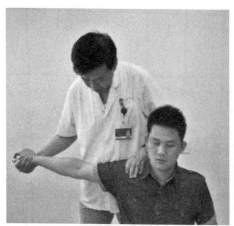

图5-1 平抬外展

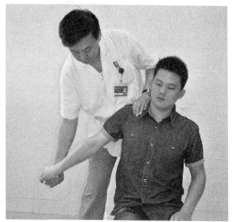

图5-2 转肩(轮肩)

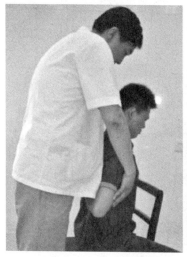

图5-3 旋后推肩

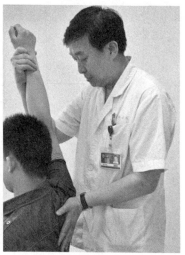

图5-4 上举扳肩(一)

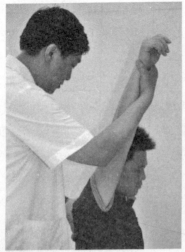

图 5-5　上举扳肩(二)

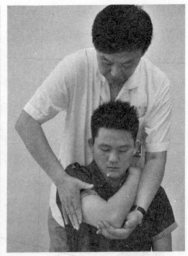

图 5-6　内收揉肩

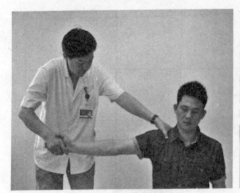

图 5-7　拉肩摇膀

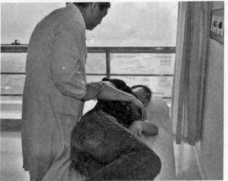

图 5-8　轮转肩部(侧卧位)

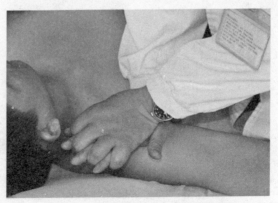

图 5-9　肩前弹拨按揉手法(仰卧位)

　　手法的时间需选择确当,在肩关节周围病变的急性发作期间,患者疼痛剧烈,不宜进行手法,否则会加重局部炎症性病变,加重局部渗出及出血,关节囊损伤,进一步加重粘连。李飞跃主张在早期的后阶段及中期可酌情运用手法治疗。

　　肩关节粘连手法经过一个疗程后,如果上臂上举时能够超过头顶,旋后时拇指能摸到胸椎部位,此时手法即可停止,而转入导引锻炼,即可逐渐达到痊愈。

　　4. 导引　冻结肩所导致的肩关节活动障碍,除用手法、药物治疗外,导引锻炼是一个重要的环节。经过治疗取得较好疗效的患者,常常因没有坚持功能锻炼,可导致疗效不能巩固,足见坚持导引锻炼是十分重要的。李飞跃本病所采用导引主要为"上举""横抬""轮肩""反扯"导引。可多部位松解粘连关节,达到治病及巩固疗效的作用,具体方法可参见前部分(骨折后关节粘连),同时李飞跃主张在急性期,不宜过度锻炼,应该在缓解期,急性炎症控制之后再进行,不然会加重症状。

　　(二) 网球肘

　　网球肘,又名肱骨外上髁炎,是临床上常见而多发的疾病。表现为肘关节活动正常,局部无红肿;在肱骨外上髁到桡骨颈范围内有较局限而敏感的压痛点;牵伸试验(Mills 试验)阳性伴剧痛。临床诊断主要根据临床表现及查体,较为简单,李飞跃认为只要抓住其症状特点就能确定诊断,其特点有三:① 长期反复的手及腕部背伸劳损史,起病慢。② 出现肘关节外侧疼痛,并向前臂外侧放射。③ 握物无力。但是在临床上往往患者并不只有单独的疾病,顽固性网球肘患者伴颈,肩部疼痛,且颈外侧有明显压痛,肩部外展肌无力时,应考虑与 $C_5 \sim C_6$ 神经根及骨间背侧神经卡压有关,属双卡综合征。这一点在临床诊断是要注意,以免漏诊。

　　有关本病发病机制,曾有两种学说,一种是损伤学说,认为伸肌总腱起始部撕裂或反复扭伤致局部筋膜炎。另外一种是微血管神经卡压学说,认为桡侧伸腕短肌的慢性积累性撕裂伤,日久导致局部肉芽组织形成粘连等组织病变,致使从伸肌总腱深处穿过肌筋膜和深筋膜进入皮下的细小血管神经束被卡压,造成肱骨外上髁部位的疼痛。目前学术界还提出本病发病与退行性变化为特征的肌腱变性密切相关。了解本病发病机制对于指导临床治疗有重要意义。

在治疗上，一般常规治疗不外乎休息，制动，消炎止痛药内服外用，或者局部封闭。但是李飞跃主要用传统的中医方法治疗网球肘，继承魏氏伤科的经验，强调手法，导引和中药外用。

1. 手法治疗 网球肘患者由于反复的损伤，以致局部瘀结而发生缩窄粘连，在牵引时局部产生疼痛。所以临床上，治疗的重点在于松解局部的粘连，减轻缩窄卡压，消除局部应力，减缓或消除疼痛。针对疼痛点在桡侧腕伸肌起点处的患者施行手法，可取得较好疗效。李飞跃认为手法通过拔伸归经，理筋通络，使局部血活筋舒，气血复常。具体的手法步骤如下。

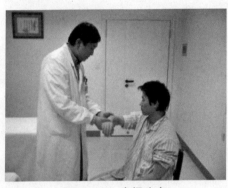

图 5 - 10　点揉痛点

（1）点揉痛点：患者屈肘放松前臂置于正中位，术者运用拇指点揉痛点，使局部松弛，疼痛缓解（图 5 - 10）。

（2）环摇关节：术者一手固定患侧肘部，另一手握住其腕部，使患肘关节环转活动，顺时针方向和逆时针方向各摇转 5～10 次，要使整个肘关节经过摇转后能得到充分活动（图 5 - 11）。

（3）伸屈肘部：使患者肘关节极度过伸过屈。过伸时使患者的肘关节完全伸直，手腕背屈，医者用腹部顶住其手掌，双手托住其肘后，逐渐用力向上托抬，使其肘部得到较大幅度的过伸。然后迅速将肘关节屈曲，屈曲肘要求手指能够触及患侧肩峰（图 5 - 12）。

（4）旋扳肘部：一手固定患者肘部（拇指按揉其痛点），另一手握住患者腕部，使患者肘部屈曲 90°，前臂尽量旋前。然后在患肘屈曲旋前的位置上用较快的速度使肘关节突然地作极度旋前和拔直，此时往往可听到肘部有"嘎答"的响声，这是手法的关键（图 5 - 13）。

（5）放松手法：一手掌托住患者肘下，另一手用小鱼际或豌豆骨按揉疼痛点 10～20 次，最后用"压掌掏肩法"放松整个肩关节，以改善局部的血液循环（图 5 - 14）。

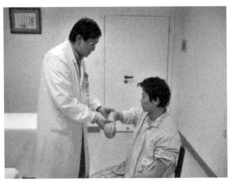

图 5－11　环摇关节

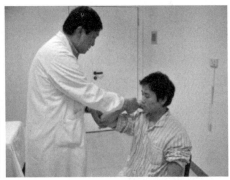

图 5－12　伸屈肘部

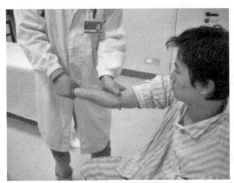

图 5－13　旋扳肘部

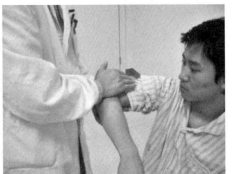

图 5－14　放松手法

以上手法作为一节,连作三节作为一次手法,每周 2～3 次,六周为 1 个疗程。

此外,本病在手法的治疗过程中,或者症状基本消失后,应注意适当休息,否则取效较缓而且容易反复发作。

2. **药物治疗**　李飞跃认为本病中医病机责之多为积劳成疾,肘部瘀闭不通,筋痹不舒。治疗应以舒筋活络,祛瘀止痛为原则。药物治疗主要以外用药为主,一般用魏氏伤科舒筋活血洗方、四肢洗方合散瘀和伤汤(《医宗金鉴》)加减应用,煎汤外洗,或丁桂散配合外用膏药应用,后期症状缓解可外搽活络药水。而内治用药则根据气血亏虚、风寒阻络、血瘀阻络、湿热内蕴证型不同辨证用药。

3. **导引**　李飞跃一直认为导引是中医骨伤科治疗的有机组成部分,不单单是一种保健,与手法配合,还能加强手法的作用,维持手法长期效果。

　　李飞跃用于治疗肱骨外上髁炎导引是屈肘旋伸导引法,其作用机制与治疗手法类似。具体动作如下。

　　首先,患者两上臂平伸,双手握拳,拳心向下。然后,迅速有力地由旋前位转向旋后位。接着,在旋后的位置上,立即再屈肘至极度。最后,猛力将前臂迅速伸直,同时双拳旋前向前伸出(图5-15)。

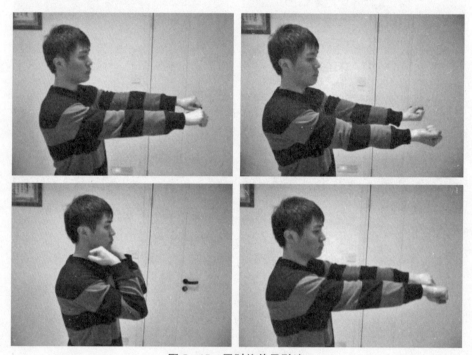

图5-15　屈肘旋伸导引法

　　上述三步手法作为一节。轻症:每次5~7节。重症:每次5节左右。每日2~3次。

　　(三) 腱鞘炎

　　腱鞘炎常见的有桡骨茎突腱鞘炎和手指屈肌腱腱鞘炎,虽然部位不同,但是病因病机类似,治疗上也基本相同。

　　1. 桡骨茎突狭窄性腱鞘炎

　　(1) 手法治疗: ① 医者一手握住患手,另一手用拇指在疼痛部位沿桡侧作上下推揉,来回数次,以使局部筋舒。② 经过推揉手法以后,使局部得到放松,一手拇示二指置于患者腕部的尺桡两侧,术者另一手紧紧握住患者之手

（包括大拇指），先作上下活动，而后再向下（向尺侧）猛然一拉，可以听到患处有"的搭"声音。向患者腕部尺侧猛然牵拉，这是手法的关键。如果患者疼痛较重，患侧腕部尺偏时有明显限制，在手法时应先做好第一步手法，使局部充分放松，在第二部紧握患者之手向尺侧猛拉时，可将患者大拇指放开（不要握在掌心内），这样可以减少桡侧拉力，减轻疼痛，有利于拉出响声。当症状好转后，再握手向尺侧猛拉时仍应将拇指握在掌心之内。以上手法作为一节，连做三节作为 1 次手法，每周 3 次，4～6 周为 1 个疗程。

（2）药物治疗：局部有轻度肿胀者，在手法后外敷消肿散或三七断骨巴布膏外贴，每 1～2 日换药 1 次。病程较长，且局部无肿胀者，可用四肢洗方局部熏洗，并加擦魏氏伤科活络药水。

（3）导引：桡骨茎突腱鞘炎的导引治疗也是魏氏伤科疗法重要的一环，李飞跃常常采取"金鸡点头导引"。

动作准备：拇指屈至掌心，然后四指扣紧压住拇指握拳。

动作步骤：前臂置于正中位，拳头尽量向桡侧上抬到极度，而后再向尺侧屈至极度。在锻炼中完全要依靠腕部用力，手不可松开。

一抬一屈作为一节。轻症：每次 15～30 节。重症：每次 5～10 节，可逐渐增加。每日锻炼 2～3 次。

2. 手指屈肌腱腱鞘炎

（1）手法治疗：① 医者一手使患指保持过伸位，另一手用拇示二指捻揉疼痛点，示指置于患者掌指关节背侧作支点，拇指置于掌指关节掌侧捻揉疼痛点，由轻而重。② 医者一手固定疼痛关节上部，一手捏住患指，摇动受累的指节。顺时针方向和逆时针方向摇动 5～10 次，以增加关节活动。③ 固定腕关节，将患指逐渐地做极度过伸活动数次。最后再将患指逐渐地尽量做掌屈活动次数。以上手法做完后作为一节，连做三节作为一次手法，每周 3 次，4～6 周作为一个疗程。同时必须结合"撑指导引"锻炼。

（2）药物治疗：有屈曲交锁症状者，可贴膏药，如魏氏三益膏，贴时必须在手法使交锁解除后，手指放在过伸位，并用绷带固定，勿使屈曲。一般可用四肢洗方并加擦活络药水或舒筋活血膏。

（3）导引：撑指导引，亦称为合掌导引，在临床上常用于扳机指和弹响指，手指疼痛不能过伸，采用此法配合洗方或外擦药水有一定的疗效。此外，对于手指损伤,屈曲不能伸直,用此导引疗法亦佳。

动作准备:患者取站立位或坐位或卧位均可。两手十指末节指腹紧紧相对,手指微屈。

动作步骤:在上述位置上,十指同时平均用力尽量将手指撑开(使手指过伸)。一屈一松(一松一紧)作为一节。轻症:10～20节。重症:5～10节。每日锻炼2～3次。

3.腱鞘囊肿　腱鞘囊肿多发生在腕关节的掌侧或背侧,以及踝部外侧和足背等部位。为局部腱鞘滑膜薄弱和滑液增多后发生的囊性隆起。一般认为和劳损有密切的关系。

魏氏伤科称本病为"筋结块"。多由于腕部或足部筋络过度用力损伤或扭伤,气血运行受阻,筋结成块而形成。在临床上以女性患者较多,大都发生在20～40岁。

多在腕部及足部局部圆形肿块隆起,较固定,表面光滑。最常见的部位为腕关节背侧,其次为掌指关节的掌侧和足背。初起时无疼痛,相邻关节功能多无障碍。如囊肿增大明显,可有腕、足局部无力。部分患者肿块按压有酸痛感。

局部可见到肿块隆起,较固定,边缘清楚,不与皮肤粘连。部分囊肿与关节相通。如囊内容物充满,则肿块坚硬;囊内容物较少,则肿块较软。肿块表面皮肤颜色多无改变,局部皮温正常。

以腕背侧腱鞘囊肿为例:

(1)手法治疗:① 患者腕关节向掌侧微屈,使囊肿充分暴露。医者双手拇指重叠按压囊肿远端,向近端持续用力按推,使囊肿消散。有时可以感到囊肿有破散声音。如挤压失败,可于囊肿顶部向下按压。以增加囊内压力,使囊壁向周围扩张,然后再用前法推按。② 囊肿消散后,一手牵引患者腕关节,另一手用大拇指推揉囊肿周围,使囊内容物尽量扩散,便于吸收。

以上手法一次即可。有些病例需几次推按方能消散。如推散困难者,不可勉强,可先试行药物外搽。

(2)药物治疗:一般不须药物治疗,囊壁较厚,手法囊肿推散后可外敷消肿散1～2日,之后再配合外搽活络药水。

第二节　躯干慢性筋伤

📷 **案1**　鲁某,男,46岁。

初诊(2014年4月24日)

主诉:左腰部酸痛乏力1年余。

现病史:患者平时工作较为劳累,弯腰动作较多。于1年前起,出现腰部酸痛乏力,活动不利。无特殊外伤史,无间歇性跛行,无明显下肢放射痛。疼痛时轻时重,久坐久立后症状明显。曾行X线摄片检查提示:腰椎退行性变。曾自行膏药外贴,疗效不明显。否认有高血压,心脏病,糖尿病等疾患史。查体:脊柱正中无明显侧弯,腰椎正常生理弧度减少。腰部活动后伸略有受限,活动时有疼痛感。两侧骶棘肌紧张,伴压痛。腰椎棘上无明显压痛。双直腿抬高正常。双下肢肌力感觉正常。双膝、踝反射引出。舌淡红,苔薄,脉平。外院X线片提示:腰椎退行性变。中医诊断:腰肌劳损;中医证型:腰部劳损,腰脊经络气血不畅。西医诊断:腰肌劳损。治法:理气活血,通络止痛。处方:

内服方:

青皮6g	枳壳4.5g	木香6g	台乌药6g	当归9g
川芎9g	丹参9g	白芍12g	延胡索9g	川牛膝9g
路路通9g	甘草3g			

14剂,水煎服。

另予以"蒸敷方"外用熏蒸治疗,每日2次,一袋药用2日。

手法治疗。

二诊(2014年5月15日)

患者期间续方1次。主诉用药后,3周来疼痛有所减轻。腰部有轻松感。活动有所改善。但久坐久立后仍有腰痛,尤其是弯腰劳作时酸痛。舌淡,苔薄,脉平。继续中药内服治疗。治拟理气活血,强筋壮骨,益肾健腰。处方:

原方加杜仲9g、楮实子12g。

继续蒸敷方外用。

同时手法治疗。门诊随访。

三诊（2014 年 5 月 29 日）

患者中药上方服用 2 周后,腰部疼痛基本消失。活动正常。检查:脊柱无明显侧弯。活动正常范围。双直腿抬高大于 70°。

停用中药内服,予以蒸敷方续用 1 个月左右。嘱其劳逸结合,门诊随访。

【按】临床上大量腰痛的疾患为腰部劳损性疾病,包括肌肉、筋膜及韧带等软组织的慢性损伤。魏氏伤科将腰部劳损细分为腰肌劳损,腰背筋膜劳损,腰臀筋膜劳损,棘间韧带劳损,棘上韧带劳损及髂腰韧带劳损。本病临床辨证一般有虚实之分。虚证多为肝肾不足,脾肾两虚,气血不足等。实证多为气滞血瘀或痰湿内阻等。本案患者,以气血经络运行不畅为主。故首诊予以青皮、枳壳、木香、乌药等行气,配合四物汤加减活血。

二诊即见症状有较明显改善。遂续用原方,另加杜仲、楮实子滋肾壮腰。取得满意疗效。腰肌劳损容易反复,故嘱患者腰部中药热敷继用,同时注意保养。

临床上治疗腰肌劳损的方法有很多,例如物理疗法、药物疗法、推拿法等,均可起到作用。同时腰肌劳损的治疗还需医患配合,患者避免腰部受力或劳损动作及姿势。适当在治疗期间可配合腰围(腰托)应用。同时腰痛症状好转建议在医生指导下进行腰部。功能锻炼和日常康复保健也是非常重要的。

案 2 吴某,男,58 岁。

初诊（2015 年 2 月 9 日）

主诉:腰部酸痛乏力 1 年多。

现病史:腰部酸痛乏力 1 年多,时轻时重,有时影响臀部。久立后明显,无外伤史。曾 CT 检查未见腰椎间盘突出。曾经过多种治疗,仍感两侧腰部酸痛。查体:脊柱正中,腰部后伸轻度限制,前屈时有腰痛感。直腿抬高无明显限制,腰部两侧骶棘肌均有压痛。舌淡红,苔薄,脉平。中医诊断:腰肌劳损;中医证型:腰部劳损,腰脊经络气血不畅。西医诊断:腰肌劳损。治法:理气活血,通络止痛。内服方:

青皮 6 g	枳壳 4.5 g	木香 4.5 g	乌药 6 g	香附 9 g
当归 9 g	丹参 9 g	川芎 9 g	白芍 12 g	延胡索 9 g
川牛膝 9 g	路路通 9 g			

7剂,水煎服。

同时配合魏氏伤科腰部四步手法,每周2次。

二诊(2015年2月16日)

1周来疼痛减轻,腰部有轻松感,久立久坐后腰部酸痛乏力。继续内服中药。理气活血,合以益肾健腰。内服方:

原方加杜仲9 g、楮实子12 g。

14剂,水煎服。

配合手法治疗。

三诊(2015年3月2日)

患者腰部酸痛明显好转。停用内服中药,嘱注意劳逸结合,酸痛时外敷药膏。

【按】腰部劳损是指肌肉,筋膜及韧带等软组织慢性损伤。李飞跃认为腰部劳损可以根据劳损主要部位分为以下几种。

(1)腰肌劳损:腰部的一侧或两侧肌肉比较僵硬,有弥漫性压痛。有些患者疼痛位置比较深,需用重力,才能摸到疼痛部位,或有固定压痛点。腰部活动有不同程度的限制,但一般情况下,下肢活动正常。

(2)腰臀部筋膜劳损:常见于L_2、L_3的一侧或两侧横突处有疼痛不适,局部有明显的压痛点。臀部前上部或中上部,或髂后上棘略偏外上方有疼痛,上述部位有明显压痛点。以上压痛点部位均较深,直腿抬高同侧可能受限,在抬高时可能引起腰部、臀部及大腿后侧加重。

(3)腰椎棘上或棘间韧带劳损:根据压痛点来定位,棘上韧带劳损,其压痛点在棘突的顶点或其两侧。棘间韧带劳损的压痛点在两个棘突之间。最常见的是L_4及L_5的棘上韧带和L_4至L_5及$L_5 \sim S_1$的棘突之间。

(4)髂腰韧带劳损:临床易见L_5横突顶点和下缘至髂嵴内缘压痛,腰部可有肌肉痉挛和活动受限,以前屈侧屈受限较多见,同侧直腿抬高可有限制。

总的来讲,腰肌劳损,棘上和棘间韧带劳损表现为腰痛,腰臀部筋膜劳损及髂腰肌韧带劳损表现为腰胯痛或腰腿痛(疼痛一般放射至膝关节以上,与腰部压迫所引起的坐骨神经痛要放射至小腿则有所不同)。

李飞跃认为本病临床辨证有虚实之分,虚证多为肝肾亏虚,脾肾两亏或气血不足,经络失和;实证多为气滞血凝或有痰湿内阻。而临床上则常见虚实夹杂。本案临床表现实证为主,故以青皮、枳壳、木香、乌药、香附行气,四物活血为治。

二诊症状改善加杜仲、楮实子滋肾壮腰。本病手法治疗针对腰部不同部位劳损,方式各异。腰肌劳损四步手法为点揉腰部(患者俯卧位,医者以双手拇指指腹点揉腰部骶棘肌,由外向内),按揉腰部(用掌根由外侧向脊柱正中按揉),提拉腰部(医者手握踝部屈膝向后上方提拉)及压髋压膝(患者仰卧位,双膝双足并拢,屈膝屈髋,医者固定患者膝踝部向下挤压)。上述前三部手法作为一节,连做三节,第四步手法一般只做一节。

案3 伍某,男,49岁。

初诊(2017年10月19日)

主诉:左腰臀部酸痛不适4个月。

现病史:患者4个月前无明显诱因下出现左腰臀部酸痛不适,无下肢牵制放射痛及下肢麻木症状,无外伤史,未予以正规治疗,曾外院腰椎间盘CT检查示:$L_5 \sim S_1$椎间盘轻度膨出,小关节部分增生,左侧侧隐窝局部狭窄。查体:腰椎轻度侧弯,腰椎活动度:前屈45°,后伸10°,左右侧屈20°,腰椎屈伸受限,双髋关节活动正常,双下肢伸屈拇肌力Ⅴ°,双直腿抬高70°,双小腿及足背皮肤感觉对称,双膝、踝反射引出,舌淡红,苔薄,脉细。中医诊断:腰痹证;中医证型:气血不足,筋络失养。西医诊断:腰椎间盘退行性变。处方:

蒸敷方7包,外敷,每日2次,每次1包。

腰椎MRI检查进一步明确椎间盘突出程度及椎管狭窄情况。

二诊(2017年11月7日)

病史同前,患者诉左腰臀部疼痛程度较前略减轻,腰椎活动较前改善。腰椎MRI示:腰椎间盘退变伴膨出,舌淡红,苔薄,舌边齿印,脉细。证属肝肾气血不足,筋络失养。治拟补肝肾,益气血,通经络,止痹痛。内服方:

黄芪15g	党参12g	当归9g	川芎6g	白芍9g
熟地12g	陈皮6g	茯苓12g	杜仲12g	桑寄生9g
菟丝子9g	淫羊藿9g	山茱萸12g	延胡索9g	肉桂6g
秦艽6g	甘草3g			

7 剂,水煎服。

继蒸敷方 2 包,外敷,用法同前。

三诊(2017 年 11 月 21 日)

左腰及骶尾部仍有酸痛,腰椎后伸活动仍受限,舌红,苔薄腻,脉细。证属肝肾气血不足兼夹脾虚湿滞。原方出入,酌加强益脾祛风、除湿止痛。处方:

行红细胞沉降率(ESR)、HLA－B27、CRP、类风湿因子(RF)、抗链球菌溶血素 O(ASO)检查。

2017 年 11 月 7 日方去熟地加白术 12 g、独活 9 g。

7 剂,水煎服。

蒸敷方 4 包,外敷,用法同前。

局部三七巴布膏外贴,每日 1 次,每次 12 小时,一贴膏药用 2 次。

四诊(2017 年 12 月 5 日)

化验:ESR 18 mm/h,HLA－B27(－),CRP 0.28,RF 20,ASO 101 U。左腰骶疼痛有改善,行走后有不适,舌边齿印明显,舌淡红,苔薄,脉细。证属气血不足,经络痹阻。再拟益气养血活血,舒筋通络。处方:

黄芪 30 g	党参 15 g	黄精 9 g	白术 12 g	川芎 6 g
当归 9 g	茯苓 12 g	丹参 9 g	伸筋草 15 g	秦艽 6 g
川牛膝 9 g	怀牛膝 9 g	延胡索 9 g	络石藤 18 g	白芍 12 g
金雀根 12 g	甘草 3 g			

7 剂,水煎服。

蒸敷方 4 包,外敷,用法同前。

五诊(2017 年 12 月 19 日)

左腰骶疼痛好转,夜间睡眠稍差,舌红,舌边齿印,苔薄,脉细。拟益气壮腰调治。处方:

扶气片 2 瓶,口服,每日 3 次,每次 4 片。

蒸敷方 4 包,外敷,用法同前。

六诊(2018 年 1 月 2 日)

左腰部仍有酸胀,程度较前减轻。查体:左 L_4 水平骶棘肌外缘压痛(＋),舌淡红,苔薄,脉细。证属肾虚精亏,经络失养。治拟滋肾活血,通络止痛。

处方：

杜仲12g	桑寄生9g	续断9g	肉苁蓉9g	淫羊藿9g
黄芪15g	当归9g	延胡索9g	甘草3g	

7剂，水煎服。

蒸敷方4包，外敷，每日2次，每次1包。

随访

患者1个月后随访患者腰部疼痛减轻，行走活动较前有改善。

【按】本例患者以左腰臀痛症状为主症，首诊辨证为气血不足、筋骨失养，首诊在辨证的基础上先予魏氏经典验方蒸敷方外敷，同时结合现代西医诊疗技术磁共振检查进一步明确诊断。

二诊辨证为肝肾气血不足，经络失养，李飞跃针对这类患者，多以圣愈汤、八珍汤、独活寄生汤、魏氏杜仲散加减，本例患者治疗，用药调整健脾祛风除湿或强化益气健脾通血脉。

四诊所入金雀根，功善补气活血止痛。主要依据患者主诉腰部酸楚疼痛以补益肝肾为主加减治疗。

案4 杨某，男，46岁。

初诊（2018年10月16日）

主诉：腰部疼痛两个月。

现病史：原有腰椎间盘突出病史，曾蒸敷方间断应用3周，症状有改善。查体：腰椎活动可，左抬腿抬高70°，双侧伸屈拇肌肌力V°，跟腱反射引出，$L_5 \sim S_1$棘间压痛。舌偏淡，脉偏细。中医诊断：腰痛病；中医证型：气血亏虚，腰臀失养。西医诊断：腰痛待查。处方：

腰椎MRI检查明确诊断。

三七巴布膏2盒，一张外贴，每日1次。

二诊（2018年10月30日）

腰部仍有疼痛，腰部MRI检查示：$L_5 \sim S_1$椎间盘退变，纤维环后缘局部高信号，舌边齿印，苔薄，脉细。诊断：盘源性腰痛。证属肝肾气血不足，腰臀失养。治以益气补肾，强腰止痛。处方：

蒸敷方4包，腰部外用。

内服方：

黄芪 15 g	党参 12 g	川芎 6 g	当归 9 g	丹参 9 g
杜仲 12 g	桑寄生 9 g	巴戟天 9 g	山茱萸 12 g	菟丝子 9 g
延胡索 9 g	甘草 3 g			

14 剂，水煎服。

三诊（2018 年 11 月 13 日）

病史同前，腰疼有减轻，腰椎活动仍有受限。查体：舌淡红、舌边齿印、苔薄、脉细，再拟原法出入，加强益气健脾养血。

上方黄芪改 30 g，加白术 12 g、茯苓 12 g。14 剂，水煎服。

【按】盘源性腰痛是指由于椎间盘结构变化如腰椎间盘内部紊乱，椎间盘退变和节段性不稳定所导致的腰痛，有时可伴有下肢反应性疼痛。但中医诊治腰痛或腰腿痛出发点仍是以辨证为主，结合辨病，本例李飞跃辨证为气血亏虚，肝肾不足，予圣愈汤加减，加用补肾药物合用。其中巴戟天一味，功能主治补肾阳，壮筋骨，祛风湿。治阳痿，少腹冷痛，小便不禁，子宫虚冷，风寒湿痹，腰膝酸痛。《神农本草经》："主大风邪气，阴痿不起，强筋骨，安五脏，补中增志益气。"《名医别录》："疗头面游风，小腹及阴中相引痛，下气，补五劳，益精。"

三诊时，患者腰痛减轻，考虑舌边齿印，气血不足，加强补益气血，黄芪加用为 30 g，并予白术、茯苓健脾益气。先后天同补，脾肾同调。

第三节　上肢慢性筋伤

一、肩关节周围炎

📋 **案 1**　江某，女，57 岁。

初诊（2009 年 4 月 11 日）

主诉：颈项疼痛伴左肩疼痛 1 个月。

现病史：患者右肩疼痛 1 年，已经热敷后痊愈。无外伤。查体：左肩活动前屈上举 100°，外展 90°，左拇指摸脊达到第 1 骶骨棘突。左肩前结节间沟压痛，搭肩试验阴性。舌淡红，苔腻，脉细。中医诊断：肩凝证；中医证型：脾虚湿滞，肩部筋络痹阻，筋缩不伸。西医诊断：冻结肩。治法：健脾化湿，舒筋通

络。内服方:

党参 15 g	陈皮 9 g	白术 12 g	茯苓 12 g	川朴 6 g
防己 9 g	伸筋草 9 g	秦艽 6 g	桑枝 9 g	姜黄 6 g
䗪虫 9 g	甘草 3 g	延胡索 9 g		

7剂,水煎服,每日1剂,分2次口服。

予蒸敷方10包,外敷,每日2次,1包药用2日,颈部及肩部热敷。

二诊(2009年4月18日)

患者颈项,肩关节疼痛已减,活动稍觉改善。查体:左肩前屈上举120°,外展90°,拇指摸脊达到第4腰椎棘突。舌淡,苔腻得减,脉细。前治有效,加强祛风湿、通经络、止痹痛。处方:

前方加路路通9g、老鹳草9g。

7剂,水煎服,每日1剂,分2次口服。

继蒸敷方外敷。

并嘱行肩部导引(四步导引)。

三诊(2009年5月2日)

患者2周后随访,颈项、肩关节疼痛、活动改善。查体:左肩前屈120°,外展90°,拇指摸脊第2腰椎棘突,舌淡,苔薄,脉细。

停用内服药,继续肩部导引。

间断应用蒸敷方热敷治疗。

【按】肩凝症又名五十肩,主要的症状是中年以上肩关节疼痛,且夜间疼痛加剧伴关节活动受限。中医认为中年以上气血渐衰,筋失濡养,风寒湿外邪侵袭肩部,经络阻塞,气血失和,经脉拘急,筋缩不伸而致。李飞跃认为冻结肩的治疗应该循序渐进,急性期以休息制动,对症药物治疗。同时建议避免手法治疗,以免增加患者痛苦且加重病情;中期以后可药物结合手法导引治疗,其强度也要因人而异。本案李飞跃诊其舌苔脉象,认为患者脾气虚弱,兼夹湿滞及风寒湿侵袭,患者痛激僵为患,故在治疗上应该标本同治。治本以健脾行湿;治标重在舒筋通络,活血行气,祛风止痛,药用伸筋草、秦艽、防己、桑枝、姜黄、䗪虫加减。

二诊所入路路通、老鹳草加强祛风湿、行气血、通经络之力。并配合四步导引("上举""横抬""轮肩""反扯")促进肩关节功能的改善。

🩺 **案2**　徐某,男,44 岁。

初诊(2014 年 11 月 12 日)

主诉:左肩痛半年余。

现病史:患者左肩痛半年余,无外伤,2013 年 11 月左肩 MRI 检查示左肩冈上肌异常信号,肩袖部分撕裂,肩关节少量积液,曾经得宝松左肩三角肌内注射、蒸敷方热敷及外院针灸治疗,左肩痛好转,肩关节活动部分改善。2014 年 7 月 MRI 复查示左肩上肌肌腱增强信号较前降低,肩峰下滑囊积液。二便调,胃纳、夜寐佳。查体:左肩外观正常,左肩前屈上举 150°,左肩外旋明显受限,仅为 10°左右,左肩拇指摸脊达到 L_1 棘突,左肩前及肩峰下压痛不明显,舌质偏淡苔薄白,脉细。中医诊断:肩痹病;中医证型:气血不足,风寒阻络。西医诊断:陈旧性肩袖损伤。治法:补益气血,祛风散寒止痛。内服方:

黄芪 15 g	党参 12 g	当归 9 g	川芎 9 g	丹参 9 g
䗪虫 9 g	桑枝 9 g	伸筋草 15 g	秦艽 6 g	天仙藤 12 g
羌活 9 g	桂枝 6 g	甘草 3 g	白芍 12 g	

7 剂,水煎服。

手法治疗。

二诊(2014 年 11 月 19 日)

患者左肩部症状缓解,查体:左肩前结节间沟、喙突处有压痛,左肩上举 160°、拇指摸脊至 T_{12};颈椎棘上及棘旁肌肉无明显紧张及压痛,压颈试验(±),臂丛牵拉试验(—),肱二头肌、肱三头肌反射引出。原治有效,可改用成药治疗。处方:

壮筋片 2 瓶,口服,每日 3 次,每次 4 片。

同时配合外治:蒸敷方 7 包,左肩热敷,每日 2 次。

继续手法治疗。

三诊(2014 年 12 月 3 日)

肩痛症状明显减轻,左肩上举外展仍有部分受限,因天冷外用敷药不便,治疗停用蒸敷方外用,继续壮筋片口服,暂停手法,开始四部导引。

【按】肩痛临床除冻结肩之外,临床尚多见肩袖损伤。现在通过临床体检及 MRI 检查可明确诊断。中医针对肩痛归属于"肩痹",清代王清任《医林改错》称"凡肩痛、臂痛、腰疼、腿疼或周身疼痛,总名曰痹症"。本例患者就诊时肩痛已有半年,经治疗症状已是好转,MRI 影像检查也见改善,首次辨证气血亏损,风寒阻络成痹作痛,施以补益气血以为本,祛风散寒通络、活血止痛以治标,药用黄芪、党参、当归、川芎、丹参、白芍补益气血,是仿圣愈汤之意。桂枝、桑枝祛风通络,"枝"以通肢,取象比类也;秦艽、羌活祛风湿,天仙藤《本草汇言》称"天仙藤,流气活血,治一切诸痛之药也",功善行气活血,祛风利湿走经络。然其为马兜铃的茎叶,不宜久用。䗪虫活血止痛,其性刚而猛,取效较快。本案虽有肩袖损伤,但是病程已久,基本康复,而继发关节粘连常用手法治疗。

案 3 季某,男,57 岁。

初诊(2014 年 12 月 18 日)

主诉:左肩疼痛伴活动不利数月。

现病史:患者于 2014 下半年起,无特殊诱因下出现左肩关节疼痛,活动受限,夜间疼痛明显。无明显外伤史。曾就诊外院摄片检查,提示肩关节退变。外院予以推拿、口服药物等治疗,症状未见好转。遂就诊我院。既往否认有心脏病、糖尿病等疾患史,血压略偏高。查体:左肩关节活动受限,上举 160°左右,外展 90°左右,拇指摸脊仅可触及 L_3 棘突。肩关节前方肱二头肌长头肌腱处压痛,肩峰无压痛。肩关节后方无压痛。颈部活动可,各棘上无压痛。舌质偏暗,苔薄白,脉偏细。外院摄片:肩关节退变。中医诊断:肩痹(冻结肩);中医证型:外感风寒,气血凝滞。西医诊断:冻结肩。治法:舒筋活血,祛风通络止痛。内服方:

伸筋草 9 g	秦艽 6 g	桑枝 9 g	白芍 9 g	丹参 9 g
川芎 6 g	延胡索 9 g	络石藤 9 g	防风 9 g	千年健 12 g
片姜黄 6 g	狗脊 9 g	甘草 3 g		

14 剂,水煎服。

手法治疗。

导引锻炼:四步导引"上举""横抬""轮肩""反扯"。

二诊(2015 年 1 月 8 日)

患者诉肩痛略好转,活动有所改善。左拇指摸脊可达 T_{10} 棘突。舌质偏暗,苔脉如前。加强活血祛风,通络止痛。内服方:

原方加当归9 g、威灵仙9 g、路路通9 g。

继续手法治疗,门诊随访。

三诊(2015 年 1 月 29 日)

患者中药上方服用3周后,肩部疼痛明显好转,活动改善,左手拇指摸脊可至 T_7 棘突。苔薄稍腻,脉缓偏细。继予舒筋通络,酌以健脾理气。处方:

原方加川木瓜9 g、陈皮6 g。

14 剂,水煎服。

手法治疗与导引锻炼同前。

四诊(2015 年 2 月 18 日)

肩关节疼痛基本消失,关节活动正常范围。

停止随访,结束治疗。

【按】 冻结肩以肩痛、肩关节活动受限为主要表现。判断肩关节活动受限程度以后伸内旋为例。魏氏伤科多以拇指摸脊高低来判断。其摸脊高度的变化,主要反映患者肩关节后伸内旋活动的受限程度。魏氏伤科对于本病治疗时多用舒筋活血、祛风通络药物。舒筋常用伸筋草、秦艽、白芍等;祛风通络常用桑枝、络石藤、防风等。

二诊后选用威灵仙加强祛风通络,合以路路通活血通络。

三诊选用川木瓜舒筋活络化湿,合陈皮健脾理气。

另值得一提的是,魏氏伤科除了手法外,亦善于运用导引锻炼之法。四步导引"上举""横抬""轮肩""反扯"涵盖了肩关节前屈、外展、内收、内旋、外旋等各个方向活动锻炼,因此对于关节粘连,活动受限为主要表现的肩部功能有很好的改善恢复作用。

案4 徐某,女,58 岁。

初诊(2015 年 6 月 30 日)

主诉:右肩疼痛大半年,伴加重及活动不利1个月。

现病史:患者于2014年底起,因做家务劳累出现右肩关节疼痛,活动不利。无明显外伤史。曾就诊外院摄片检查,提示右肩关节退变。经外贴膏药,症状时作时止。近1个月来,又受凉而致右肩疼痛明显加剧,活动受限,夜间休息时也有疼痛,夜寐欠安。后又口服消炎止痛药物等治疗,疼痛症状略好转。既往否认有心脏病、高血压、糖尿病等疾患史。查体：右肩关节活动受限，前屈上举110°左右，外展90°左右，拇指摸脊触及L_1棘突水平。肩关节前方肱二头肌长头肌腱处压痛，肩峰处轻压痛。肩关节后方无压痛。颈部活动可，各棘上无压痛。舌质淡，苔薄白，脉偏细。X线片摄片：肩关节退变。中医诊断：肩痹证；中医证型：外感风寒，气血凝滞。西医诊断：冻结肩。治法：祛风活血散寒，舒筋通络止痛。内服方：

桑枝9 g	防风9 g	当归12 g	生地12 g	白芍9 g
川芎9 g	延胡索9 g	片姜黄9 g	鸡血藤15 g	乳香9 g
没药9 g	威灵仙9 g	天仙藤9 g	海风藤9 g	合欢皮12 g
甘草3 g				

14剂，水煎服。

手法治疗：坐位，剥离肩前痛点；局部按推；旋转肩部。侧卧，肩前后痛点点揉；屈肘位旋转肩部；平推。

手法每周2次。

二诊(2015年7月16日)

患者诉肩痛好转，活动有所改善。中药酌入强筋之品，内服方：

原方去天仙藤，加千年健9 g。

继续手法治疗。

三诊(2015年7月30日)

患者中药上方服用3周后，肩部疼痛明显好转，活动明显改善。苔薄，脉偏细。予以中药外洗治疗，处方：

积雪草12 g	伸筋草15 g	桑寄生9 g	当归9 g	红花9 g
桂枝9 g	草乌9 g	独活9 g		

14剂，煎水外洗，热敷患处，每日2次。

手法治疗同前。

四诊(2015年9月)

肩关节疼痛基本消失，关节活动基本恢复正常。

【按】魏氏伤科对于冻结肩的治疗，针对局部疼痛，无明显虚象者，常以舒筋活血、祛风通络等法治之。对疼痛伴虚象明显，则治以祛风湿、补肝肾、益气血、止痹痛，多用三痹汤加减。本例方中所用桑枝与片姜黄作为治疗上肢痹症的引经药,故对于肩关节疾患,常组方配伍。同时两药又兼祛风活血、行气通络止痛之效。本案为外感风寒,气血凝滞实证。故用四物汤加延胡索、片姜黄、桑枝、鸡血藤等;再用合欢皮和血止痛兼安神;用海风藤除风湿、利关节;方中改入天仙藤乃伏其流行气血、除风活血以止痛之功效。

二诊见症状有所缓解,去天仙藤,加用千年健以祛风湿,壮筋骨。

三诊见患者疼痛及活动受限均明显改善,故停用口服汤剂,外治方中所用桑寄生,多入汤剂内服,但魏氏伤科有时将该药外用,煎水外洗,取其兼具之祛风湿功效,性不燥烈,润经通络。另需要指出的是,手法对于本病具有较好的治疗作用,本案的疗效也可见一斑。但手法治疗的时机应选择恰当。对于急性发作期间,不宜实施手法,否则会加重局部炎症病变。

案5 姚某,男,40岁。

初诊(2017年10月31日)

主诉:右肩背痛伴活动受限3个月。

现病史:患者3个月前无明显诱因下出现右肩背疼痛,同时伴有右肩关节活动受限,无明显颈部板滞及疼痛,无上肢放射性疼痛麻木。2个月前外院右肩MRI示:右冈上肌肌腱部分撕裂伴变性;曾在外院予以消炎止痛药口服、局部制动休息等治疗,效果不明显。另诉夜寐差。查体:右肩冈上肌肌腱处压痛(＋),右肩Jobe试验阳性,右肩关节活动受限:前屈上举90°,外展80°,拇指摸脊仅达L$_5$棘突水平。舌淡红,苔薄,脉偏细。中医诊断:肩痹证;中医证型:气血亏虚,筋络痹阻。西医诊断:肩袖损伤。治法:益气和血,舒筋通络,佐以安神。处方:

复查右肩MRI进一步明确目前冈上肌损伤程度。

内服方:

黄芪15 g	党参12 g	白术12 g	茯苓12 g	川芎9 g
当归9 g	丹参9 g	桑枝9 g	片姜黄6 g	鸡血藤15 g
秦艽6 g	延胡索9 g	伸筋草15 g	白芍12 g	甘草3 g
合欢皮12 g				

7剂,水煎服。

二诊(2017 年 12 月 7 日)

上次用药后右肩痛好转,舌偏红略暗,苔薄腻,脉细。右肩 MRI 示:右冈上肌腱变性。加强化湿通络,活血止痛。内服方:

上方加广陈皮 6 g、薏苡仁 15 g、防己 9 g、䗪虫 6 g。

14 剂,水煎服。

蒸敷方 7 剂,外敷,每日 2 次,每次 1 包,每包药连用 2～3 日。

三诊(2018 年 1 月 23 日)

右肩仍有疼痛,右肩前屈上举 110°,外展 90°,右拇指摸脊约达 L_4 棘突水平,苔脉同前。再拟祛风活血利湿,通络止痛。处方:

羌活 9 g	秦艽 6 g	川芎 9 g	当归 9 g	丹参 9 g
三七 6 g	积雪草 15 g	䗪虫 9 g	延胡索 9 g	没药 12 g
桑枝 9 g	海风藤 12 g	白芍 12 g	甘草 3 g	

7 剂,水煎服。

四诊(2018 年 4 月 10 日)

右肩疼痛较前减轻,主诉仍感肩部不适。查体:右肩上举 100°,外展 90°,拇指摸脊至 L_2 水平,苔腻已化,余症同前。拟益气养血,舒筋通络止痛。内服方:

黄芪 30 g	党参 15 g	川芎 6 g	当归 9 g	炙甘草 6 g
桑枝 9 g	伸筋草 15 g	䗪虫 6 g	片姜黄 9 g	白芍 12 g
络石藤 18 g	路路通 9 g	丹参 9 g		

14 剂,水煎服。

三七断骨巴布膏 2 盒,外贴,每日 1 次,每次 1～2 片。

五诊(2018 年 5 月 8 日)

右肩疼痛基本消失,右肩活动仍有限制,右肩上举 120°,外展 100°,拇指摸脊至 L_2、L_3 棘突水平,主诉日常生活已无明显影响。舌略暗,苔薄,脉细小弦。治拟祛风活血,舒筋通络。内服方:

羌活 9 g	防风 9 g	秦艽 6 g	独活 9 g	桑枝 9 g
片姜黄 9 g	川芎 6 g	伸筋草 15 g	络石藤 18 g	海风藤 12 g
丹参 9 g	甘草 3 g			

7 剂,水煎服。头煎、二煎煎水内服,药渣外敷。

三七巴布膏2盒,用法同前。

【按】此例患者以肩痛、活动受限为主要症状,过去统称为肩周炎,目前随着诊断技术水平提高,以往肩周炎涵盖冻结肩、肩峰撞击症、肩袖损伤等,上述疾病病理改变关节囊病变,肩峰下通道狭窄以及冈上肌腱病变等,中医辨证用药总体按肩痹论治。本例初诊患者右肩痛伴右肩上举90°,外展80°,拇指摸脊L_5水平,肩关节活动受限,其中拇指摸脊为魏氏伤科特有肩部活动检查,反映患肩后伸内旋情况。本例辨证为气血不足、肩部筋络痹阻,予圣愈汤加减,方中黄芪、党参、白术、茯苓补益脾气;川芎、当归、丹参活血通络;桑枝、片姜黄、鸡血藤、秦艽、延胡索活血通经活络;伸筋草、白芍、甘草舒筋通络、缓急止痛,合欢皮宁心安神。

二诊肩痛好转,症见苔薄腻,予一诊方加广陈皮、薏苡仁、防己、䗪虫,加强化湿行血通络止痛。

三诊时右肩仍有疼痛,右肩外展、上举活动改善,李飞跃考虑患者病程较长,疼痛有减,但仍存在,本病起因多感受外邪,如风邪外袭等特点,试投以祛风通络调治,方中羌活、海风藤、秦艽祛风通络,川芎、当归、丹参、三七、积雪草、没药、䗪虫、延胡索活血化瘀,海风藤舒筋通络,白芍、甘草缓急止痛。

四诊时患者症状体征均见改善,李飞跃以上述两法交替应用,本例李飞跃治疗肩痹症从祛风活血通络及益气活血通络治疗为主入手,可取得一定疗效。

二、网球肘

案 陈某,男,47岁。

初诊(2012年10月22日)

主诉:右肘外侧酸痛,持物乏力1个月。

现病史:1个月前,无明显诱因右肘外侧酸痛,持物乏力,近日渐渐向前臂放射,屈肘时间过长后不能立即伸直。查体:右肘肿胀不明显,关节伸屈及旋前旋后活动正常,桡侧腕伸肌起点附近有明显压痛。中医诊断:痹病;中医证型:筋络损伤,筋缩作痛。西医诊断:右肱骨外上髁炎。治法:舒筋通络。处方:

手法治疗(五步手法,连做3次)。

外用活络药水,局部外搽,每日2次。

屈肘旋伸法导引。

二诊(2012年10月29日)

患者主诉第一次手法后,局部酸痛加重,临床检查同前,继续给予手法治疗,并局部外贴三七断骨巴布膏。

三诊(2012年11月8日)

经过6次手法以后,患者自觉疼痛已不明显,桡侧腕伸肌起点附近压痛消失。嘱加强导引以减少复发。

【按】肱骨外上髁炎(网球肘)约90%的患者保守治疗有效,有报道,激素治疗可使约40%的患者疼痛得到缓解,5%~10%顽固性网球肘需手术治疗。在临床中,李飞跃秉承魏氏伤科传统治疗方法,认为应该尽量用较为简单,安全的方法进行治疗;尤其适合选用外治法:手法、导引和中药外用。尤其屈肘旋伸法导引,可以让患者自行练习掌握,即达到一定的治疗作用并在一定程度上预防疾病的再次发生。该导引通过腕背伸肌群的主动牵拉锻炼,可以加快肘部肌腱组织的自我修复。患者首诊手法后有局部疼痛,李飞跃认为此乃手法后正常反应,可配合三七断骨巴布膏外贴缓解症状。此外患者的依从性对于此病的预后起着重要作用,因此应反复叮嘱患者减少生活中提物及屈伸肘劳作。

三、腱鞘炎

案1 陈某,女,53岁。

初诊(2009年6月6日)

主诉:左腕疼痛乏力2周。

现病史:患者左腕疼痛乏力2周,否认外伤史。查体:左腕活动无限制,左侧桡骨茎突处略肿,局部压痛明显,握拳尺偏试验阳性,苔脉平。中医诊断:筋痹;中医证型:用力不当成积劳伤筋,气血凝滞。西医诊断:桡骨茎突狭窄性腱鞘炎。治法:舒筋通络,活血止痛。外洗方:

| 当归9g | 伸筋草15g | 红花9g | 五加皮12g | 乳香12g |
| 没药12g | 桑枝9g | 接骨木15g | | |

7剂,水煎,外洗。

并予手法治疗。

二诊(2009 年 6 月 13 日)

经手法,熏洗后疼痛改善,继续中药外洗加强温经散寒止痛,处方:

原方加川乌 9 g、草乌 9 g。

7 剂,水煎。外洗。

继续予以手法治疗。加用活络药水外搽。

三诊(2009 年 6 月 20 日)

患者左腕疼痛明显缓解,基本不影响正常生活。

【按】手指的屈曲动作,均由于屈指肌腱的作用,肌腱外面包绕腱鞘分泌滑液,有利于屈指肌腱的滑动。在中年以后,尤其是女性,劳损等可以致腱鞘增厚,腱鞘腔狭窄,屈指肌腱反复摩擦而增粗,因而使屈肌腱活动时增粗,部分通过狭窄腱鞘部位时发生弹响声音。扳机指或弹响指,均为常见疾病。目前在临床上一般开始时大都采用局部封闭疗法或手术治疗。中医伤科治疗传承传统治疗方法,以手法,外用药物熏洗。李飞跃认为筋粗、筋强、筋缩多属气血痹阻,寒凝阻滞,故用药每以祛风温通、散瘀消积为主。

二诊方中所入川草乌也意在加强祛风寒湿痹。

📷 **案 2**　周某,女,68 岁。

初诊(2014 年 4 月 29 日)

主诉:右腕部疼痛半年,加剧 3 周。

现病史:患者平素家务劳作较多。半年前无特殊诱因下出现右腕部桡侧疼痛,疼痛逐渐加重,曾口服消炎止痛药物,症状未见明显缓解。近 3 周来,由于提过重物,右腕疼痛又有明显加重,穿衣、吃饭均感疼痛,严重影响生活。曾在外院行局部封闭治疗一次,未见好转。又敷贴膏药,亦无缓解。遂就诊专家门诊。有心脏病、高血压病史,无糖尿病史。查体:右腕部外形正常,右腕桡骨茎突处压痛,局部轻度肿胀,腕关节尺侧活动受限伴疼痛。脉细弦,苔薄,舌暗红。中医诊断:筋痹;中医证型:积劳伤筋,气血瘀滞。西医诊断:桡骨茎突狭窄性腱鞘炎。治法:活血化瘀,舒筋止痛。处方:

中药消肿散外敷,每日 1 次,连续 3 日;之后外用中药外洗,方用魏氏伤科四肢洗方,每日 2 次,每周 2 次手法治疗。

二诊（2014 年 5 月 27 日）

患者经外用药物及手法治疗 8 次后,肿胀消失。腕部疼痛减轻,用力提物时有轻度疼痛。已能做开关水龙头、穿衣等日常生活动作。继续予以手法治疗和药物外洗治疗。门诊随访。

三诊（2014 年 6 月 24 日）

患者再经药物外用及手法后,患者症状基本消失。结束治疗。

【按】本病多由于手部经常用力摩擦劳损所致,病情多表现为慢性发作,女性多见。如果有跌扑外伤,应先排除骨与关节损伤。本病药物治疗上,如局部轻度肿胀者,多先外敷消肿散。肿胀消退后,用四肢洗方局部熏洗或配合外搽活络药水。本病手法治疗是魏氏伤科特色疗法。其中向患者腕部尺侧猛然一拉,这是手法的关键,因此,要求在每次第一节手法时,必须拉出响声,才能取得应有的疗效。如果患者疼痛较重,尺偏明显限制,在手法时应先做好第一步手法,使局部充分放松,在第二步紧握患者之手向尺侧猛拉时,可将患者大拇指放开(不要握在掌心内),这样可以减少桡侧拉力,减轻疼痛,有利于拉出响声。当症状好转后,再握手向尺侧猛拉时仍应将拇指握在掌心之内。

本例外用魏氏四肢洗方重在活血祛风,理筋通络;外擦活络药水则在行筋散结。外用洗剂湿热熏洗之后配合药水外擦,可使筋缩得伸,筋络灵活。

四、腱鞘囊肿

案 1 周某,女,42 岁。

初诊（2008 年 10 月 4 日）

主诉:发现左足背肿块 1 个月。

现病史:患者因踝关节陈旧扭伤住院治疗,在住院期间内检查发现左足背第 3 跖骨基底部有一大小约 1.5 cm×1 cm 肿块。查体:左踝关节活动正常,左足背局部半圆形肿块,质韧,按之轻度胀痛。中医诊断:筋结;中医证型:用力劳损,筋结成块。西医诊断:左足背腱鞘囊肿。处方:

手法治疗,推按后患者略觉酸痛,肿块立即消失。

给以活络药水 1 瓶,局部外擦,每日 2 次。

【按】临床对于腱鞘囊肿有多种治疗方法,如外用药物贴敷、封闭注射、小针刀、手术等,但腱鞘囊肿易于复发。李飞跃治疗腱鞘囊肿主要以手法挤压消散囊肿。当腱鞘囊肿推散后,应嘱咐患者每日早晚两次,用大拇指对囊肿部位做自我按摩,必须在较长时间内坚持,否则较易复发。此外有的腱鞘囊肿,外形不大,但内通关节,手法不易推散可以考虑手术治疗。活络药水是魏氏伤科特色外涂药水,为多种中药放入大缸之内,再放入优级高粱酒和米醋,浸泡360日而成,具有舒筋活血、壮筋散结、温经活络作用,临床应用有效方便。

案2 徐某,男,40岁。

初诊(2013年10月29日)

主诉:右腕背侧发现肿块2月余。

现病史:右腕背部于2个月前发现有肿块,当时无明显疼痛。未作特别处理。肿块逐渐增大,局部略有疼痛,腕部活动时出现。曾就诊外院,诊断为腱鞘囊肿,建议其手术治疗,患者对手术有顾虑。今就诊本科专家门诊。追问病史,平时操作电脑工作较多。查体:右腕部活动正常,腕背中央处可见一大小约22 cm大小的肿块。质地中等,边界清,与皮肤无粘连。肿块局部轻压痛。舌淡红,苔薄,脉平。辅助检查:外院B超提示:腱鞘囊肿。中医诊断:筋结;中医证型:用力劳损,筋结成块。西医诊断:腱鞘囊肿。处方:

手法治疗。

手法后局部略有肿胀,予以消肿散3张,1张外敷囊肿处,每日1次,每次12小时左右。

二诊(2013年10月31日)

患者诉局部无明显疼痛感觉,查体局部无明显肿胀,腕部活动良好。予以活络药水2瓶,外擦。

三诊(2013年11月21日)

患者腕部活动良好。局部肿块未见复起,局部无红肿,无压痛。

嘱咐患者避免腕关节的过度劳损。

【按】腱鞘囊肿是在关节或腱鞘附近发生的囊性肿物,囊腔多为单房,也有多房者。最多见于腕背,其次是腕掌、手掌、足背,膝关节两侧及腘窝亦可发生。本病多为劳累或外伤,引起腱鞘薄弱处和腱鞘内的滑液增多后发生积聚形成囊性隆起。一般认为与长期过度劳损有关。西医骨科常采用手术切除,但易复发,并且遗留瘢痕,影响美观。李飞跃治疗主要采用手法挤压,挤破囊壁,并运用消肿散外敷加压包扎。所用消肿散以芙蓉叶、赤小豆等组方,有活血消肿、清热止痛之功效,消肿作用良好。应用2~3日后,予活络药水局部外擦。活络药水组方:三七、川乌、地龙、䗪虫、羌活、马兰花、海桐皮、伸筋草、汉防己、红花、鹿筋、当归、乳香、没药等数十味药物组成。有舒筋活血,散结止痛之功效。但对较坚韧的腱鞘囊肿,手法治疗无效的,且患者治疗意愿强烈的,可以手术切除。

五、腕管综合征

🩺 **案** 梁某,女,66岁。

初诊(2018年3月13日)

主诉:双手麻木2周,左侧明显。

现病史:无明显颈痛及上臂痛,曾经外院肌电图示:双侧正中神经腕部受压之电生理改变。查体:颈椎活动可,双侧压颈试验阴性,霍夫曼试验阴性。左示指末节皮肤感觉减退,左腕关节掌侧正中神经叩击试验阳性。苔薄,舌略暗,脉细。中医诊断:痹病;中医证型:腕部经行失畅,气血瘀滞。西医诊断:腕管综合征。处方:

神经妥乐平1盒,每日3次,每次1片。

消肿散14张,每日1张,每晚外贴腕部正中掌侧,次日晨去除。

二诊(2018年3月27日)

左手指麻好转,予消肿散14张。神经妥乐平继用。

三诊(2018年5月8日)

左手指麻木反复,晚间时有左手示中指麻胀不适明显,需甩手后缓解症状。上月外院行手术治疗,现术后3周余。左拇指仍有麻木,程度减轻。处方:

四肢洗方1盒外洗;三七巴布膏2盒外贴腕部;甲钴胺片3盒,每日3次,每次1片,口服。

四诊(2018年6月5日)

左腕管综合征术后,仍时有左手胀麻。脉细,苔薄腻,舌质略暗。证属腕

部神经卡压术后,气血运行不利。治以益气健脾,养血通络。内服方:

黄芪 15 g　　白术 12 g　　山药 9 g　　茯苓 12 g　　薏苡仁 15 g

陈皮 5 g　　川芎 9 g　　当归 9 g　　伸筋草 15 g　　鸡血藤 15 g

白芍 12 g　　甘草 3 g　　䗪虫 9 g

7 剂,水煎服。

甲钴胺片 2 盒,每日 3 次,每次 1 片口服。

建议理疗。

四肢洗方 2 盒,每日 1 包,温水冲泡,外洗腕掌侧。

消肿散 14 张(用法同前)。

五诊(2018 年 6 月 26 日)

左腕管综合征术后,手指麻胀经治疗好转,夜间有时胀麻。处方:

神经妥乐平静脉滴注;甲钴胺 2 盒;消肿散 7 张(用法同前)。

六诊(2018 年 7 月 24 日)

术后 3 个月左右,左手麻已见好转。处理:新维生素 B_1 片 1 瓶,每日 3 次,每次 1 片口服;外用洗方外洗,舒筋活血通络。内服方:

伸筋草 15 g　　透骨草 12 g　　紫荆皮 12 g　　海桐皮 12 g　　五加皮 12 g

当归 9 g　　积雪草 15 g　　接骨木 12 g　　路路通 12 g　　徐长卿 15 g

14 剂,水煎服。

煎水外洗,腕部掌侧,每日 1～2 次,1 剂药用 1 日。

七诊(2018 年 8 月 7 日)

述左腕仍有胀麻,左腕手术部位轻度肿胀。处方:

再拟原法出入,酌情清热消肿,予上方加芙蓉叶 15 g,外用。

八诊(2018 年 8 月 21 日)

左腕管综合征术后 4 个月左右,左腕有时酸胀麻木不适,左腕掌侧手术切口部轻度肿胀。再拟化瘀消肿通经。外洗方:

上方加萆薢 12 g、泽兰叶 15 g。

7 剂,水煎外用,用法同前。

同时予消肿散改良剂型复方芙蓉叶巴布膏(样品)试贴。

九诊(2018 年 9 月 4 日)

病史同前,上次应用复方芙蓉叶巴布膏后症状改善,左手麻木有好转。处

理:原法有效,继续巩固。处方:

前方外洗 7 剂,煎服;复方芙蓉叶巴布膏外用。

十诊(2018 年 9 月 18 日)

左手指麻木好转。症见好转,加强通络。外洗方:

上方加桑枝 12 g。

7 剂,水煎外用。

新维生素 B_1 片 1 瓶,每日 3 次,每次 1 片,口服。

十一诊(2018 年 10 月 16 日)

左腕管综合征术后半年,仍有左示、中指麻木。经中药外洗为主治疗,麻木程度有减轻。查体:左腕关节活动可,左示指末节皮肤感觉尚可。再舒筋活血通络外治。外洗方:

伸筋草 15 g	透骨草 12 g	紫荆皮 12 g	浙桐皮 12 g	积雪草 15 g
接骨木 15 g	泽兰 15 g	路路通 12 g	徐长卿 15 g	绵草藓 12 g

7 剂,水煎外洗。

甲钴胺 2 盒。

【按】腕管综合征因腕部劳损,局部腕管内压力增高压迫正中神经,产生手指"三指半"感觉异常甚至功能障碍。临床治疗多以消肿、消炎、营养神经、理疗等保守治疗为初期治疗方案,严重者手术解压治疗。临床检查以肌电图为主。此例患者双手麻木,初诊以西药神经妥乐平营养神经,消肿散消肿解压。

二诊麻木好转,原治不动继用。

三诊时因患者左手麻木较重,予手术治疗,但患者术后症状仍存,再次求诊中医治疗。考虑术后 3 周左右,先予四肢洗方舒筋通络,三七巴布膏愈伤消肿,甲钴胺营养神经。

四诊患者症状缓解不明显,究其因,结合舌脉,考虑术后气血运行不利,予补通。

五诊至诊疗结束,以外洗方为主,先后施以行筋活血,化瘀通络消肿之方外洗治疗及配合营养神经药物、消肿药膏外敷。总体患者术后手指麻木缓解,影响家务及日常生活情况改善。

第四节　下肢慢性筋伤

🧳 **案 1**　任某,男,42 岁。

初诊(2018 年 6 月 26 日)

主诉:右髋痛半个月。

现病史:无明确外伤史,右髋前侧,大腿后上部疼痛。外院髋关节 MRI 示:盂唇撞伤,髋臼撞击征可能。曾行手法及中药热敷治疗,症状略有改善。1 周前有髋痛复有加重。查体:行走活动步态正常,双髋关节活动无明显受限,右髋下蹲略有受限伴疼痛,右髋关节前侧腹股沟下方压痛轻度,右髋屈曲内收活动可,伴轻度疼痛,右髋"4"字试验阴性。舌体略胖、苔薄、脉细。中医诊断:痹病;中医证型:气血亏虚证。西医诊断:右髋关节撞击综合征。治法:益气理血,舒筋通络。内服方:

黄芪 15 g	党参 15 g	川芎 9 g	当归 9 g	生地 12 g
熟地 12 g	茯苓 12 g	柴胡 9 g	伸筋草 15 g	透骨草 12 g
蟅虫 9 g	路路通 9 g	接骨木 15 g	络石藤 18 g	白芍 12 g
甘草 3 g				

7 剂,水煎服。

蒸敷方 5 包,外用。

避免剧烈活动。

二诊(2018 年 7 月 10 日)

右髋关节痛明显好转,苔脉同前。原治有效,加强和血荣筋,上方出入。处方:

上方去蟅虫、路路通、接骨木,加丹参 9 g。

7 剂,水煎服。

蒸敷方 5 包外用,用法同前。

【按】年轻患者以髋前疼痛,下蹲受限伴疼痛,要考虑髋臼撞击症。病变较轻,症状不重,对日常生活影响不大或初发,多采取非手术治疗。

本例患者发病病史较短,李飞跃结合临床检查体征及影像资料,首先明确诊断为髋臼撞击症,治疗则以中医辨证,依其舌苔脉辨证为气血不足,髋髂筋骨失养,经络痹阻。初诊益气活血、舒筋通络,外治采用蒸敷方局部外敷促进疼痛缓解。

二诊时患者症状得到明显减轻,李飞跃削减了舒筋活络药物的运用,加用丹参其意在活血化瘀荣筋。丹参走血分,通血脉。"一味丹参,功同四物"。血络经通,受损筋骨得以气血濡养,功能得康健。本病治疗同时李飞跃强调外用蒸敷方应用。外用蒸敷方直接作用病变部位,可起到较好疗效。

案 2 俞某,女,47 岁。

初诊(2009 年 10 月 15 日)

主诉:左膝酸痛不适 2 年。

现病史:患者于 2 年前无明显诱因下出现左膝关节酸痛肿胀不适,并伴有行走无力症状。主诉症状时轻时重,胃纳差,二便可。查体:左膝活动无明显受限,皮温正常,左膝浮髌试验阳性,膝关节周围无固定压痛点,脉细,苔薄腻。外院 X 线片(左膝)示:轻度退变。中医诊断:膝痹;中医证型:脾虚湿滞,经络痹阻。西医诊断:膝关节退变伴滑膜炎。治法:健脾化湿,消肿止痛。内服方:

白术 12 g	云苓 12 g	川朴 6 g	薏苡仁 15 g	川牛膝 9 g
赤小豆 9 g	川地龙 9 g	延胡索 9 g	白芍 9 g	䗪虫 6 g
平地木 9 g	甘草 3 g			

14 剂,水煎服。每日 1 剂,分 2 次服。

威利坦 1 瓶,每日 2 次,每次 2 片,口服。

二诊(2009 年 10 月 29 日)

左膝酸痛有缓解,仍感无力。检查:浮髌试验弱阳性,苔薄腻,脉细。再前法出入,加强补肾强筋。内服方:

上方加楮实子 12 g、千年健 15 g。

14 剂,水煎服,每日 1 剂,分 2 次服。

局部外敷消肿散,每日 1 张,1 张用 12 小时。

三诊(2009 年 11 月 19 日)

患者症状缓解,左膝关节有时酸楚,乏力。检查:左膝关节无肿胀,活动可,左胫骨内侧髁轻度压痛。治法:舒筋活血,祛风通络。外用洗方局部熏

洗,处方:

伸筋草 15 g　　川断 15 g　　川牛膝 12 g　　紫荆皮 12 g　　海桐皮 12 g

乳香 12 g　　　没药 12 g　　香加皮 12 g　　刘寄奴 12 g　　威灵仙 12 g

老鹳草 15 g

7 剂,水煎服。

熏洗患处,每 1 剂可用 2~3 日,每日敷洗 2~3 次。

内服壮筋片 2 瓶,每日 3 次,每次 3 片,口服;葡立胶囊 2 瓶,每日 3 次,每次 1 粒,口服。

四诊(2009 年 12 月 2 日)

诉左膝近日酸痛。检查:右膝活动可,浮髌试验弱阳性,舌淡苔薄,舌质偏干,脉细。证属肝肾亏虚,经络失养。方拟补益肝肾,壮筋通络。处方:

杜仲 9 g　　　桑寄生 9 g　　川断 9 g　　　山茱萸 9 g　　骨碎补 12 g

生地 12 g　　　熟地 12 g　　川芎 9 g　　　当归 9 g　　　女贞子 9 g

川牛膝 9 g　　怀牛膝 9 g　　䗪虫 6 g　　　千年健 15 g　　楮实子 12 g

白芍 12 g　　　甘草 3 g

7 剂,水煎服。每日 1 剂,分 2 次服,并局部外敷消肿散。

五诊(2009 年 12 月 24 日)

诉症状好转,仍有左膝酸楚。脉细,苔薄,舌偏淡。再前法出入,处方:

上方加独活 9 g、淫羊藿 9 g。

14 剂,水煎服,每日 1 剂,分 2 次服。

再用外用洗方局部敷洗,处方:

伸筋草 15 g　　透骨草 12 g　　接骨木 15 g　　川红花 9 g　　　桂枝 12 g

络石藤 12 g　　泽兰叶 12 g　　苏木 9 g　　　威灵仙 12 g

7 剂,水煎。

熏洗患处,每 1 剂可用 2~3 日,每日敷洗 2~3 次。

随访

1 个月后患者诸症已除,行走自如,正常工作。嘱适当行走锻炼,忌劳累,避风寒。

【按】本例初起膝部酸痛,浮髌试验阳性,苔薄腻,先予化湿消肿,配合消肿散外敷。

三诊肿胀减轻,膝部酸痛则配合外洗中药应用。

四诊病程迁延,脉细苔薄,症状酸痛,投以补益肝肾、壮筋通络调治。滑膜炎症情多有反复,临床检查浮髌试验是判断滑膜渗出情况的重要指标。

案 3 蔡某,男,77 岁。

初诊(2011 年 3 月 3 日)

主诉:右膝关节肿痛不适多年加重 2 个月。

现病史:患者原有膝骨关节炎史。右膝行走酸痛,本次因右膝肿胀,上下楼梯不便,疼痛 2 个月前来就诊。2 个月前无外伤。查体:右膝髌上囊轻度肿胀。浮髌试验阴性。右膝外侧间隙压痛,右膝伸屈基本正常。舌质略红苔腻,脉数小滑。2011 年 1 月右膝 X 线片提示:髁间隆突轻度增生,右膝退行性骨关节炎,膝关节软组织肿胀。中医诊断:膝痹;中医证型:痰湿内蕴,筋络痹阻。西医诊断:右膝退行性骨关节炎。治法:燥湿,消肿,止痛。内服方:

苍术 12 g	白术 12 g	薏苡仁 15 g	厚朴 6 g	云苓 12 g
木瓜 6 g	砂仁 3 g(后下)	丹参 9 g	川地龙 9 g	汉防己 12 g
䗪虫 6 g	络石藤 9 g	川牛膝 9 g	延胡索 9 g	积雪草 9 g
甘草 3 g				

7 剂,水煎服。每日 1 剂。

并予以三七断骨巴布膏 2 盒,1～2 片敷贴于患处。

二诊(2011 年 3 月 10 日)

右膝疼痛无明显好转,右膝上次用药后外用巴布膏皮肤过敏皮疹。髌上囊肿胀好转。脉细,苔腻略黄,舌质暗。加强祛湿消肿,活血止痛。内服方:

上方去砂仁,加泽泻 9 g、蚕砂 9 g(包)、威灵仙 12 g、参三七粉 3 g(冲服)。

7 剂,水煎服。每日 1 剂。

三诊(2011 年 3 月 17 日)

患者经治疗后症状好转。自觉起身时右膝稍疼痛,活动后疼痛消失。右膝髌上囊肿胀明显改善。苔黄腻,脉细。证属湿热阻滞经络。方拟清热化湿,活血通络止痛。内服方:

知母 9 g	黄柏 9 g	薏苡仁 15 g	土茯苓 12 g	川朴 6 g

川牛膝9g	泽泻9g	蚕沙9g(包)	川芎6g	当归9g
丹参9g	参三七粉3g(冲服)		虎杖9g	平地木9g
汉防己12g	延胡索9g	甘草3g		

7剂,水煎服。每日1剂。

随访

患者1个月后膝部肿胀现象明显改善,疼痛缓解,活动自如,不影响正常生活。

【按】膝骨关节炎是最常见的一种慢性、进展性膝关节疾病。其病理特点主要为膝关节软骨变性及软骨下骨骨质病变。其常见体征为关节疼痛、僵硬和功能障碍等。中医学认为本病的主要发生与肝肾亏虚,感受风寒湿邪和慢性劳损有关。魏氏伤科认为人至中年以后,肝肾渐亏,精血不足,骨节失养,膝部经脉不通,劳损瘀阻,复因兼受风寒湿邪侵袭,经络气血痹阻或瘀血阻滞,痰瘀凝滞骨节所致。李飞跃依据魏氏伤科对本病病机认识,首辨虚实,以补虚泻实,辨证施治。本病例初诊膝部肿痛,苔腻,予祛痰湿、行气血、消肿痛。

二诊苔腻略黄,湿热征象初现,适时施以泽泻、蚕沙。

三诊疼痛患者,但苔黄腻,提示湿热内蕴、阻滞经络。李飞跃即投以清热化湿消肿之品,如知母、黄柏、薏苡仁、土茯苓、虎杖、平地木等。故本例总体以湿热内蕴、湿热阻络为主,当以清湿为主,配合行气血、通经络。

案4 赵某,女,75岁。

初诊(2017年12月5日)

主诉:右膝关节疼痛不适3个月。

现病史:患者自述3个月前无明显诱因下出现右膝关节疼痛不适,疼痛症状尤以上下楼梯时症状明显,行走困难。曾在外院予以中草药治疗,改善不明显,近日疼痛明显。2017年8月外院膝关节MRI示:右膝关节退行性变,右膝内侧半月板变性。查体:右膝关节肿胀,伸屈活动受限,右膝外侧间隙及内侧胫骨髁压痛,右膝关节浮髌试验弱阳性。舌质淡,苔薄,脉细。中医诊断:膝痹;中医证型:肝肾不足,气血亏虚,筋络痹阻。西医诊断:半月板变性,膝骨关节炎伴滑膜炎。治法:先行消肿止痛。处方:

复查膝关节 MRI 动态观察半月板损伤变化。

消肿散 7 剂。外贴,每日 1 次,每次 1 剂,每贴 12 小时。

美洛昔康 1 盒,口服,每日 1 次,每次 1 片。

二诊(2017 年 12 月 26 日)

病史同前,右膝关节疼症状较前稍有好转,右膝关节 MRI 示:右膝髌骨及股骨内髁软骨下低信号,半月板变性 II°。查体:右膝关节肿胀,伸屈活动仍有受限,右膝内测麦氏体征阴性。舌质略红,苔薄腻,脉细。证属膝骱退变,气血瘀滞。治拟活血消肿止痛。内服方:

生地 12 g	赤芍 9 g	丹皮 6 g	丹参 9 g	川牛膝 9 g
延胡索 9 g	积雪草 15 g	三七 6 g	虎杖 9 g	赤小豆 9 g
丝瓜络 9 g	甘草 3 g			

7 剂,水煎服。

消肿散 7 剂,用法同前。

三诊(2018 年 1 月 9 日)

右膝关节疼痛症状较前略好转,右膝肿胀好转,右膝伸屈活动仍轻度受限,苔脉同前。今起试用中药外洗,逐瘀舒筋通络止痛。处方:

威利坦 1 盒,口服,每日 2 次,每次 2 片;消肿散 7 剂,用法同前。

痹通洗方加紫荆皮 12 g、接骨木 15 g、泽兰叶 15 g。7 剂,煎水外洗,每日 2 次,每次熏洗 30 分钟左右,每剂药连用 2 日。

塞来昔布 1 盒,口服,每日 1 次,每次 1 片。

四诊(2018 年 1 月 23 日)

右膝关节疼痛时有反复,右膝伸直轻度受限,屈曲活动改善,右小腿轻度肿胀,舌质偏红,苔薄,脉细。证属瘀滞阻络,膝骱痹阻。治拟祛痹,消肿止痛。处方:

积雪草 15 g	生地 12 g	丹皮 6 g	川芎 6 g	川牛膝 9 g
三七 6 g	忍冬藤 9 g	赤芍 9 g	平地木 15 g	赤小豆 9 g
虎杖 9 g	丝瓜络 9 g	延胡索 9 g	甘草 3 g	

7 剂,水煎服。

三七巴布膏 2 盒,每日 1 次,每次 1 贴,每贴 12 小时,每张膏药用 2 日。

停用塞来昔布。

五诊(2018 年 1 月 30 日)

病症同前,未见明显加重,舌红,苔薄黄,脉细数。症状未见加重,苔脉同前。

继前方应用,原方 7 剂。

六诊(2018 年 2 月 6 日)

右膝仍有疼痛,查体:右膝伸直 10°,屈曲 90°,内侧间隙压痛(+),舌偏暗,苔薄,脉细。予加强行血化瘀止痛。处方:

消肿散 7 剂,用法同前。

内服方:

上方加䗪虫 6 g、丹参 9 g。

7 剂,水煎服。

七诊(2018 年 3 月 6 日)

右膝疼痛好转,右膝关节伸直受限约 10°,屈曲部分受限 100°~120°,右小腿肿胀得减。舌偏红,苔薄。处方:

手法治疗。

痹通洗方加紫荆皮 12 g、虎杖 9 g、芙蓉叶 15 g、金银花 15 g。

7 剂,煎服。煎水外洗,每日 2 次,每次熏洗 30 分钟左右,每剂药连用 2 日。

八诊(2018 年 6 月 5 日)

上次治疗后症状好转,近来停药后症状反复,多行后仍感右膝疼痛。查体:右膝髌上囊轻度肿胀肥厚,右膝浮髌试验阴性,右膝关节伸屈活动轻度受限,右小腿轻度肿胀。舌偏暗,苔薄腻、脉细。证属膝痹日久正虚瘀滞,湿热凝结,经络壅阻。治拟益气化瘀,祛湿消肿止痛。处方:

黄芪 15 g	川芎 9 g	当归 9 g	三七 6 g	丹参 9 g
川牛膝 9 g	积雪草 15 g	徐长卿 9 g	延胡索 9 g	䗪虫 9 g
生地 12 g	丹皮 6 g	虎杖 9 g	忍冬藤 15 g	丝瓜络 9 g
赤芍 9 g	甘草 3 g			

14 剂,水煎服。头二煎内服,药渣煎水外洗患膝。

消肿散 7 剂,用法同前。

九诊(2018 年 6 月 26 日)

用药后右膝痛缓解。查体:右膝关节伸直约 5°,右膝关节屈膝约 120°,右

小腿轻度肿胀,舌略红,苔薄、脉细。转投清热解表消肿止痛试之。处方:

生地 12 g	川芎 6 g	当归 9 g	丹皮 6 g	三七 6 g
怀牛膝 9 g	䗪虫 9 g	积雪草 15 g	川草薢 6 g	赤小豆 15 g
芙蓉叶 15 g	丝瓜络 9 g	忍冬藤 15 g	虎杖 9 g	甘草 3 g

7 剂,水煎服。

头二煎内服,药渣煎水外洗患膝。

十诊(2018 年 7 月 10 日)

右膝疼痛时轻时重,右膝伸直 5°,屈曲 90°～100°,主诉近来时有腰酸无力伴膝部酸楚,舌质略暗,苔薄、脉细。考虑患者高龄肝肾亏虚,病程较久,瘀血阻络。治拟补益肝肾气血,祛瘀通痹止痛。处方:

杜仲 12 g	独活 9 g	桑寄生 9 g	党参 15 g	川芎 9 g
白芍 12 g	当归 9 g	茯苓 12 g	肉桂 6 g	川牛膝 9 g
怀牛膝 9 g	丹参 9 g	三七 6 g	䗪虫 9 g	虎杖 9 g
细辛 6 g	平地木 12 g	延胡索 9 g	甘草 3 g	

7 剂,水煎服。头二煎内服,药渣煎水外洗患膝。

十一诊(2018 年 7 月 24 日)

用药后右膝仍有疼痛,右膝活动轻度受限,右膝关节髌上囊肥厚肿胀,舌偏暗红,苔薄脉细小数。拟清热解毒消肿。外洗方:

积雪草 15 g	伸筋草 15 g	透骨草 12 g	紫荆皮 12 g	海桐皮 12 g
没药 12 g	露蜂房 9 g	芙蓉叶 15 g	半边莲 15 g	忍冬藤 15 g

7 剂,水煎外洗,每日 2 次,每剂药连用 2 日。

十二诊(2018 年 8 月 7 日)

近日右膝疼痛好转,久行后仍感右膝关节隐痛。查体:右膝活动改善,右髌上囊及膝关节滑膜肥厚。原治有效,继进为治。外洗方:

前外用洗方加木芙蓉叶 15 g、徐长卿 15 g。7 剂,水煎外洗,用法同前。

十三诊(2018 年 8 月 21 日)

右膝疼痛已减轻,苔脉同前。患者疼痛已有好转,考虑慢性膝骨关节炎伴滑膜炎,瘀滞日久加之湿浊兼阻,久则成疾,痰瘀互结,膝骱痹阻,难以速治求效,拟继外治。酌予活血通络。外洗方:

上方加泽兰叶 15 g、丝瓜络 7 g。

7 剂,水煎外洗,用法同前。外洗缓治求效。

【按】此例膝关节退行性骨关节炎伴滑膜炎患者,反复膝关节肿痛,病情迁延,多反复。针对这类患者,李飞跃常中西医配合治疗。尤其急性肿痛症状明显时,配合非甾体消炎止痛药等短期应用。而中医治疗又突出内外合治,其中外敷魏氏消肿散对肿胀疼痛明显者常予应用,取其清热凉血、消肿止痛之力。但对膝关节退变滑膜炎,尤其是慢性滑膜炎症改变以肥厚型为主,局部皮温不高的后期患者,选用以清热消肿为特长的魏氏消肿散则疗效不一般。本例药以化瘀活血、祛湿消肿止痛为主,参以扶正补肝肾气血或清热解毒消肿等应用,其中针对滑膜肿胀,特别是局部肿痛明显或伴皮温增高或略高者,常用清热解毒消肿之虎杖、忍冬藤、赤小豆等,方中丝瓜络功善通利经络,临床小腿肿胀等多每用之。方中徐长卿一味,辛、温,其除祛风止痛外,解毒消肿尤为其长,内服外用均可。

本例三诊用痹通洗方,其为李飞跃膝痹常用方剂,方中伸筋草一味为魏氏伤科常用药物,又名宽筋藤,其性味苦、辛、性平,入肝、脾、肾经。《植物名实图考》云其"为调和筋骨之药",善于舒筋活血,祛风止痛,除湿消肿。透骨草,味辛、性温,入肝、肾两经,有祛风湿、活血止痛的功效。与伸筋草合用,一平一温,除了能舒筋活血消肿之外,又加强了散瘀止痛功效。此两味为君药。积雪草,又名落得打,味苦、辛,性寒。《纲目拾遗》:"清热利湿,活血止痛,解毒消肿,利水。"海桐皮,性苦、辛,味平,归肝、脾经。有祛风除湿,舒筋通络,杀虫止痒之功。《本经逢原》:"此药能行经络,达病所。治风湿,腰腿不遂,血脉顽痹,腿膝疼痛。"五加皮,又称南五加皮、香加皮,性辛、苦,味微温,入肝、肾经。有祛风湿,补肝肾,强筋骨,活血脉的功效。《医林纂要》:"健骨,补肝,燥湿,行水,活骨舒筋,为治风痹、湿痹良药。"《本草正》:"除风湿,行血脉。"上述诸药共奏逐痹,舒筋通络,活血止痛之功。然对膝痹痰瘀凝结,关节囊肥厚,膝骱肿痛日久反复者,痹通洗方其力尚感不足。本例李飞跃试以清热解毒消肿为治疗。外洗方中所用露蜂房、半边莲,前者攻毒消肿止痛,《本草证言》记载该药"治风痹肿痛",现代药理研究提示该药有良好的抗炎、镇痛作用;后者半边莲,辛、平,功专利水消肿解毒。李飞跃临床上述二药主要用于膝痹日久,关节肿痛,屡治不愈,滑膜反复炎性改变及疼痛患者。

➕ **案 5** 张某,女,64 岁。

初诊(2017 年 12 月 26 日)

主诉:左膝痛,行走跛行 1 年。

病史:患者于 1 年前左膝疼痛,行走活动跛行,休息后症状无缓解,无外伤。查体:左膝活动可,浮髌试验弱阳性,髌股关节压痛阳性,抗阻试验阳性,内侧间隙压痛不明显,左股四头肌轻度萎缩。舌淡红、苔薄,脉细。辅助检查:MRI 示:股骨及胫骨髁有部分信号改变,髌骨下皱襞增生。中医诊断:膝痹;中医证型:肝肾亏虚,气血痹阻。西医诊断:髌股关节炎,滑膜皱襞综合征可能。治法:补益肝肾,活血通络止痛。处方:

建议保守治疗。予消肿散 7 剂外敷,每日 1 剂。

内服方:

杜仲 12 g	川断 9 g	桑寄生 9 g	山茱萸 12 g	菟丝子 9 g
淫羊藿 9 g	补骨脂 9 g	山药 9 g	茯苓 12 g	白术 12 g
川牛膝 9 g	怀牛膝 9 g	三七 6 g	延胡索 9 g	当归 9 g
川芎 6 g	鸡血藤 15 g	甘草 3 g	白芍 9 g	

7 剂,水煎服。

加强股四头肌锻炼。

二诊(2018 年 1 月 2 日)

病史同前,行走痛已不明显。上下楼梯有症状,浮髌试验阴性,舌略红,苔薄,脉细。处方:

予壮筋片 2 瓶,每日 3 次,每次 3 片,口服;三七断骨巴布膏 2 盒,1～2 片外贴,每日 1 次。

【按】本患者老年膝痛,髌股关节压痛,加压抗阻力试验阳性,MRI 显示髌骨下皱襞增生,临床髌股关节炎,滑膜皱襞综合征可能。但临床后者系为膝内侧痛,膝关节活动时可有髌骨异常抖动,而本例患者此症状体征不明显。中医治疗辨证考虑患者老年女性,脉细,舌苔平,证属肝肾不足,气血痹阻,治以补益肝肾、活血通络止痛为主。方中杜仲、川断、桑寄生、山茱萸、菟丝子、淫羊藿、补骨脂、川牛膝、怀牛膝均补益肝肾,三七、当归、川芎、鸡血藤活血通络止痛,延胡索理气止痛。魏氏伤科名言"治伤勿忘健脾配""肝肾为重,调摄脾胃",补益肝肾,合益胃健脾,方中白术、山药、茯苓、甘草健脾益胃,是脾胃之气得养,运化有常,水谷精气不断充养肾中精气,以后天养先天,促进疾病更快恢复。以四物汤加减,加三七、延胡索行血止痛,鸡血藤活血养血舒筋,流利经脉。

案6 陈某,男,45 岁。

初诊(2009 年 7 月 16 日)

主诉:左踝肿胀疼痛 1 月余。

现病史:左踝关节骨折手术后 1 月半,左踝肿胀,活动受限。查体:左内外踝肿胀、压痛,踝活动背伸、趾屈受限。中医诊断:筋伤;中医证型:筋络损伤,血瘀经脉,关节不利。西医诊断:外侧韧带损伤。治法:滑利关节,温经通络,活血祛风。外洗方:

伸筋草 12 g	川牛膝 9 g	老鹳草 12 g	海桐皮 12 g	桑寄生 9 g
川木瓜 9 g	川羌活 9 g	川当归 9 g	泽兰叶 12 g	乳香 12 g
没药 12 g				

7 剂。将药物放入锅内加满水煮沸,熏洗患处,每日 2 次,每次 30 分钟,一剂可用 2 日。并间隙使用断骨膏局部外敷,威利坦口服。

二诊(2009 年 7 月 30 日)

患者左踝仍有肿痛,另述有左踇趾、小趾痛。检查:左踇趾指关节及小趾指间关节压痛,左踝活动限制,内外踝仍有压痛。继前法治疗,外洗方:

上外洗方加红花 12 g、川萆薢 12 g、骨碎补 12 g。

7 剂,熏洗患处,并用断骨膏局部外敷。

口服当归续骨汤及威利坦。

三诊(2009 年 9 月 17 日)

患者自述左踝肿痛明显好转。检查:左踝肿胀有消退。前法有效,继进以治。

外洗方 14 剂,熏洗患处,开始配合手法治疗,并间隔只用痛立克局部外用。门诊随访,按时接受手法治疗。

四诊(2009 年 10 月 29 日)

患者行走步态好转,继续予以手法治疗,处方:

原外洗方去川红花,加西红花 2 g。

7 剂,熏洗患处,并以断骨膏配合使用,患处外用活络药水擦拭。

五诊(2009 年 11 月 26 日)

患者自述左踝活动明显好转,行走疼痛减轻。处方:

前外洗方去乳香、没药,加老鹤草 15 g。

7 剂,熏洗患处,配合手法治疗。

六诊(2009 年 12 月 10 日)

患者自述左踝活动好转,行走已无跛行,处方:

前外洗方加泽兰叶 15 g、苏木 15 g。

7 剂,熏洗患处,配合手法治疗,活络药水局部患处擦拭。

随访

两周后患者左踝肿痛基本消失,行走活动正常。嘱适当行走锻炼,忌劳累。

【按】腕、踝关节附近的骨折,由于关节构成复杂,在长期固定之后,经常出现骨折愈合后关节的粘连,影响关节功能,严重降低患者的生活质量。但是对于骨折后关节的粘连,治疗上疗效一般不太理想。

李飞跃采取手法配合中药外洗的方法治疗腕、踝骨折后关节粘连,临床上取得较好的疗效。手法:用拇指在关节周围进行放松理筋,等充分放松之后,握住患肢远端进行牵引,同时先后进行关节的旋转、屈伸以及侧偏活动,开始手法应该较为轻柔,逐渐加大活动的范围,等关节活动开后,在各个方向的极限位置,用轻快的手法迅速地将关节超限拉伸,这是帮助增加粘连关节活动度重要一步,但是要注意不能用暴力强行扳拉,以免造成伤害。

外治药物常用的是熏洗方治疗,踝洗方是在魏氏伤科验方四肢洗方基础上加减而成,煎汤外洗活血化瘀、松粘活络,主要用于陈旧性踝关节损伤,肿痛不消,关节粘连,功能受限者。此乃瘀血未尽,或兼夹风寒湿邪,以至于筋络阻滞不通。此方主要功能是活血化瘀、松粘活络。伸筋草、当归、泽兰、牛膝以活血化瘀,老鹤草、海桐皮、桑寄生、川木瓜、川羌活祛风散寒,舒筋通络。本方的特点就是所用化瘀药都较为平和,是因为瘀血是已去大部,是余邪未尽,不宜峻药重剂。而用较多的祛风湿药,是因"风寒湿三气杂至,合而为痹",此乃风寒湿与瘀血相合。祛风药本就有辛散、走窜、宣通之性,不但能开启玄府腠理、发汗解表,而且还有开通经络窍道、开发郁结闭塞之功,能疏通各种瘀滞而使脉道通利,最适合陈旧损伤。

案7　刘某,男,35岁。

初诊(2015年4月12日)

主诉:右外踝扭伤疼痛1日。

现病史:1日前,不慎扭伤,右外踝青紫肿胀疼痛,跛行。查体:右外踝轻度肿胀、青紫,距腓前韧带压痛明显,被动内翻疼痛加重,关节活动尚可,无纵叩痛、挤压痛,舌淡苔白,脉弦细。辅助检查:踝关节X线片显示:右外踝软组织肿胀,未见骨折脱位。中医诊断:筋伤。中医证型:瘀血阻络,筋失其位。西医诊断:踝关节扭伤。治法:活血消肿,活络顺筋。处方:

四物止痛汤1瓶,口服,每日两次,每次20 ml。

消肿散3剂,外敷。

作踝关节急性扭伤手法,推散血肿,手法后、踝关节肿胀疼痛明显减轻。

随访

1周后,患者右踝关节疼痛肿胀消失,行走自如。

【按】李飞跃认为无论扭、蹩受伤,致筋翻、筋走,均需运用手法进行顺筋而后用药。顺筋的含义,就是理直筋络,复归原位。跌、撞伤筋。局部肿胀坚硬,也需运用手法顺筋,促使气血流通,帮助积迅速消散。一般手法后可以明显减轻肿胀、疼痛,改善关节功能,而且后期的恢复也比不做手法的效果明显。对于症状较重者,除了外用膏药外,还可以配合内服药,内外同治,见效更捷。

案8　周某,男,35岁。

初诊(2017年12月12日)

主诉:打羽毛球时不慎损伤致左小腿下部疼痛2个月。

现病史:患者2个月前打羽毛球跳起落地时出现左小腿后侧连及左足跟后侧痛,休息后无缓解,行走时疼痛明显。查体:左膝活动正常,无肿胀,压痛不明显,左跟腱处压痛,左腓肠肌挤压试验阴性,左提踵试验阳性。中医诊断:伤筋;中医证型:扭挫受伤,血瘀阻滞。西医诊断:左跟腱损伤陈旧性损伤。治法:活血化瘀。处方:

左踝MRI检查(重点观察跟腱)。

四肢洗方 1 盒,每日 2 次,温开水烧开,外洗;活络药水 2 瓶,每日 2 次,每次约 15 分钟,药水少许局部揉擦。

二诊(2017 年 12 月 19 日)

左踝 MRI 示:左跟腱跟骨结节附着处高信号。处方:

适当左足跟垫高。

三七断骨巴布膏 2 盒外贴,每日 1 次。

踝洗方去山慈菇,加接骨木 15 g、积雪草 15 g。

7 剂,水煎服,煎水外洗,每日 2 次,一剂药用 2 日。

三诊(2018 年 1 月 16 日)

左膝行走时有酸胀,左跟腱处压痛减轻。处方:

上方继用 14 剂,用法如前。

嘱近期避免跑跳,随访。

【按】 本例患者运动后小腿下段后侧疼痛,目前有 MRI 检查可明确有无跟腱拉伤。如大部断裂,建议手术治疗。本例从 MRI 及临床检查结合,考虑为部分损伤,故拟中医保守治疗,因病史已有 2 个月,属陈旧损伤,治疗采用中药外洗,选用的踝洗方为魏氏伤科下肢洗方演变而成,为魏氏伤科传人、著名中医骨伤科专家李国衡验方。方中伸筋草、桑寄生、川木瓜,舒筋壮骨;老鹳草、海桐皮、羌活祛风湿,通经络,止痹痛;当归活血止痛;川牛膝活血化瘀,补肝肾,强筋骨,取《本草经疏》所云其"走而能补,性苦下行"之功;泽兰叶,清香辛散,其性微温,功效活血祛瘀通经,行而不峻,通散力强,为魏氏伤科善用通行血脉瘀滞之常用药物;同时方中并入乳香、没药意在加强活血止痛,全方共奏活血祛风通络,舒筋散瘀止痛,滑润筋膜之效。原方方中并有山慈菇一物散结松粘,本例无关节粘连故未入。

本案以洗方贯穿治疗始终,首诊以四肢洗方加活络药水加强舒筋活络止痛,并进一步影像学检查;二诊诊断明确,陈旧跟腱损伤,血瘀阻滞,踝洗方加接骨木、积雪草增强活血止痛、消肿之效;三诊症状减轻,再洗方外用巩固疗效,以图全功。

案9 朱某,女,35 岁。

初诊(2018 年 3 月 15 日)

主诉:左踝外侧肿痛不适 1 年。

现病史：患者 1 年前出现左外踝前下方肿痛不适，不耐久站、久行，卧床休息后肿痛症状稍有好转，无明显外伤史；2017 年 11 月外院左踝 MRI 示：左跗骨窦处肿胀，信号增强；曾在外院多次予以中西药物及康复治疗，效果不明显。查体：左踝关节屈伸活动基本正常，左踝关节外翻动作轻度受限，左外踝前下方轻度肿胀，左足纵弓扁平改变，左踝内翻动作轻度受限，左外踝前外下方左跗骨窦处压痛，舌质淡，苔薄，脉细。中医诊断：踝痹；中医证型：足踝筋骨受损，日久筋络劳伤，气血痹阻，作肿作痛。西医诊断：跗骨窦综合征、扁平足。处方：

三七断骨巴布膏 2 盒，外贴，每日 1 次，每次 1～2 片，每次 12 小时。

活络药水 2 瓶，外擦，每日 2 次，每次 5 分钟左右。

中药外洗，踝洗方：

伸筋草 15 g	川牛膝 12 g	老鹳草 15 g	海桐皮 15 g	桑寄生 12 g
川木瓜 9 g	川羌活 12 g	川当归 12 g	泽兰叶 15 g	乳香 12 g
没药 12 g	五加皮 12 g	接骨木 15 g	刘寄奴 12 g	

7 剂，煎服，煎水外洗，每日 2 次，每次 20～30 分钟，每剂药连用 2 日。

二诊（2018 年 3 月 27 日）

左踝肿痛较前略有减轻，苔脉同前。原治有效，继用前方。处方：

加三棱 12 g、莪术 12 g。

7 剂，水煎服，加强破瘀消积，药渣煎水外洗，每日 1 次。

三诊（2018 年 4 月 10 日）

左外踝前下方仍有隐痛，查体：左跗骨窦处轻压痛，左踝内翻活动轻度受限，舌淡红、苔薄，脉细。拟滋肾强筋调治。处方：

杜仲 12 g	桑寄生 9 g	续断 9 g	淫羊藿 9 g	山茱萸 12 g
骨碎补 9 g	补骨脂 9 g	延胡索 9 g	川牛膝 9 g	怀牛膝 9 g
积雪草 15 g	甘草 3 g			

14 剂，用法同上。

四诊（2018 年 4 月 24 日）

上次用药后踝关节活动改善，踝关节前下方仍有隐痛，夜寐差，苔脉同前。再拟益气滋肾强筋，活血止痛，兼以安神调治。处方：

党参 15 g	黄芪 30 g	白术 15 g	茯苓 12 g	川芎 9 g

当归 9 g	桑寄生 12 g	补骨脂 9 g	续断 12 g	淫羊藿 9 g
威灵仙 9 g	三七 6 g	延胡索 9 g	首乌藤 15 g	酸枣仁 9 g
甘草 3 g				

14 剂,用法同上。

【按】跗骨窦综合征临床并不常见,是由于跗骨窦内及其邻近结构病变产生的一系列症状。临床多见为踝关节内翻扭伤后造成距跟骨间韧带和前韧带及其他结构损伤造成。本例患者无明显外伤,但患者有扁平足,是结构异常也可能导致本病。明确有研究还提示本病会影响患足的足踝本体感觉障碍。

中医认为本病总体属"伤筋"范畴,以疼痛,或伴局部肿胀及部分关节活动受限,与踝关节单侧韧带损伤类似,故临床治疗类同。

初诊,李飞跃根据患者症状结合苔脉,首先予以魏氏伤科踝洗方外用,该方活血祛风通络,舒筋散瘀止痛,松粘经络,方中桑寄生一味,一般多内服用药,补肝肾,祛风湿,强筋骨,本方外用主要祛风湿功效,性不燥烈,润经通络。

二诊时,患者左踝肿痛较前略有减轻,考虑原方有效,继用外洗方加三棱12 g,莪术 12 g,加强化瘀散结。

三诊时,患者疼痛有减轻,但主诉仍感外踝前下方隐痛,脉细,辨证肝肾不足,筋骨劳损失养,故以滋肾强筋调治。

四诊时,李飞跃认为筋伤后期,拟进一步补益肝肾,同时予调理气血,以促进损伤修复,故合以补气理血同施。

足跟痛是伤科常见的临床症状,主要指跟骨跖面明显损伤所引起的以疼痛、行走困难为主的病症。《诸病源候论》称足跟痛为"脚根颓"。其症状为:"脚跟忽痛,不得着也。"《丹溪心法》提出"足跟痛,有痰、有血热……"从中医文献复习看,古代道家对足跟痛的病因涉及痰、血热、水湿、肾亏及精血不足等。目前认为跖筋膜跟骨结节附着处慢性劳损或骨质增生,即是与局部无菌性炎症刺激或跟骨内高压和跟骨内静脉瘀滞有关。

魏氏伤科治疗本病以外用中药为主,其代表方为足跟痛洗方及手法、导引及内服方大活血汤、加味四物汤、加味四妙散、加味二味地黄汤加减为治疗特色。李飞跃秉承魏氏伤科治伤传统,临证善用外洗中药,其针对足跟痛筋膜炎病因及老年足跟痛骨内静脉瘀滞病因,认为治疗前者重在筋,后者重在骨。临床上多见的中老年足跟痛患者多有肾虚瘀血阻滞,治疗上往往补肾活血并施。

🩺 **案 10**　丁某,男,58 岁。

初诊(2009 年 6 月 6 日)

主诉:右足跟疼痛 2 个月。

现病史:患者右足跟疼痛 2 个月,无外伤,活动后减轻,有下肢静脉曲张。查体:右足脂肪垫无肿胀,内侧结节压痛,舌淡苔黄腻,脉数。中医诊断:足跟痛;中医证型:湿热内蕴。西医诊断:跟痛症。治法:清化湿热。处方:

知母 9 g	黄柏 9 g	丝瓜络 9 g	䗪虫 9 g	枳壳 6 g
竹茹 9 g	半夏 9 g	陈皮 6 g	土茯苓 12 g	萆薢 9 g
川乌 9 g	草乌 9 g	延胡索 9 g	白芷 6 g	

7 剂。水煎服,每日 1 剂,分 2 次服。

二诊(2009 年 6 月 13 日)

患者足跟痛有好转,活动后无明显变化。查体:右足脂肪垫无肿胀,内侧结节压痛不显,舌淡苔黄腻,脉数。证属湿热内蕴,拟清化湿热。患者疼痛好转,继以前方加减。处方:

知母 9 g	黄柏 9 g	丝瓜络 9 g	䗪虫 9 g	枳壳 6 g
竹茹 9 g	半夏 9 g	陈皮 6 g	土茯苓 12 g	萆薢 9 g
川乌 9 g	草乌 9 g	延胡索 9 g	白芷 6 g	

7 剂,水煎服,每日 1 剂,分 2 次服。

随访

2 周后随访,足跟无明显疼痛感觉。查体:右足脂肪垫无肿胀,内侧结节压痛不显,患者膝关节活动情况可,不影响正常生活,嘱避风寒。

【按】足跟疼痛不是一个单独的疾病,它是指各种足跟部疾病引起的一种症状,由骨本身及周围软组织疾患所产生。足跟痛临床多见于两种情况。① 跖筋膜炎:一般多见青年人,行走加重疼痛症状,检查发现足跟筋膜增厚,疼痛的直接原因是跟骨部位的脂肪垫劳损。② 骨内压高压:老年人多见,患者足跟冷痛,自觉无足垫,犹如骨头直接踏地,不能久站、久蹲、久坐后起立时疼痛明显,稍微活动后可以缓解。检查发现跟骨皮肤较薄,跟骨跖面压痛。这两个类型前者病位在筋,后者病位在骨,前者属实,后者属虚,两者相对,既便于诊断,又有利于指导临床治疗。对于筋膜炎型,证属实,多由湿邪阻滞引起,治疗原则是化湿通络止痛。对于骨内高压型,证属虚,治疗原则是补肾活血。在内服药的同时,还配合用舒筋通络止痛中药外洗,处方:

当归9g,红花9g,接骨木9g,积雪草9g,椒目9g,白芷9g,川乌、草乌各9g,乳香、没药各12g,补骨脂12g,川芎12g,五灵脂12g。外洗,每日2次,每次20分钟左右。

案11 徐某,女,21岁。

初诊(2011年1月6日)

主诉:腰痛伴右足跟痛10个月。

现病史:患者右足跟痛10个月,同时伴有腰痛,无腿痛,无明显外伤史。查体:腰椎活动可,抬腿可,伸屈踇趾肌力Ⅴ°,双侧踝反射引出。双扁平足双踝活动正常。双足跟脂肪垫压痛明显。中医诊断:足跟痛;中医证型:劳损日久,瘀滞经络。西医诊断:双侧扁平足、双侧足跟脂肪垫劳损。治法:活血化瘀,消肿止痛。跟痛洗方:

白芷9g	花椒目12g	泽兰15g	透骨草12g	伸筋草15g
积雪草15g	红花9g	乳香12g	没药12g	苏木12g
接骨木15g				

14剂,水煎外洗。

配合专用足跟垫。

二诊(2011年2月24日)

患者经上次治疗后症状有好转。处方:

原方加血竭6g、威灵仙12g。

28剂,水煎外洗。

三诊(2011年4月28日)

患者双足跟痛明显好转,双足跟脂肪垫压痛明显减轻。酌合以补肾活血。处方:

上方去威灵仙加三七10g、补骨脂12g、五灵脂12g。

28剂,水煎外洗。

随访

患者1个月后双足跟疼痛明显好转,并且能行走相当长一段时间,不影响日常生活。嘱患者注意休息,避免剧烈跑步、弹跳等运动。

【按】扁平足、平足症主要是由于某些原因使足骨形态异常、肌肉萎缩、韧带挛缩或慢性劳损造成足纵弓塌陷或弹性消失所引起的足痛。正常人体重经腰椎向下传至两下肢,直到双足。扁平足可使这种负重力线发生变化,步态沉重缺乏弹性,从而加重腰椎的负担。时间久了,可造成腰肌劳损、韧带弹性降低、腰椎骨质增生等病理性改变,故此患者有腰痛症状。李飞跃认为此位患者治疗关键不在腰部而在足部。李飞跃治疗此病,常用自创经验方跟痛洗方,其有活血化瘀、消肿止痛功效。

二诊方中加用血竭,尤能入血分散瘀止痛,为伤科治跌打损伤、瘀滞疼痛之要药。治跌打损伤,筋骨疼痛,常配乳香、没药、儿茶等合用。扁平足患者加配专用足跟垫,能有效改善患足力学应力分布,减轻足弓和前脚的压力,起到良好保护作用。

案 12 张某,男,35 岁。

初诊(2014 年 2 月 18 日)

主诉:双足跟疼痛 1 月余。

现病史:1 月余前,因为受寒出现双足跟疼痛,晨起及久坐后疼痛明显,行走后可好转。无外伤。查体:双足跟未见明显肿胀畸形,足跟跖面偏内侧压痛,皮温正常,舌脉正常。中医诊断:足跟痛;中医证型:寒凝血瘀,筋络不通。西医诊断:跟痛症。治法:散寒化瘀,通络止痛。处方:

桂枝 9 g	紫荆皮 12 g	积雪草 15 g	川芎 9 g	刘寄奴 12 g
乳香 12 g	没药 12 g	花椒目 12 g	红花 9 g	海桐皮 12 g
泽兰 15 g	草乌 15 g	三七 9 g		

7 剂,煎水外洗,每日 2 次。

二诊(2014 年 2 月 25 日)

经治疗后,双侧足跟疼痛明显减轻,仅仅行走较长时间后疼痛,平时微微酸楚。前法有效,继用,处方:

上方去三七,7 剂外洗,每日 2 次。

三诊(2014 年 3 月 4 日)

诸证平复,行走如常。

【按】本病的起因是受寒,足跟疼痛行走后血行得畅则症缓,考虑发病起因及临床表现,病机辨证可能为寒凝血瘀致使局部筋络不通。治疗以化瘀散寒、通络止痛。桂枝、海桐皮、紫荆皮、草乌温经散寒止痛,积雪草、川芎、刘寄奴、乳香、没药、红花、泽兰、三七活血化瘀止痛。花椒目,即为椒目,为蜀椒种子,苦、辛、温,有小毒,功效利水消肿、祛痰平喘,此方用之取其消肿之功。

魏氏伤科还有治疗跟痛症的验方:荆三棱9g,蓬莪术9g,当归9g,红花9g,川牛膝9g,透骨草9g(或山慈菇9g),刘寄奴12g,威灵仙9g,徐长卿9g,该方以三棱、莪术、当归、红花、透骨草等活血化瘀止痛,加刘寄奴破血行瘀下气,徐长卿消肿止痛,配合威灵仙通利,牛膝引药下行,本方功效与李飞跃所用方药功效作用类同,反映了魏氏伤科传承。

案13 张某,男,27岁。

初诊(2014年5月8日)

主诉:右前足扭伤疼痛肿胀1年余。

现病史:1年前右前足扭伤疼痛肿胀,其后一直未消,曾经足部X线摄片检查未见异常,血尿酸检查正常,采用多种中西药内服外用,疗效不显。久行肿痛加重。查体:右前足肿胀,第1跖趾关节及第1跖骨前部压痛,伴轻度局部皮温略高,局部皮肤湿疹样改变,舌苔略黄腻,脉平。中医诊断:足痹痛;中医证型:素体湿热,前足扭伤日久,瘀血阻滞。西医诊断:右足第1跖趾关节陈旧性扭伤。治则:先拟消肿止痛。处方:

新复霜2支外搽。

消肿散4张外敷。

二诊(2014年5月15日)

右足第1跖趾关节及第1跖骨前部压痛减轻,局部轻度肿胀,皮肤湿疹样改变消退,拟活血祛瘀,消肿止痛。处理:

继消肿散7张外敷,每日1次,每次1张。

外洗方:

积雪草15g	海桐皮12g	紫荆皮12g	接骨木15g	忍冬藤15g
五加皮12g	三七6g	赤芍9g	虎杖15g	地肤子9g

7剂,煎水外洗患足,每日2次,一剂药用2日。

威利坦 2 盒,每日 2 次,每次 2 粒,口服。

三诊(2014 年 5 月 22 日)

局部轻度肿痛,原法有效。

继用前法巩固,上方 7 剂,用法同前。

【按】 本例足部陈旧扭伤,排除骨折,病程 1 年,可能与当时损伤初起治疗不及时有关。初诊局部外用药皮肤过敏,先用新复霜(倍他米松和氯霉素复方制剂)治疗 3~4 日后用消肿散外敷。消肿散又名三圣散,由芙蓉叶、红赤豆、麦硝粉三味组成,功效活血、消肿、清热、止痛。芙蓉叶、红赤豆二药多用于痈肿,但均有活血、消肿、清热之功,相须为用,用于治疗跌打损伤,伤在筋肉,肿胀疼痛,或者无名红肿灼痛有较好疗效。方中麦硝粉即洗面筋所沉淀小粉,用作赋形剂。

经 1 周的治疗后皮肤过敏症状消退,李飞跃旋即使用中药外洗。一般伤在筋肉,必有瘀血阻络,瘀血易化热,即所谓"损伤之处多有伏阳",本病例伤后瘀血留而不去,久而化热,表现为患处肿热,故治疗除活血之外,应兼顾清热,如此才能迅速消肿止痛。本外洗方的特点是用药多半是一箭双雕,积雪草、紫荆皮、接骨木、海桐皮这几味是魏氏伤科常用药,同时都有活血化瘀和祛风胜湿的功效,对于损伤和风湿都能使用。另外忍冬藤、五加皮、赤芍、虎杖也同样如此,既能活血,又能清湿热,用地肤子主要是针对皮肤过敏,而三七在瘀血较为明显的病例一般都会使用,既可内服,又可外用。

案 14　罗某,女,36 岁。

初诊(2018 年 9 月 13 日)

主诉:右外踝扭伤疼痛 1 个月。

现病史:约 1 个月前不慎左踝内翻扭伤,右外踝肿痛,当时拍片右踝关节无骨折,予冰敷 1 日之后行蟾乌膏应用约 2 周,之后症状有减轻,但多行后右踝外侧痛。查体:右踝关节内翻及跖屈受限,背伸可,右外踝距腓前韧带处压痛。西医诊断:踝关节陈旧性扭伤。中医诊断:筋伤;中医证型:外踝扭伤,筋络损伤,血瘀阻络。处方:

拟活血舒筋,散瘀止痛,方用外用踝洗方加紫荆皮 12 g,7 剂,外用煎水洗。

扶他林乳剂 1 支,下次复诊时手法治疗时作为手法操作润滑皮肤介质应用。

三七巴布断骨膏 1 盒外贴,每张用 12 小时。

二诊(2018 年 9 月 20 日)

上次用药后自感右外踝疼痛处有轻松感。处方:

手法治疗。

前方有效,继用上方加刘寄奴 15 g,7 剂,煎服,外用。

膏药继用。

三诊(2018 年 10 月 11 日)

有时仍有右外踝板滞感,检查示:步态正常,右踝跖屈仍有轻度受限。血瘀渐化,关节渐活,加强化瘀散结。处方:

上方加红花 9 g、三棱 12 g、莪术 12 g。

14 剂,外用,用法同前。

手法。

四诊(2018 年 10 月 25 日)

疼痛好转,左踝背伸活动已正常,跖屈较前改善。前治有效,继前方为治。

处方:

上方加五加皮 12 g。

手法。

五诊(2018 年 11 月 13 日)

右踝跖屈活动明显好转。处方:

四肢洗方 1 盒,1 包,温水冲烊,外洗,每日 1～2 次。

手法。

随访。

【按】踝关节外侧副韧带相对比内侧副韧带薄弱,因此,大多踝关节扭伤多造成外侧副韧带损伤。韧带的损伤一般发生在骨附着处,可出现局部毛细血管破损、出血,产生血肿及水肿,进而造成踝关节内组织间隙张力增加,踝关节内外侧及前后侧张力不平衡,后期可造成足踝部诸足跗骨间正常解剖关系紊乱、关节囊粘连及挛缩,关节内压力改变,本体感受器损害等,以致踝关节功能障碍及疼痛。魏氏伤科认为手法治疗可以拨乱反正,整复错缝,舒筋理筋,缓解肌肉紧张,松解关节囊粘连及挛缩,使骱松筋活、气血调达,疼痛得缓,踝关节功能活动恢复。对于四肢关节损伤外洗方,李飞跃多选用藤类、草类中药,如络石藤、伸筋草、老鹳草、海桐皮,加强舒筋通络之效。

案 15 张某,男,34 岁。

初诊(2018 年 11 月 13 日)

主诉:双足跟痛 1 年左右。

现病史:双足跟行走时疼痛明显,目前左侧明显,10 月 18 日曾外院 MRI 检查无异常,曾行小针刀、冲击波治疗后右侧改善。查体:双足跟无肿胀,双踝活动正常,左足跟跖面压痛,左跟骨跖面脂肪垫较增厚。中医诊断:足跟痛;中医证型:筋络劳损,血瘀阻滞,兼夹肾气不足。西医诊断:足跟痛(脂肪垫劳损可能)。治法:活血消肿止痛。外洗方:

接骨木 15 g	积雪草 15 g	徐长卿 15 g	萆薢 12 g	泽兰 15 g
透骨草 12 g	补骨脂 15 g	当归 9 g	没药 12 g	红花 9 g
浙桐皮 12 g	紫荆皮 12 g	威灵仙 12 g		

14 剂,水煎外洗。

三七巴布断骨膏 2 盒,每次 1 片,每日 1 次,每次外贴 12 小时。

【按】慢性足跟痛,常见于足底筋膜炎、足跟脂肪垫萎缩、脂肪垫劳损、骨内静脉瘀滞等疾病,临床需要结合患者年龄、伴随症状、体检等予以鉴别诊断。对于局部症状明显,全身症状不明显者,李飞跃主张局部用药为主,本病例患者年龄较轻,足跟脂肪垫轻度肥厚,伴压痛,行走症状明显,考虑足跟脂肪垫慢性损伤,中医辨证痛处固定,血瘀阻滞,同时足少阴肾经别络入足跟,故足跟痛多伴肾气衰退。方取接骨木、积雪草、徐长卿、萆薢、泽兰、透骨草活血消肿止痛;浙桐皮合紫荆皮加强消肿,威灵仙通络止痛;当归、没药、红花行瘀止痛;补骨脂补肾助阳以助劳损恢复;本例外贴三七巴布断骨膏则意在加强活血止痛。

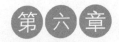

骨与关节病

第一节　骨与关节病概述

　　《内经》指出："骨为干。""肾主身之骨髓。""骨者，髓之府，不能久立，行则振掉，骨将惫矣。"大致指出了骨的作用，为立身之主干，支撑身体保护内脏，内藏骨髓。髓的生成与先天之精、后天之精都有关系，其功能有养脑、充骨和化血三个方面。中医认为骨和髓属于奇恒之腑，《素问·五脏别论》曰："脑、髓、骨、脉、胆、女子胞，此六者，地气之所生也，皆藏于阴而象于地，故藏而不泻，名曰奇恒之府。"同时骨与肾气又有密切关系，肾藏精，肾主骨生髓，肾气的充盈与否，能影响骨的生长，健壮与再生，反之骨受损伤，可累及肾，两者互为影响。骨伤除外伤骨断等造成肢体功能障碍外，脏腑气血失调也是骨伤继发的改变。反之由于脏腑气血的失调亦可导致骨骼本身的退变、坏死、感染、畸形等。因之临床骨伤科常见骨质增生、骨质疏松、骨坏死、骨痈疽等均归属于骨病。

　　骨与骨之间连接的地方称为关节，关节的主要结构包括关节面、关节腔和关节囊三部分，但是关节周围的韧带、肌腱、滑膜、半月板等，共同参与构成关节的重要组成部分。同时中医认为，关节与筋关系最为密切，《素问·痿论》云"宗筋主束骨而利机关也"，连接关节并维系关节活动为筋的主要功能，故关节为痛，又波及筋痛。

　　关节病在中医多半归属于"痹病"的范畴，痹，即痹阻不通。痹病是指人体机表、经络因感受风、寒、湿、热等引起的以肢体关节及肌肉酸痛、麻木、重着、屈伸不利，甚或关节肿大灼热等为主症的一类病证。临床上有渐进性或反复发作性的特点。主要病机是气血痹阻不通，筋脉关节失于濡养所致。本病与外感风寒湿热之邪和人体正气不足有关。风、寒、湿等邪气,在人体卫气虚弱时容易侵入人体而致病。汗出当风、坐卧湿地、涉水冒雨等,均可使风寒湿等邪气侵入机体经络,留于关节,导致经脉气血闭阻不通,不通则痛,正如《素问·痹论》所说:"风寒湿三气杂至,合而为痹。"但魏氏伤科又认为风寒湿邪只是致病的外因,内因多由于肝肾气血亏虚,"正气存内,邪不可干",邪之为痛,及为两虚相得,故从病机来看关节痛,多为肝肾气血亏虚为本,风寒湿邪侵袭为标,并涉及痰湿瘀血阻滞、热毒内蕴等。关节病的概念比较广泛,主要涉及退行性骨性关节病、骨质疏松症、强直性脊柱炎、风湿性关节炎、类风湿关节炎、痛风性关节炎等。

李飞跃治疗骨与关节病临证经验

(一) 骨关节炎

李飞跃认为本病属于"痿证""痹证"范畴。主要为年老体衰,肝肾亏损,精血不足,气血失和或兼受风寒湿邪内侵,痰瘀凝滞,局部筋骨失养,经脉不畅所致,属本虚标实。李飞跃认为本病肝肾渐衰,气血不足,易致风寒湿侵淫留滞,瘀血阻滞为最常见,多虚实夹杂。在治疗上注重外治,内外合治,配合导引。

1. 外治法

(1) 急性期多用外敷膏药——消肿散:骨关节炎表现为疼痛、功能障碍为主,以骨关节炎中最常见的膝骨关节炎而言,急性发作时,主要表现为关节疼痛明显伴关节肿胀,关节积液明显,检查时膝关节触诊可摸到波动感,浮髌试验阳性。李飞跃认为膝骨关节炎急性期辨证无论是风寒湿痹或风湿热痹或痰瘀凝结致急性发作的关节肿痛均可应用魏氏伤科的外敷膏药——消肿散:芙蓉叶(去梗筋用),红赤豆,麦硝粉,将上药按比例共研细末,用蜂蜜和冷开水调和,敷贴患处。因其功能活血、消肿、清热、止痛,临证时风湿热痹更为适合。

本方芙蓉叶性凉,味微辛。功能:凉血,活血消肿。李时珍云:"木芙蓉花并叶,气平而不寒不热,味微辛而性滑涩黏,其治痈肿之功,殊有神效。或加生赤小豆末,尤妙。"黄元御《玉楸药解》:"木芙蓉,清利消散,善败肿毒,一切疮疡,大有捷效,涂饮俱善。"红赤豆即为赤小豆,性味性平,味甘、酸。功能主治利水消肿,解毒排脓。用于水肿胀满、脚气水肿、黄疸尿赤、风湿热痹、痈肿疮毒。麦硝粉为洗面筋时沉淀小粉,主要为赋形剂。骨关节炎急性期,特别是关节滑膜有渗出时外敷消肿散有很好的消肿止痛、改善症状作用。

(2) 慢性期善用洗方——痹通洗方：无论为风寒湿痹、瘀血阻滞实证患者或气血亏虚、脾肾阳虚、肝肾阴虚证或者或虚实夹杂证型等，只要关节局部无明显红肿等湿热痹阻者，均可采用中药外洗剂型。李飞跃在魏氏传统四肢洗方及下肢洗方基础上创制"痹通洗方"：伸筋草、积雪草、透骨草、苏木、木瓜、老鹳草、络石藤、海桐皮、五加皮。功效：逐痹，舒筋通络，活血止痛。方中伸筋草一味为魏氏伤科常用药物，又名宽筋藤，其性味苦、辛、性平，入肝、脾、肾经。《植物名实图考》云其"为调和筋骨之药"。善于舒筋活血，祛风止痛，除湿消肿。透骨草，味辛、性温，入肝、肾两经，有祛风湿、活血止痛的功效。与伸筋草合用，一干一湿，除了能舒筋活血消肿之外，又加强了散瘀止痛功效。此两味为君药。积雪草，味苦、辛，性寒，能"清热利湿，活血止痛，解毒消肿，利水"。苏木，又名苏方木，味甘、咸、性稍辛。入心、肝、大肠经。能祛一切凝滞停留之血。木瓜，味酸性温，入肝、脾、胃经，有舒筋通络、和胃化湿功效，主治风湿痹痛，肢体沉重，筋脉拘挛。老鹳草，味苦、辛、性平，入大肠经，有祛风活血、清热利湿的功效，临床上用于风湿痹痛，泄泻。络石藤，味苦、辛，性微寒，入心、肝、肾经。其作用为通络止痛，凉血消肿。主治风湿痹痛，腰膝酸软，经脉拘挛，咽喉肿痛，蛇犬咬伤。海桐皮，性苦、辛，味平，归肝、脾经，有祛风除湿、舒筋通络、杀虫止痒之功。五加皮，又称南五加皮，香加皮，性辛、苦，味微温，入肝、肾经，有祛风湿，补肝肾，强筋骨，活血脉的功效。上述诸药共奏逐痹，舒筋通络，活血止痛之功。临证如肿胀明显，酌加紫荆皮；痹痛日久，疼痛明显者可加接骨木、泽兰叶；痰瘀互结凝滞，可加三棱、莪术、刘寄奴等；关节疼痛寒冷，酌加威灵仙、海风藤等。

(3) 常配合手法：李飞跃治疗骨关节病，在药物治疗的同时，常配合手法改善关节活动，同时舒筋通络止痛，以手法通络舒筋止痛和舒通灵活关节二者互为所用，以充分发挥伤科手法治疗作用。以膝骨关节炎而言，常以二步五法手法治疗，一般步骤有揉拿髌周、搓揉膝前、弹拨痛点，平推经筋及膝后按推，活络膝髌等各个膝前、侧、后方手法具体操作。

2. 内治法　骨关节炎表现为局部症状，但是这是与全身机体气血、脏腑、经络等机制状况密不可分，李飞跃治疗用内治主要是辨虚实，在全身症状较为明显时使用。

内治用药是建立在中医整体辨证,即辨寒热、阴阳、虚实、表里及脏腑基础上的辨证施治。以膝骨关节炎内治而言,辨实证,是风寒湿痹,或是风湿热痹,或瘀血阻滞;辨虚证,是气血亏虚为主,抑或脾肾阳虚、肝肾阴虚为主;或虚实夹杂,如气虚瘀滞、痰瘀凝滞等,内治首先依据症状辨证分析,之后再灵活选方用药。

3. 配合导引　李飞跃强调导引在骨关节病治疗和康复中的作用,因为导引从魏氏伤科传统治伤理念上讲究摇筋骨、动肢节、合呼吸的治痛防痛及已痛促愈的方法,而骨关节病变,又多关节功能病变,更为适合。以膝骨关节炎导引而言,李飞跃尤其重视股四头肌操练,在膝骨关节炎后期及半月板损伤后期都会发生不同程度的股四头肌萎缩,而股四头肌是维持膝关节稳定性的重要结构,因之膝骨关节炎在药物、手法治疗的同时,应积极指导患者进行股四头肌的锻炼。通过锻炼使膝关节的稳定性加强,改善局部血运和新陈代谢,从而缓解疼痛,改善功能,促进康复。通常操练方法是让患膝伸直,股四头肌作一紧一松主动操练,每日 2 次,每次 50 次左右。

除此之外,李飞跃膝骨关节炎导引,建议在膝骨关节炎不同病变阶段采用不同导引方法。早期可进行魏氏伤科传统导引术中的弹膝、和膝、扣膝和滚足导引;中期可采用魏氏扣膝及滚足导引。

4. 注意下肢负重力线调整　注意下肢负重力线调整主要是针对膝骨关节炎患者一部分伴膝关节畸形,如膝内外翻患者。膝内翻胫股关节内侧间隙狭窄可使患者外侧鞋跟垫变成坡形,足跟垫应用可在一定程度上减少内侧胫股关节压力,减缓疼痛。

(二) 骨质疏松症

中医学无"骨质疏松症"这一病名,但根据骨质疏松症临床患者主要表现为牙齿松动、骨骼疼痛、骨折发生以及腰背疼痛等症状,本病归属于"骨痿"和"骨痹"等范畴。《素问·痿论》:"肾气热,则腰脊不举,骨枯而髓减,发为骨痿。""肾水不足,水不胜火,则骨枯而髓虚,故足不任身,发为骨痿。"此论述肝肾阴虚,骨髓失养,可发骨痿。同时中医病因分析骨痹、骨痿又与肾精不足、脾肾亏损、肝郁血虚、气血不足、气滞血瘀等密切相关。

根据分类骨质疏松症分原发性和继发性及特发性骨质疏松症。我们主要诊治原发性骨质疏松症,主要涉及绝经后和老年性因素所致骨质疏松症。李飞跃以继承魏氏伤科传统理论为基础,临床治疗用药重在健脾滋肾,固督止痛,同时强调内外合治,配合手法与导引综合治疗。

骨质疏松症是一种以骨量减少,骨组织微细结构破坏,导致骨质脆性增加和易于发生骨折的全身性疾病,主要症状有疼痛,身高缩短,驼背,以及骨折,确诊主要靠双能 X 线骨密度测定。本病以女性为多见,除"圆背"畸形外,腰背疼痛可传至大腿部,或沿着坐骨神经向下扩散,这种疼痛与体位活动有关,卧床休息可减轻,行走劳累即加重,不能久立久坐。突然弯腰和颠簸震动能引起椎体压缩骨折。如有骨折,局部可有轻微后突,压痛明显,肢体沉重,腰部伸屈及旋转活动受限。X 摄片示呈骨质疏松改变。

魏氏伤科认为骨质疏松症的病机是以肾虚为本,伴有脾虚,肝郁肝虚和血虚,重点在脾肾两脏,关键是虚损。肾为先天之本,肾主骨生髓,骨的生长发育,骨质的坚硬程度与肾有致为密切的关系,随着人体衰老,肾气日渐亏虚,导致骨髓化源不足,不能营养骨骼,骨失所养,骨矿含量下降,引起骨质疏松,筋骨痿软无力。而脾与肾相互为用,先后天相互资生,脾虚则生化乏源,不能运化水谷精微以充养肾精,以致肾失所养,引起骨质疏松。这两点是引起骨质疏松的主要原因,所以说重点在脾肾两脏。治疗上宜健脾补肾为主。

但是在骨质疏松的病机中,血瘀也占有重要的地位。肾的元气不足,会导致无力推动血行,以致形成血瘀为患,如果肾阳不足,则不能温养血脉,导致寒凝血瘀,同时脾虚引起生化不足则气血亏虚,以致脉道不充,同样可以引起血瘀不行。而血瘀必然导致骨骼营养障碍,骨失所养,加重骨质疏松的程度。除了血瘀,魏氏伤科还认为肝郁和肝血虚也是骨质疏松症病机的重要环节。肝主疏泄,肝郁则气机郁滞,进而导致血行不畅。肝藏血,血主濡之,肝血虚则不能濡养骨骼,导致骨质疏松。绝经期妇女常见肝郁或者肝血虚证,这也是骨质疏松症多发于绝经后的原因。所以在骨质疏松症中,脾肾虚是本,血瘀是标,肝郁、肝血虚也是病机的重要部分。

基于以上对于骨质疏松症病机的认识,魏氏伤科对于本病的治疗原则是补益肝肾为主,根据临床表现,分阴虚、阳虚、血瘀、血虚、肝郁进行加减。常用药物:黄芪,白术,党参,茯苓,黄精,杜仲,川断,枸杞,女贞子,楮实子,千年健,生牡蛎;如果疼痛明显可酌情加延胡索、鹿衔草、合欢皮;阳虚加仙茅、淫羊藿、鹿角、巴戟天;阴虚加生地、石斛、知母;肝郁胁痛加柴胡、郁金、八月札;血瘀加当归、赤芍、桃仁、五灵脂、蒲黄；血虚加生地、当归、白芍、何首乌。

方中药物主要是两组，一组是黄芪、白术、党参、茯苓、黄精，健脾益气，培补后天；一组是杜仲、川断、枸杞、女贞子、楮实子、千年健补肾壮骨，培补先天。两组药物合用，先后天通调，使骨得所养，能有效地防治骨质疏松症。其中楮实子、千年健是魏氏伤科治疗骨质疏松症的药对。千年健，苦，辛，温，归肝肾二经，能滋肾强筋；楮实子，甘，寒，入肝肾经，《药性通考》云能益气力，壮筋骨，助腰膝。二药合用，药力倍增。而牡蛎则是富含钙质，含丰富碳酸钙。

有关骨质疏松症手法治疗，中华中医药学会 2019 年版《绝经后骨质疏松症（骨痿）中医药诊疗指南》中，中医药治疗提到"针灸、推拿治疗"，但是也将针灸与推拿合并论述，认为中医针灸推拿等治疗通过刺激经络和腧穴调节脏腑功能，泻其有余，补其不足，以宁心安神，健脾和胃，调和气血，平衡阴阳，尚未提出具体的推拿手法。李飞跃针对骨质疏松症，提出可行手法治疗，并参照魏氏伤科传统督脉经手法进行改良，设计主要操作在督脉经及膀胱经的改良督脉经手法，并在《魏氏伤科治疗学》一书中正式公布。该手法具体应用指征为骨质疏松症有腰臀疼痛伴肌肉僵硬者。同时指出该手法为配合药物治疗施行，该手法具体步骤为：

第一步，患者俯卧位，医者用双手拇指点揉背腰部足太阳膀胱经夹脊穴、肾俞、委阳穴、环跳穴、委中穴、承山穴加重点揉。第二步，医者用双手拇指弹拨脊柱两侧骶棘肌，然后医者双手叠掌，掌根揉上述骶棘肌。第三步，医者一手伸手垫于下面，一手握拳频击手背，沿脊柱中线督脉循经路线自上下不断叩击，力量适中。第四步，医者用手掌从脊柱两侧自上而下按推，推到腰部 3 次，第 4 次可沿太阳膀胱经循行路线推至足跟，两侧相同。上述四步作为一节，一般每次做 3 节，每周 2～3 次。本手法名为督脉经手法，实际为膀胱经及胆经部位手法，重点以缓解骨质疏松症患者腰臀痛症状。手法则宜轻柔和缓，作用深透，切忌暴力。如伴有脊柱压缩性骨折及急性期不宜用上述手法。

（三）强直性脊柱炎

强直性脊柱炎（AS）是一种主要涉及脊柱、骶髂关节的慢性炎症性疾病。AS 的病因未明，但一般以为与基因和环境因素有关，并有明显家族发病倾向。

其临床表现主要为炎性腰背痛,后期发展为脊柱强直、畸形,同时伴有骶髂关节炎改变。

本病属中医"痹病"范畴,先天肾精不足,督脉空虚为发病关键,风、寒、湿邪外袭为诱发因素,并与外伤后瘀血内阻督脉有关。

魏氏伤科对本病机制认为为肝肾气血不足,感受外邪,或寝卧湿地,风寒湿邪侵袭,或郁而化热,流注经脉凝结脊督骨节而致经络邪痹,筋骨失养。鉴于本病主要为本虚(肝肾气血亏虚,督脉空虚)及标实(风寒湿热痹阻,瘀血内阻),故魏氏伤科治疗内服用药突出扶正祛邪并重,益气活血健脾,逐痹通络止痛,常用方扶正逐痹汤,并依寒湿偏盛、风寒邪盛、筋络拘挛等加减用药。外用药物则常用洗方,祛风活血通络止痛,如腰脊胸腔洗方以及用于病程日久,邪伏深入,骨节不利以祛风活血,舒筋通络,灵活关节,如外用洗方。李飞跃对本病治疗秉承魏氏伤科特色,内治善用藤类药及虫类药。

强直性脊柱炎早期即应配合导引锻炼,以预防畸形,一般采用两种方式:一是做腰背与颈部伸屈、侧屈和旋转活动,由轻而重,适可而止;二是面对墙壁站立,两足分开与肩同宽,两足距离墙根 10 cm 左右,双臂伸直向上,手掌平贴墙面,然后患者使腰背过伸,腹部贴靠墙壁,一松一紧,连续 10 次左右,每日早晚 2 次。导引应持之以恒,急性发作疼痛时暂停。

魏氏伤科对强直性脊柱炎在病情稳定情况下,尚应用手法治疗,以放松肌肉、改善韧带钙化和骨节的活动程度,疏通督脉及诸阳经络。患者取俯卧位:

(1)医者双手拇指置于患者脊柱两侧,自第 1 胸椎两侧沿足太阳经腧穴(脊柱棘突两侧)自上而下点揉,一般需点揉至八髎穴以下。然后分别点揉环跳穴,以疏通经络。

(2)按揉脊柱正中,双手重叠用掌根与小鱼际豌豆骨紧对棘上与棘间,自上而下逐节按揉至骶尾部,当按揉至大椎、神道、脊中、悬枢、命门、腰阳关、腰俞等穴位时应加强力度,使壅滞闭塞,气血不和之督脉得以通调,疼痛缓解。

(3)按推腰背部,用手掌从脊柱两侧自上而下按推,推到腰骶部,连续 3 次,第 4 次从肩后沿足太阳膀胱经循行路线推至足跟,两侧相同。推时手掌踏实有力,不可轻浮,以贯通背部经气。

以上三步手法作为一节,连续 2～3 节为一次手法的总量,每周 2～3 次。

第二节 骨关节炎

案1 任某,女,59岁。

初诊(2009年8月11日)

主诉:双膝关节疼痛2月余,加重2日。

现病史:患者双膝关节疼痛两月余,加重两日,无外伤史。查体:双膝活动屈曲部分受限,双胫骨内侧髁压痛,髌股关节研压痛(±)。苔厚腻,脉细。中医诊断:膝痹;中医证型:风寒湿邪,气滞血瘀,阻滞经络。西医诊断:双膝退行性骨关节炎。治法:健脾燥湿,活血通络止痛。处方:

苍术9g	白术9g	川厚朴6g	云苓12g	山药9g
薏苡仁15g	泽泻9g	川牛膝9g	赤小豆9g	蚕沙9g(包煎)
当归9g	川芎9g	延胡索9g	络石藤9g	炙䗪虫6g
甘草3g				

7剂,水煎服,每日1剂,分2次服,药渣煎水外用。

并每日3次服用威利坦1粒,加拍双膝站立正侧位平片。

二诊(2009年8月25日)

患者双膝疼痛症状改善,检查:双膝站立位X线片示双膝退变,关节间隙可。苔腻好转,色黄。再前法出入,处方:

上方去苍术,加知母9g、黄柏9g、威灵仙9g。

14剂,每日1剂,分2次服,药渣煎水外用。

并每日3次服用威利坦1粒。

三诊(2009年9月8日)

患者双膝痛好转,坐位改站立时双膝痛,行走后好转,近来右小腿外侧酸胀,脉细,苔薄黄腻。再前法出入。处方:

上方加川萆薢9g、平地木9g、路路通9g。

7剂,水煎,每日1剂,分2次服。

并每日3次服用威利坦1粒。

四诊(2009年9月22日)

患者经治疗后疼痛好转,近2日打太极拳时疼痛发作,苔黄腻,脉细。再

拟活血利湿,通络消肿止痛,加活血药调治。处方:

上方加三七粉 6 g(冲服)、积雪草 12 g。

7 剂,水煎服,每日 1 剂,分 2 次服。

每日加服威利坦。

五诊(2009 年 10 月 27 日)

患者经治疗疼痛好转,诉近日多汗。苔黄腻好转,脉细。再前法出入。

处方:

上方去蚕沙、泽泻,加黄芪 15 g、防风 9 g。

7 剂,水煎服,每日 1 剂,分 2 次服。

并用断骨膏局部外敷。

随访

患者 1 个月后双膝疼痛已基本消失,基本恢复正常生活,嘱忌劳累,避风寒。

【按】从本案可见,治疗膝骨关节炎时内服药物注重活血化瘀、通络止痛,同时合以健脾补肾、强壮筋骨,多可瘀血得消,筋脉畅顺。常用内服方药:积雪草、生地、当归、川芎、丹参、川牛膝、川续断、延胡索、络石藤、千年健、楮实子等。全方以积雪草合四物汤为主组方,功专活血化瘀,合以络石藤、千年健、楮实子、延胡索、川断强筋止痛,兼补益肝肾。临床肿痛明显者,可酌加三七、䗪虫、紫草、徐长卿等;湿邪内蕴者,酌加薏苡仁、防己、茯苓等;筋络牵掣明显者,酌加伸筋草、川木瓜等。

案 2 王某,女,62 岁。

初诊(2009 年 7 月 16 日)

主诉:左膝肿痛 2 年,加重 2 个月。

现病史:患者左膝肿痛 2 年,加重 2 个月,无明显外伤史。患者曾于 2009 年 3 月在外院诊断为膝关节炎,髌骨软化症,行局部封闭治疗。查体:左膝肿胀,浮髌试验(+),活动尚可。外院 MRI 示:关节积液,腘窝囊肿。苔薄腻,脉沉。中医诊断:膝痹;中医证型:湿浊阻络,经脉壅阻。西医诊断:膝骨关节炎,腘窝囊肿。治法:健脾化湿,消肿止痛。处方:

白术 12 g   党参 15 g   广陈皮 6 g   云苓 12 g   薏苡仁 15 g

赤小豆 9 g	虎杖 9 g	川牛膝 9 g	汉防己 9 g	延胡索 9 g
络石藤 9 g	平地木 9 g	䗪虫 6 g	甘草 3 g	

7 剂,水煎服,每日 1 剂,分 2 次服。

并外敷消肿散。

口服威利坦,每日 3 次,每次 1 粒。

二诊(2009 年 7 月 21 日)

患者外用敷料后皮肤过敏,停止使用,膝痛减轻。检查:浮髌试验(一),苔薄黄腻,脉细。再前法出入。处方:

上方去䗪虫、平地木,加焦山楂 9 g、焦神曲 9 g。

14 剂,水煎服,每日 1 剂,分 2 次服;配合威利坦一同服用。

三诊(2009 年 8 月 4 日)

患者平地行走时左膝已无疼痛,上下楼梯受限。检查:左膝浮髌试验(一),左膝活动可,苔薄,脉偏细。再拟舒筋活络,壮筋骨,和气血,通经络。处方:

予魏氏壮筋片,口服,每日 3 次,每次 4 粒。

予外用洗方:

伸筋草 15 g	当归 9 g	红花 9 g	接骨木 15 g	徐长卿 15 g
威灵仙 12 g	海桐皮 12 g	荆皮 12 g		

将药物放入锅内加满水煮沸,熏洗患处,每日 2 次,每次 30 分钟,1 剂可用 2 日。

并局部外敷断骨膏。

四诊(2009 年 8 月 11 日)

患者左膝疾行后仍有疼痛,膝部时有隐隐作冷,再前法出入,加强温通。处方:

外用洗方加刘寄奴 15 g、白芷 12 g、川椒目 12 g、川乌 12 g、草乌 12 g。

7 剂,熏洗患处。

并用断骨膏局部外敷。

五诊(2009 年 9 月 8 日)

外用中药后出现左膝皮疹,左膝仍稍有疼痛,苔薄,脉细。证属久病肝肾亏虚,瘀血阻滞经络。再拟补肝肾,活血通络止痛。处方:

杜仲 9 g	川断 9 g	桑寄生 9 g	独活 9 g	生地 12 g
川芎 9 g	当归 9 g	川牛膝 9 g	怀牛膝 9 g	延胡索 9 g
威灵仙 9 g	䗪虫 6 g	楮实子 12 g	千年健 15 g	甘草 3 g
乳香 6 g				

14 剂,水煎服,每日 1 剂,分 2 次服。

局部外敷断骨膏。

六诊(2009 年 9 月 22 日)

患者左膝好转,苔薄,脉偏细。前方有效,继进为治。处方:

上方去乳香、没药,加三七粉 6 g。

14 剂,水煎服,每日 1 剂,分 2 次服,药渣煎水外用。

随访

3 个月后患者诸症已除,膝关节活动基本正常。嘱适当活动锻炼,忌劳累,避风寒。

【按】本案首诊患者关节肿胀,故中药以化湿消肿治疗为主,马栗种子提取物(威利坦)为植物类药物,成分为七叶皂苷钠,有良好的消肿作用。李飞跃对膝关节退变伴明显滑膜炎患者常配合应用。

三诊经治疗疼痛好转。壮筋片乃魏氏伤科家传中成药,主治伤后筋骨酸痛、手足麻木、关节酸痛无力等症。药味由鹿筋、三七、当归、独活、川断、牛膝等数十味中药组成,功效舒筋活络,壮筋骨,止疼痛,散风寒,和气血,通经络。四诊患者主诉多行后疼痛,方投刘寄奴、川乌、草乌、白芷温经化瘀止痛。方中川椒目为利水消肿、祛痰平喘之药,此处用之取《本草纲目》所述"椒目下达,能行渗道……"功效加强温通作用。

案 3 刘某,女,67 岁。

初诊(2010 年 3 月 2 日)

主诉:右膝疼痛酸楚 3 年,加重 4 日。

现病史:患者 3 年前无明显诱因下出现右膝关节疼痛,4 日前无明显诱因酸痛加重,本院 X 线提示双膝内侧胫股间隙变窄,伴有骨质增生。查体:右膝伸直正常,屈膝尚可约 140°,右膝浮髌试验弱阳性,并轻度肿胀,右胫骨内髁压痛。舌苔薄腻,脉细。中医诊断:膝痹;中医证型:肝肾不足,痰湿阻络。西医诊断：膝骨关节炎。治法：健脾化湿，消肿止痛。处方：

消肿散 7 剂，敷贴患处，每 1～2 日 1 剂。

三七粉 3 g，7 包，每日 2 次，每次 3 g，温水冲服；另予参苓白术片，口服，每日 3 次，每次 4 片。

嘱患者右足跟外侧垫高 2 mm。

二诊(2010 年 3 月 11 日)

患者诉用药有效，右膝肿胀有消退。

原法有效，继进以治。消肿散敷贴患处，并加威利坦 2 瓶，每日 3 次，每次 1 粒口服，嘱患者右膝外出行走或上下楼梯时应用护膝。

三诊(2010 年 3 月 23 日)

诉右膝酸楚好转，仍有疼痛。检查：右膝浮髌试验阴性。处方：

外用痹通洗方加马鞭草 15 g、乳香 12 g、没药 12 g。

14 剂，将药物放入锅内加水煮沸，熏洗患处，每日 2 次，每次 30 分钟，每两日 1 剂。

患处外用三七断骨巴布膏，晚间应用，次日晨取下。

四诊(2010 年 4 月 22 日)

患者诉右膝酸痛改善。再前法出入，处方：

上方加紫荆皮 12 g。

14 剂，用法同前。

五诊(2010 年 6 月 8 日)

患者诉上次治疗后右膝疼痛较前好转，近日外出活动后右膝复感疼痛。检查：右膝轻度肿胀，活动尚可，局部皮温略高。配合清热消肿解毒，处方：

3 月 23 日外洗方加忍冬藤 12 g、芙蓉叶 12 g、茅莓根 12 g。

7 剂，煎水外洗患处，每日 2 次，每次 30 分钟，每两日 1 剂。

患处外用三七断骨巴布膏，继口服威利坦片。

六诊(2010 年 7 月 8 日)

患者诉右膝行走 10 分钟后感疼痛，伴发胀。检查：右膝活动尚可，皮温正常，右胫骨内髁轻度压痛。脉沉细，苔薄腻。证属脾失健运，痰湿内蕴兼夹血瘀阻络。治宜燥湿化痰，活血通络止痛。内服方：

苍术 12 g　　　白术 12 g　　　薏苡仁 15 g　川牛膝 9 g　怀牛膝 9 g

木瓜 6 g	砂仁 3 g（后下）	云苓 12 g	平地木 9 g	丹参 9 g
络石藤 9 g	川地龙 9 g	䗪虫 6 g	穿山甲 6 g	泽泻 9 g
蚕沙 9 g（后下）	参三七 9 g	汉防己 9 g	白芍 12 g	甘草 3 g

14 剂,水煎服,每日 1 剂,分 2 次服。

继三七断骨巴布膏、威利坦片应用。

1 个月后随访,患者关节疼痛较前明显减轻,活动时间明显延长,自我感觉良好。

【按】本病案所用消肿散为魏氏伤科祖传秘方。全方药物组成仅三味,但效宏力专。"消肿散"已在瑞金医院伤科有 40 年临床应用历史。处方由芙蓉叶、赤小豆、麦硝粉组成,功效清热消肿止痛。常用于跌仆受损,软组织损伤肿胀疼痛或红肿灼痛等。临床对骨关节炎关节肿痛,滑膜炎病变亦常使用。

三诊膝部肿胀好转,则投以痹通洗方外洗,所加入马鞭草、乳香、没药加强活血消肿止痛。五诊针对膝部仍有肿胀,局部皮肤皮温稍高现象配合清热解毒消肿之品。本病慢性疾患,多有急性发作,病程较长,多病程较之易出现痰湿内蕴,兼夹血瘀阻络,故六诊时更方,偏重祛痰湿、化瘀血、止痹痛。临床针对肿胀明显者,李飞跃喜配合使用马栗种子提取物,加强改善循环以利肿胀消退。

案 4　陆某,女,58 岁。

初诊（2010 年 5 月 27 日）

主诉:左膝疼痛多年,加重 3 日。

现病史:患者左膝关节疼痛多年,诉未有外伤史,3 日前无明显诱因症状加重,外院曾作左膝 X 线摄片示:左膝内侧间隙狭窄,边缘骨质增生。查体:左膝肿胀不明显,左膝伸直可,屈伸轻度受限,胫骨内髁压痛。苔薄,脉沉细。中医诊断:膝痹;中医证型:肝肾不足,气血亏虚,筋失所养,风寒湿痹阻。西医诊断:膝骨关节炎。治法:先行祛痹舒筋,活血温经止痛。外洗方:

外用痹通洗方加乳香 12 g、没药 12 g、威灵仙 15 g。

7 剂,将 1 剂药物放入锅内加满水煮沸,熏洗患处,每日 2 次,每次 30 分钟,每日 1 剂。

患处外敷三七断骨巴布膏,并嘱患者左足跟外侧垫高 2 mm。

二诊(2010年6月3日)

患者经治疗后疼痛有所好转,左膝外用药后无皮肤过敏症状。前法有效,加强祛风除湿散寒以治。处方:

上方加川乌12 g、草乌12 g、川椒目9 g。

7剂,用法同前。

患处继续膏药外贴,间隔应用活络药水涂搽。

三诊(2010年7月22日)

患者诉停药后,近日活动后左膝疼痛。苔薄舌偏暗,处方:

6月3日外洗方加三棱12 g、莪术12 g。

14剂。并口服参三七粉,每日2次,每次3 g,共服用7日。

随访

1个月后随访,患者膝关节肿胀基本消失,疼痛明显缓解。嘱患者避免受风寒湿邪,忌劳累,做股四头肌功能锻炼。

【按】 魏氏伤科疗法治疗膝关节退变突出内外合治,一方面内服药物治疗,另一方面也非常重视外治法治疗。本病案运用了李飞跃首创外用痹通洗方,其是由魏氏伤科传统下肢洗方演变而成。方中伸筋草、川木瓜舒筋壮骨,老鹳草、海桐皮,祛风湿,通经络,止痹痛。故本洗方重在祛风除湿活血,舒筋通络,止痛,滑润筋膜。上方加入清香辛散泽兰叶,其性微温,功效活血祛瘀通经,行而不峻,通散力专而不伤正气,如加用乳香、没药意在加强活血止痛作用。故全方活血祛风通络,舒筋散瘀止痛。首诊考虑疼痛近3日明显,风寒湿痹阻,先行祛痹止痛。

二诊外用中药有效,则药力增强,同法为治。

三诊舌暗,瘀滞症象,治疗在加强外治活血化瘀同时,合以三七粉冲服,内外合治。根据病情需要,膝骨关节炎病例尚可配合手法,以达到理筋、通络止痛之效。

案5 蔡某,男,77岁。

初诊(2011年3月3日)

主诉:右膝关节肿胀疼痛2个月,加重1周。

现病史:患者右膝关节肿胀疼痛2个月,无明显诱因下突然加重1周,上下楼梯不便,无明显外伤史,自述原有膝骨关节炎史数年。检查:右膝髌上囊轻度肿胀,浮髌试验(一),右膝外侧间隙压痛,右膝伸屈尚可,苔腻,脉数滑。2011年1月右膝X线摄片提示:髁间隆突轻度增生。诊断:骨痹(右膝退行性骨关节炎伴慢性滑膜炎)。证属脾气虚弱,瘀血阻滞。治则:健脾活血,消肿止痛。处方:

苍术 12 g	白术 12 g	薏苡仁 15 g	厚朴 6 g	云苓 12 g
木瓜 6 g	砂仁 3 g(后下)	丹参 9 g	川地龙 9 g	汉防己 12 g
䗪虫 6 g	络石藤 9 g	川牛膝 9 g	延胡索 9 g	积雪草 9 g
甘草 3 g				

7剂,水煎服,每日1剂。

并予三七巴布膏敷贴于患处。

二诊(2011 年 3 月 10 日)

患者上次用药后外用巴布膏皮肤过敏,仍有膝痛,脉细,苔腻略黄,舌质暗。右膝皮肤过敏性皮疹,髌上囊肿胀好转。治拟加强利湿消肿作用。处方:

上方去砂仁,加泽泻 9 g、蚕沙 9 g(包)、威灵仙 12 g、三七粉 3 g(冲服)。

7剂,水煎服,每日1剂。

三诊(2011 年 3 月 17 日)

患者经治疗后症状明显好转,自觉起身时右膝稍疼痛,活动后疼痛消失,右膝髌上囊肿胀明显改善,苔黄腻,脉细。证属湿热阻滞经络。方拟清热化湿,通络止痛。处方:

知母 9 g	黄柏 9 g	薏苡仁 15 g	土茯苓 12 g	川厚朴 6 g
川牛膝 9 g	泽泻 9 g	蚕沙 9 g(包)	川芎 6 g	当归 9 g
丹参 9 g	三七粉 3 g	虎杖 9 g	平地木 9 g	汉防己 12 g
延胡索 9 g	甘草 3 g			

7剂,水煎服,每日1剂。

随访:患者1个月后膝部肿胀现象明显改善,疼痛缓解,活动自如,不影响正常生活。嘱避风寒,注意休息。

【按】膝骨关节炎是最常见的一种慢性、进展性膝关节疾病。其病理特点为膝关节软骨变性、破坏和软骨下骨硬化,关节边缘和软骨下骨反应性增生、骨赘形成。其常见体征为关节肿大、触痛、畸形和功能障碍等。中医学认为本病的发生与肝肾亏虚、感受风寒湿邪和劳损有关。魏氏伤科称本病为膝内伤筋,认为是由于长期劳损及风寒湿侵袭,凝滞血脉,痹瘀互结阻于关节所致。现代研究报道提示膝骨关节炎的发生与骨内高压有密切关系。李飞跃一般运用活血通络中药内服外洗。此病例伴有滑膜炎,膝髌上囊肿胀明显,苔黄腻,证为湿热阻滞经络。临证则加用清热化湿、利水消肿之品,如薏苡仁、土茯苓、虎杖、平地木等。肿胀及热象明显多用消肿散或断骨膏外敷。

案6 章某,男,58 岁。

初诊(2013 年 7 月 11 日)

主诉:左膝关节疼痛 5 个月,加重近 1 个月。

现病史:患者于 5 个月前无特殊诱因下出现左膝关节疼痛。症状逐渐加重,上月外出行走较多,又有着凉史,疼痛加剧,膝关节活动不利,行走困难,上下楼梯尤甚。曾于 2013 年 6 月就诊我院 MRI 检查提示:左膝关节退变,左膝内侧半月板变性,少量积液,股骨远端少量骨髓水肿。当时予以口服消炎止痛药物治疗。用药后疼痛略缓,停药后复作。查体:左膝关节略肿胀;关节活动受限:屈曲 100°左右,伸 10°;左膝前内侧股骨髁压痛,左膝髌下压痛,膝后方腘筋膜压痛;浮髌试验阴性;麦氏征阴性。舌略暗苔薄,脉细略涩。中医诊断:膝痹;中医证型:瘀血阻络。西医诊断:膝骨关节炎。治则:活血化瘀,通络止痛。处方:

痹通洗方加芙蓉叶 15 g、路路通 12 g。

7 剂,外用煎水洗。

威利坦 1 盒,口服,每日 2 次,每次 2 片。

二诊(2013 年 7 月 25 日)

患者诉膝关节平地行走疼痛有所好转,上下楼梯仍困难。查体:左膝仍有轻度肿胀,关节活动仍受限制。膝关节股骨内侧髁前压痛。苔薄,脉细。处方:

原方 7 剂,继续外洗。

续用威利坦口服。

三诊(2013 年 8 月 8 日)

左膝疼痛明显好转,上下楼仍有隐痛。查体:左膝无明显肿胀,左膝关节活动度基本正常。左膝股骨内髁轻压痛。膝后方无压痛。苔薄,脉偏细。处方:

原方去芙蓉叶,加接骨木 15 g。

7 剂,水煎服。

停用威利坦。另予壮筋片口服,三七断骨巴布膏外用敷贴。

随访

又 2 周后患者随访,日常生活中,左膝疼痛明显好转。关节活动良好。予暂停用药。

【按】膝关节退变之为病,多因风寒湿外邪侵袭,加之自身肝肾不足等,致使气血瘀滞,不通而痛。外治之法,李飞跃临床治疗膝骨关节炎常用中药外洗,其应用依据还是根据中医传统外治之理即内治之理之道,其常用之。膝关节痹通洗方,在前面案例中已提到逐痹活血、通络止痛之功效,但临证其又加减应用。如本案患者疼痛明显,磁共振检查股骨远端骨髓水肿,其认为有血瘀阻络,肿胀作痛,宜加强行瘀消肿。故在首诊外洗方中又加用路路通通络消肿、芙蓉叶消肿止痛。路路通在《本草纲目拾遗》中提到其药可通行十二经,这里取其通利之性,活血通络。芙蓉叶其药微辛,性凉。这里取其清凉消肿之力。

至二诊,症状已经略缓,效不更方。

三诊症状已有明显好转,去性偏寒凉的芙蓉叶,加接骨木以加强活血消肿止痛之功效。《现代实用中药》中称接骨木为镇痛药,可治手足偏风及风湿腰痛,骨间诸痛,四肢寒痛。可为浴汤料。提示依苔脉症见疾病后期筋骨失养,即内治强筋骨,和气血,予魏氏伤科传统药物壮筋片以舒筋活络,强筋止痛,调和气血。

案7 徐某,女,74 岁。

初诊(2013 年 8 月 8 日)

主诉:左膝疼痛不适多年,加重 3 个月。

现病史:患者左膝疼痛多年,劳累久行后加剧。近 3 个月来,疼痛加重,下蹲起立时及上下楼梯时尤其明显。遂就诊我院门诊。有高血压史。查体:左膝关节肿胀,活动受限,膝前内侧局部皮温略高。右膝伸直 5°~10°,屈曲 90° 左右。左膝股骨内侧髁压痛。浮髌试验弱阳性。舌暗红苔薄黄腻,脉细。中医诊断:膝痹;中医证型:湿热内蕴,经络痹阻。西医诊断:膝骨关节炎伴滑膜炎。治法:清热化湿,消肿止痛。内服方:

苍术 12 g	白术 12 g	川朴 6 g	炒薏苡仁 15 g	赤小豆 15 g
平地木 15 g	川牛膝 9 g	土茯苓 12 g	忍冬藤 12 g	栀子 9 g
生地 12 g	丹皮 9 g	川芎 6 g	䗪虫 6 g	延胡索 9 g
甘草 3 g				

7 剂,水煎服。

消肿散局部外敷。

予以膝关节站立位正侧位摄片检查。

二诊(2013 年 8 月 15 日)

患者主诉经用药后疼痛略好转。摄片提示:左膝关节退变。股骨髁关节面内小囊性改变。查体:左膝仍有肿胀,但皮温不高,胫骨内侧髁局部压痛,关节活动屈曲 100°左右。苔薄白腻,脉细。处方:

原方去土茯苓、栀子,加云苓 12 g、制草乌 6 g。

7 剂,水煎服。

外贴膏药改三七巴布断骨膏外敷。

三诊(2013 年 8 月 28 日)

患者今日就诊前在普通门诊转方 1 次。患者左膝肿胀已消退,活动时无力,行走时仍有隐痛,但疼痛程度缓解。苔腻渐化,脉细。治拟健脾滋肾,强筋通络止痛。处方:

党参 15 g	白术 12 g	山药 9 g	黄精 12 g	杜仲 9 g
制何首乌 12 g	淫羊藿 9 g	桑寄生 9 g	络石藤 9 g	川牛膝 9 g
怀牛膝 9 g	云苓 12 g	金雀根 12 g	楮实子 12 g	千年健 15 g
甘草 3 g				

14 剂,水煎服。

继三七断骨巴布膏外敷。

随访

1 个月后,患者膝痛明显缓解。活动度改善。日常生活行走亦无明显疼痛。

【按】本例膝骨关节炎伴滑膜炎,初诊辨证属风湿热痹,李飞跃予清化湿热、消肿止痛,同时尚合以凉血止痛,皮外敷清热消肿敷药。

二诊局部皮温已改善,苔已转为偏白腻,反映湿瘀仍存,热象已除,故去除苦寒清热之品加散寒除湿之草乌、茯苓。

三诊疼痛患者,但膝部乏力,活动欠利,则方拟健脾补肾以固本,强筋通络止痛以治标。

案 8 陈某,女,65 岁。

初诊(2015 年 3 月 12 日)

主诉:右膝疼痛 1 年,近 1 周疼痛肿胀加重。

现病史:患者于 1 年前无特殊诱因下逐渐出现右膝疼痛,上下楼梯时疼痛明显,时有关节肿胀,天气变化时症状加重。饮食及二便正常。此次约 1 周前无明显诱因疼痛及膝无力。查体:右膝轻度肿胀,小腿轻度水肿,膝关节内侧间隙压痛,右膝关节活动伸直正常,屈曲 80°,舌淡,苔中部白腻,脉细。膝关节 X 线片显示:右膝关节骨质增生,关节间隙正常。中医诊断:膝痹;中医证型:脾虚湿滞,筋络痹阻。西医诊断:膝骨关节炎。治法:益气健脾化湿,活血强筋止痛。内服方:

黄芪 15 g	白术 12 g	陈皮 6 g	半夏 9 g	木香 6 g
砂仁 3 g	茯苓 12 g	川芎 9 g	当归 9 g	川牛膝 9 g
怀牛膝 9 g	楮实子 12 g	千年健 12 g	三七 6 g	延胡索 9 g
平地木 12 g	赤小豆 12	甘草 3 g		

7 剂,水煎服。

蒸敷方外敷。

二诊(2015 年 3 月 18 日)

右膝关节疼痛减轻,小腿肿胀消失,舌淡,苔薄腻,脉细。处方:

上方去平地木、赤小豆,加石楠叶 12 g、络石藤 12 g。

7 剂,水煎服。

继蒸敷方外敷。

【按】本病例属于脾虚湿滞,筋络痹阻。故以黄芪、白术、陈皮、半夏、木香、砂仁、茯苓健脾益气化湿,当归、川牛膝、怀牛膝、楮实子、千年健养血强筋,以治其本;三七、延胡索活血止痛,为治标。值得一提的是平地木、赤小豆,都是化湿之品。平地木,苦、平,除活血化瘀外,又具利水除湿,寒证、热证均可应用。赤小豆一味,药食二用,为魏氏伤科内服外用俱可的行血利水消肿之品。李飞跃认为这两味药尚能有效地改善下肢的静脉和淋巴回流,对于小腿的水肿以及膝关节的肿胀效果很好。

二诊疼痛好转,苔腻改善,故处方去平地木、赤小豆。考虑本患者年届 65 岁,本病又多肝肾不足,筋骨失养退化易致疼痛,故拟补肝肾,强筋骨,舒筋络,止痹痛,再入石楠叶 12 g 及络石藤 12 g。

案9 沈某,女,80 岁。

初诊(2016 年 7 月 12 日)

主诉:右膝疼痛 4 个月。

现病史:患者 4 个月前无明显诱因下出现右膝关节疼痛,劳累后明显,5 月份外院 X 线示:胫骨髁间隆起。内外侧胫骨间隙变窄。不排除关节游离体可能。询问病史无外伤,亦无行走"交锁"史。查体:右膝活动尚可,屈伸活动无弹动感,右膝关节无明显肿胀,浮髌试验阴性,胫骨内髁压痛。舌质略红,舌苔薄,脉细。中医诊断:膝痹;中医证型:筋骨退化,气血亏虚证。西医诊断:膝骨关节炎。治法:先行祛痹止痛为治。处方:

消肿散 7 剂,每日 1 剂,外用。

改良痹通洗方加䗪虫 9 g,7 剂,煎水外用熏洗患膝,每日 2 次,1 剂药用 2 日。

美洛昔康 1 盒,每日 1 次,每次 1 粒。

二诊(2016 年 7 月 28 日)

病史同前,右膝内侧髁压痛。处方:

上方加泽兰 12 g。

7 剂,水煎服。

余外敷药及口服消炎止痛药继用。

三诊(2016 年 8 月 16 日)

右膝痛好转。自感时有乏力,胃纳较差。舌偏红,苔薄腻,脉细。拟益气

利湿,通络止痛。内服方:

黄芪 15 g	白术 12 g	山药 9 g	扁豆 6 g	薏苡仁 15 g
白豆蔻 6 g	陈皮 6 g	半夏 9 g	砂仁 3 g	鸡内金 9 g
川牛膝 9 g	当归 9 g	川芎 6 g	三七 6 g	积雪草 15 g
延胡索 9 g	茯苓 12 g	甘草 3 g		

7 剂,水煎服。

二诊外用洗方加紫荆皮 12 g,7 剂,煎水外洗。

四诊(2016 年 8 月 30 日)

病史同前,经治疗右膝疼痛好转,伸屈活动无明显受限,活动无明显交锁感,检查示:右膝胫骨内髁仍有压痛,但程度减轻,舌红,苔腻,脉细。治拟健脾燥湿,活血止痛。处方:

苍术 12 g	白术 12 g	川朴 6 g	薏苡仁 15 g	僵蚕 6 g
防己 12 g	猪苓 9 g	生地 12 g	川芎 6 g	丹皮 6 g
积雪草 15 g	延胡索 9 g	蟅虫 6 g	川牛膝 9 g	赤小豆 15 g
虎杖 9 g	生甘草 3 g			

7 剂,水煎服。

另予依托考昔片 1 盒(自费药物)。

五诊(2016 年 9 月 20 日)

近来右膝痛好转。但左膝时有疼痛,检查示左胫骨外侧平台压痛,左膝活动屈曲轻度受限。处方:

消肿散 7 剂,左膝痛处外贴,每日 1 次;

痹通洗方加接骨木 15 g、威灵仙 9 g、紫荆皮 12 g。

7 剂,水煎外洗。

六诊(2016 年 10 月 11 日)

左膝痛无明显好转。舌红,苔薄腻,脉细。拟益气健脾,活血通络止痛。处方:

黄芪 15 g	党参 15 g	白术 12 g	茯苓 12 g	山药 9 g
白扁豆 6 g	防己 9 g	陈皮 6 g	川芎 6 g	当归 9 g
三七 6 g	川牛膝 9 g	蟅虫 6 g	延胡索 9 g	甘草 3 g
白芍 12 g				

7 剂,水煎服,药渣煎水外用熏洗。

七诊(2016 年 10 月 25 日)

左膝痛好转,但左膝有时感发凉,右膝有时多行疼痛,无"交锁"症状,舌红好转,苔薄,脉细。前治有效,拟续进上方。处方:

上方黄芪改 30 g,加威灵仙 9 g、怀牛膝 9 g。

7 剂,用法同前。

八诊(2016 年 11 月 15 日)

左膝痛好转。左膝内侧胫骨髁压痛轻度,伸直可,屈曲受限。舌略红,苔中薄腻,脉细。处方:

上方去防己,加猪苓 9 g、路路通 9 g、虎杖 15 g。

7 剂,水煎服。

另外敷消肿散 4 剂,每日 1 剂。

九诊(2017 年 11 月 7 日)

双膝症状均见减轻,但多行劳累后仍有症状,舌淡苔薄,脉细,处方:

壮筋片 2 瓶,每日 3 次,每次 3 片口服;痹通洗方加接骨木 15 g、红花 9 g、泽兰 15 g。

7 剂,外用熏洗。

随访

1 个月后随访患者双膝关节疼痛较前好转,行走活动基本正常。

【按】本例患者高龄,膝痛首诊先予祛痹止痛,予中西药物合用,从而较快缓解疼痛。三诊辨证,中医辨证本虚标实,治拟中药益气健脾扶正,活血祛湿通络止痛以治标。四诊苔腻,湿浊蕴滞,故方改燥湿为重,之后依据疼痛进退,舌苔脉象变化,处方或益气补脾强筋,或祛风除湿通络,或清热利水渗湿,合以活血祛痹止痛。九诊时症状好转,不能多行,则以魏氏伤科传统成药壮筋片扶正气,和气血,配合外用洗方应用。

案 10 徐某,女,63 岁。

初诊(2016 年 11 月 5 日)

主诉:左膝术后疼痛 1 年。

病史:患者 2015 年 12 月因左膝关节疼痛行关节镜手术,手术诊断不详,术后至今左膝关节仍有疼痛,并伴左膝轻度胀满不适。查体:左膝轻度肿胀,浮髌试验弱阳性,左膝活动可,左膝内侧胫骨髁压痛。舌红,苔薄腻,脉细。中医诊断:膝痹;中医证型:左膝术后气血瘀滞,兼夹湿浊。西医诊断:膝骨关节炎。治法:健脾利湿,行血消肿止痛。处方:

消肿散 7 剂,外用。

内服方:

白术 12 g	山药 9 g	白扁豆 6 g	薏苡仁 15 g	陈皮 6 g
半夏 9 g	鸡内金 9 g	川芎 6 g	当归 9 g	积雪草 15 g
蟅虫 9 g	三七 6 g	川牛膝 9 g	延胡索 9 g	平地木 15 g
甘草 3 g				

7 剂,水煎服。

二诊(2016 年 11 月 22 日)

左膝痛减轻,舌红、苔腻同前。前法有效,续以加强祛风湿,活血通络止痛及利水渗湿。处方:

上方加虎杖 9 g、苍术 12 g、赤小豆 15 g、防己 9 g。

14 剂,水煎服。

消肿散继用。

三诊(2016 年 12 月 22 日)

1 个月后随访患者左膝关节疼痛减轻,行走活动无明显跛行。

四诊(2018 年 1 月 16 日)

1 年多前,左膝术后疼痛,曾经治疗好转,去年 1 月左右加重,又感双膝痛,无外伤。2017 年 2 月 MRI 提示:右膝内侧半月板后角变性,左膝内侧半月板后角撕裂可能。查体:双膝活动可,内外侧胫股关节间隙压痛,肿胀不明显。舌淡暗苔薄白,脉弦。证属筋骨退化,瘀血阻络。处方:

三七断骨巴布膏 2 盒外用。

痹通洗方加紫荆皮 12 g、接骨木 15 g、三棱 12 g、莪术 12 g、木芙蓉叶 15 g。

7 剂,水煎服,外洗。

安康信 2 盒,每日 1 次,每次 1 粒。

五诊(2018 年 1 月 30 日)

双膝疼痛减轻,继上诉外洗方 7 剂,外洗。三七断骨巴布膏 2 盒外贴。以巩固治疗。

【按】左膝关节术后疼痛不适,部分肿胀,活动可,结合苔脉考虑术后气血瘀滞夹湿,故治拟健脾祛湿,活血化瘀,消肿止痛,配合外贴消肿散增强化湿消肿作用。

二诊即左膝疼痛症状减轻,舌苔脉象同前,症状缓解提示前治有效,为进一步取效,加用虎杖祛风湿,活血通络,苍术、赤小豆、防己利水消肿。

三诊症情好转。

1年后,患者双膝痛再次就诊,MRI检查双膝内测半月板后角损伤。因双膝活动尚可,无明显关节活动"交锁"症状,且关节无明显肿胀,故予痹通洗方加强化瘀止痛外洗,外贴膏药,并短期止痛西药应用。

案 11 黄某,女,65岁。

初诊(2017 年 12 月 5 日)

主诉:双膝关节疼痛伴跛行半年。

现病史:患者半年前劳累后出现双膝关节疼痛,行走活动跛行,双小腿略有肿胀,经口服消炎止痛药物后症状无缓解。查体:双膝伸直正常,双膝屈曲部分受限,左膝屈曲120°,右膝屈曲95°。双股四头肌略有萎缩。双膝内侧胫骨髁压痛。近期外院X线提示:双膝退行性改变。苔薄脉细。中医诊断:膝痹;中医证型:肝肾不足,气血痹阻。西医诊断:膝骨关节炎。治法:先拟祛痹止痛。处方:

消肿散7张,外贴,建议随访。

二诊(2018 年 1 月 16 日)

主诉上次用药后症状减轻,后又门诊配药消肿散贴敷数次。经治疗膝痛好转,双小腿轻度肿胀,舌略红,苔薄腻,脉细小滑,拟健脾化湿,活血消肿止痛。处方:

白术 12 g	山药 9 g	白扁豆 6 g	薏苡仁 15 g	防己 9 g
陈皮 6 g	半夏 9 g	茯苓 12 g	赤小豆 15 g	虎杖 9 g
积雪草 15 g	川芎 6 g	当归 9 g	川牛膝 9 g	怀牛膝 9 g
平地木 15 g	延胡索 9 g	白芍 12 g	甘草 3 g	

7剂,水煎服。

三诊（2018 年 3 月 6 日）

双膝疼痛已不明显，双膝轻度肿胀，再予逐痹通络，消肿止痛。处方：

外用痹通洗方加紫荆皮 9 g、泽兰叶 15 g、芙蓉叶 15 g。

三七巴布膏 2 盒，外用。

四诊（2018 年 6 月 12 日）

双膝疼痛好转，可不服用止痛药，双膝仍轻度肿胀，下肢无水肿，膝关节活动可。舌淡红，苔根部薄腻，脉细。再拟健脾利湿，活血消肿止痛。处方：

白术 12 g	山药 9 g	白扁豆 6 g	云苓 12 g	薏苡仁 15 g
陈皮 6 g	川芎 9 g	当归 9 g	川牛膝 9 g	怀牛膝 9 g
三七 6 g	延胡索 9 g	赤小豆 9 g	虎杖 9 g	忍冬藤 15 g
甘草 3 g				

另配三七断骨巴布膏 2 盒，外用。

【按】本案体现了李飞跃治疗膝骨关节炎中药内服外用的特色治疗方法，也体现了魏氏伤科"理伤内外合治"的理念。魏氏伤科中药内治外治各具特色，在疾病的不同阶段，或偏于内治，或偏重于外治，各有侧重。膝骨关节炎临床上分型多样，魏氏伤科根据临床辨证分型分实证、虚证和虚实夹杂证。本案患者湿浊夹血瘀阻络，治疗宜化湿、活血化瘀消肿止痛为大法，方中积雪草为魏氏伤科要药，活血消肿止痛，又具清热解毒渗湿之功，合虎杖、赤小豆消肿，平地木加强活血渗湿。

三诊痛减，予以痹通洗方合清热活血消肿芙蓉叶，紫荆皮合三七断骨膏治。

四诊约 3 个月后复诊，膝痛好转，但仍有轻度肿胀，苔厚腻，再拟前法去除苦寒之药积雪草调治。从此病例可以看出膝痹患者症情易反复，多数休息及即使连续治疗症状好转，劳累后复作，符合退变性疼痛特点，故治疗应耐心，不求速治，应攻伐合度，养护脾胃，筋骨并治。

案 12 骆某，女，69 岁。

初诊（2018 年 4 月 17 日）

主诉：双膝关节疼痛不适 3 年余。

现病史：患者 3 年前开始出现双膝关节疼痛，行走活动受限，疼痛症状尤其以上下楼梯时明显，无明显外伤史。外院双膝 X 线片检查示：双膝关节退行性变,双膝关节间隙狭窄。曾在外院予以中西药物内服外用及理疗治疗,效果一般。查体:双膝关节轻度肿胀,双膝关节屈曲活动受限,右膝屈曲 100°,左膝屈曲 90°,左膝内侧间隙压痛,双膝浮髌试验弱阳性,双膝髌股关节挤压试验阳性,双膝抽屉试验阴性,麦氏征阴性。舌质偏暗,苔薄,脉细。中医诊断:膝痹;中医证型:血瘀痹阻,为肿作痛。西医诊断:膝骨关节炎。治法:先拟活血消肿止痛。处方:

血塞通 1 盒,口服,每日 2 次,每次 2 片。

消肿散 14 剂,外敷,每次 1 剂,外贴 12 小时。

二诊(2018 年 5 月 15 日)

用药后症状好转,双膝似有轻度肿胀及屈膝活动部分受限。胃纳稍差,舌质偏暗,苔中部薄腻,脉细。治拟祛湿和胃,通络止痛。处方:

苍术 12 g	白术 12 g	川朴 6 g	薏苡仁 15 g	猪苓 9 g
茯苓 12 g	焦山楂 9 g	六神曲 9 g	木香 6 g	白豆蔻 9 g
陈皮 6 g	半夏 9 g	川牛膝 9 g	伸筋草 15 g	川木瓜 18 g
䗪虫 9 g	延胡索 9 g	路路通 9 g	白芍 12 g	甘草 3 g

7 剂,水煎服。

【按】此例患者为老年退变性膝关节炎,双膝关节疼痛伴活动受限,左膝屈曲受限更甚。李飞跃初诊辨为血瘀阻滞,为肿作痛,先予血塞通片口服活血止痛,同时结合魏氏伤科验方消肿散消肿止痛。

二诊时,患者膝关节疼痛好转,舌偏暗,苔中腻,脉细,同时患者胃纳欠馨,辨为湿浊内蕴、胃失和降兼有瘀滞,李飞跃用药重在祛湿和胃、舒筋活血止痛,方中苍术、白术、川朴、薏苡仁、猪苓、茯苓健脾化湿,山楂、六神曲、木香、白豆蔻、陈皮、半夏理气和胃,川牛膝、伸筋草、川木瓜、䗪虫、延胡索、路路通舒筋活血通络。故虽为膝痹,逐痹止痛为重,但应时时养护脾胃,祛湿合胃。

案 13　周某,女,63 岁。

初诊(2018 年 4 月 24 日)

主诉:双膝关节疼痛不适 3 个月。

现病史:患者自述 3 个月前无明显诱因下出现双膝关节疼痛不适,右膝较左膝明显。疼痛症状尤以上下楼梯明显,行走活动受限。2018 年 4 月外院双膝 X 线片检查示:双膝内侧关节间隙狭窄,胫骨内髁增生。曾在外院予以消炎止痛药及膏药外贴治疗,症状改善不明显。查体:双膝关节无明显肿胀,双膝浮髌试验阴性,右膝内侧间隙压痛,左膝内侧间隙轻压痛,双膝屈伸活动受限:右膝屈 110°、伸 0°,左膝屈 125°、伸 5°。舌质偏红,苔腻,脉细。中医诊断:膝痹;中医证型:痰瘀互结,膝骱痹阻。西医诊断:膝骨关节炎。治法:祛痰湿,化瘀活血,逐痹止痛。处方:

消肿散 7 剂,外贴,每日 1 次,每次 12 小时。

内服方:

苍术 12 g	厚朴 6 g	薏苡仁 15 g	防己 9 g	猪苓 12 g
川牛膝 9 g	积雪草 15 g	赤芍 9 g	丹皮 9 g	生地 12 g
三七 6 g	虎杖 9 g	忍冬藤 15 g	延胡索 9 g	䗪虫 9 g
甘草 3 g				

7 剂,水煎服。

二诊(2018 年 5 月 8 日)

用药后双膝疼痛症状好转。舌淡红,苔中部薄腻,脉细。原方有效,再拟前法出入。处方:

上方䗪虫改 6 g。

7 剂,水煎服。

三诊(2018 年 5 月 22 日)

疼痛较前好转,双膝行走时仍感隐痛不适,双下肢乏力症状明显,舌淡,苔薄,脉细。外用洗方:

痹通洗方加紫荆皮 12 g、露蜂房 18 g。

7 剂,煎水外洗,每日 2 次,每剂药用 2 日。

三七巴布断骨膏 2 盒,外贴,每日 1 次,每次贴 12 小时,每贴药连用 2 日。

【按】膝骨关节炎临床以分级来区分病情严重程度。本例患者双膝疼痛 3 个月,X 线片关节间隙狭窄,至少在Ⅱ°加至Ⅲ°中等的严重病例。因已有关节结构改变,故保守治疗疗程长。初诊结合舌苔脉象,辨为痰湿兼夹瘀血互结,关节痹阻,拟祛痰湿,化瘀血,逐痹止痛。方用苍术、川朴、薏苡仁、防己、猪苓燥湿化痰利水,川牛膝、延胡索、䗪虫活血祛瘀、通络止痛,积雪草活血消肿,赤芍、丹皮、生地、三七化瘀行血止痛,虎杖、忍冬藤活血清热通络止痛。

二诊时患者症状减轻,效不更方,予原方减少䗪虫用量。䗪虫一味,别名土地鳖、土鳖、节节虫、蚂蚁虎。味咸,性寒,小毒。入肝经,功效重在破血逐瘀、续筋接骨。《本草通玄》曰:破一切血积,跌打损伤,接骨。该药有小毒,故不宜久用,多用,中病即止。

三诊时患者双膝仍有隐痛乏力,病情进入慢性阶段,拟缓治图效,李飞跃改为外用方治疗。予痹通洗方加紫荆皮12 g、露蜂房18 g,前者重在活血通络消肿。露蜂房一味,味微甘,性平,小毒,入肝、胃、肾经。功效:祛风止痛,解毒消肿,杀虫止痒。主治:风湿痹痛,风虫牙痛,痈疽恶疮,瘰疬,喉舌肿痛等。《本草汇言》曾记载"露蜂房,治风痹肿痛……及历节风痛,痛如虎咬,盖取其以毒治毒之义云"。故对严重关节肿痛,痹证日久不愈或伴关节肿大等所谓尪痹,可加重露蜂房等虫类搜剔之品以疏通经络,追风定痛。

📋 案14　刘某,女,60岁。

初诊(2018年6月7日)

主诉:双膝关节疼痛不适7年,加重1个月。

现病史:患者既往双膝关节疼痛病史7年,无明显外伤,疼痛症状尤以上下楼梯及阴雨天症状明显,曾在外院治疗4~5次,予以药物口服及膏药外贴(具体用药不详),经治疗后症状改善。近1个月来自感双膝关节疼痛症状较前加重,休息后症状改善不明显。查体:双膝关节伸屈活动基本正常,双膝关节轻度肿胀,双膝浮髌试验弱阳性,双侧髌骨内外侧支持带压痛,舌质偏暗,苔薄,脉细。中医诊断:膝痹;中医证型:瘀血阻络,为肿作痛。西医诊断:膝骨关节炎。治法:化瘀消肿止痛。处方:

双膝关节站立位X线片。

消肿散14剂,外敷,每日1次,每次12小时。

内服方:

积雪草15 g	川芎9 g	当归9 g	丹参9 g	赤芍9 g
川牛膝9 g	忍冬藤15 g	虎杖9 g	赤小豆15 g	蒲黄9 g(包)
延胡索9 g	䗪虫9 g	甘草3 g		

7剂,水煎服。

二诊（2018 年 6 月 26 日）

双膝关节疼痛症状较前稍有改善，双膝关节站立位 X 线片示：双膝关节间隙狭窄，关节间隙骨赘增生明显，影像评分；Kellgren-Lawrence 分级 Ⅱ～Ⅲ级。患者另诉服用中药后大便不成形。舌质偏暗，舌边齿印，苔薄，脉细。原方有效，再拟原治配合益气健脾调治，内服方：

上方去积雪草，加黄芪 15 g、党参 15 g、白术 12 g、山药 9 g、茯苓 12 g、平地木 15 g。

7 剂，水煎服。

消肿散 14 剂，用法同前。

三诊（2018 年 7 月 17 日）

双膝关节疼痛好转，大便正常。查体：双膝关节肿胀不明显，双膝关节浮髌试验阴性，双小腿轻度肿胀，舌质偏暗，舌边齿印，苔薄白，脉细。证属气虚瘀滞，经络痹阻。治拟益气化瘀，通络止痛调治。内服方：

黄芪 15 g	川芎 6 g	当归 9 g	蒲黄 9 g(包)	丹参 9 g
红花 6 g	川牛膝 9 g	三七 6 g	赤芍 9 g	地龙 9 g
䗪虫 6 g	平地木 15 g	防己 9 g	茯苓 12 g	延胡索 9 g
甘草 3 g				

7 剂，水煎服。

消肿散 7 剂，用法同前。

四诊（2018 年 7 月 31 日）

双膝关节疼痛症状明显好转，双膝行走乏力，双膝关节浮髌试验弱阳性，胃纳差，舌质偏暗，舌体略胖，苔薄腻，脉细。证属脾虚湿滞，血行不畅，筋络失养。再拟健脾化湿、活血强筋通络调治。内服方：

白术 12 g	山药 9 g	茯苓 12 g	防己 12 g	平地木 15 g
川芎 9 g	当归 9 g	丹参 9 g	红花 6 g	三七 6 g
川牛膝 9 g	怀牛膝 9 g	楮实子 12 g	千年健 15 g	甘草 3 g

7 剂，水煎服。

消肿散 7 剂，用法同前。

五诊（2018 年 8 月 28 日）

双膝关节疼痛时轻时重，双膝活动无明显受限，双膝浮髌试验阳性，左膝

内侧脂肪垫压痛,舌质淡暗,苔腻,脉细。拟燥湿消肿止痛。内服方:

苍术 12 g	白术 12 g	川朴 6 g	薏苡仁 15 g	威灵仙 9 g
香附 9 g	川牛膝 9 g	䗪虫 9 g	地龙 9 g	防己 9 g
延胡索 9 g	忍冬藤 18 g	蒲黄 9 g	积雪草 15 g	猪苓 9 g
茯苓 9 g	半边莲 9 g	甘草 3 g		

7 剂,水煎服。

六诊(2018 年 9 月 11 日)

双膝疼痛症状明显好转,但双膝乏力,舌质偏暗,舌边齿印,苔腻,脉细。证属气虚湿滞血瘀,筋骨失养。再拟益气健脾,祛湿活血,强筋调治。内服方:

黄芪 30 g	党参 15 g	白术 12 g	山药 9 g	白扁豆 9 g
茯苓 12 g	防己 12 g	陈皮 6 g	半夏 9 g	三七 6 g
川芎 6 g	当归 9 g	楮实子 12 g	千年健 15 g	五加皮 12 g
谷芽 9 g	麦芽 9 g	炙甘草 6 g		

7 剂,水煎服。

三七巴布断骨膏 1 盒,外贴,每日 1 次,每次贴 12 小时,每次 1~2 片。

【按】膝痛活动受限,原因众多。临床常见膝关节退行性骨关节炎多见中老年女性,膝痛,活动受限,症状易反复,主要为肝肾亏损、慢性劳损所致,本例初诊先予患者行双膝关节 X 线片检查明确膝关节炎程度,同时结合苔脉辨为瘀血肿痛,予消肿散外敷消肿止痛,同时予以中药祛瘀消肿止痛调治,此方药物积雪草,为魏氏伤科要药,辛、苦、寒,主以活血消肿止痛,兼以利水渗湿,故对伤科无论新鲜损伤或慢性损伤急性发作之止痛均可应用。

二诊时,患者症状好转,转拟标本同治,予加黄芪、党参、白术、山药、茯苓以补益气血,另加平地木一味,又名矮地茶,辛、微苦、平,入肺、肝经,化痰止咳、利湿、活血为主。李飞跃膝痹用此药,是欲借其活血利湿作用,主要用于风湿痹痛有滑膜肿胀者多用。

三诊、四诊以症状进退选用健脾益气、活血强筋变化用药。

五诊时患者双膝积液,浮髌试验弱阳性,舌淡暗,苔腻,湿郁化痰,痰瘀互结之势得见,方药转而化痰燥湿、祛瘀消肿止痛,并加入消肿散毒力强的半边莲应用。

六诊时峻药用后,痛虽缓,然正气亦受损,患者出现乏力之候,李飞跃此时则用益气健脾、化湿强筋之方调治。整体症状渐得以改善。

案 15 周某,女,69 岁。

初诊(2018 年 6 月 5 日)

主诉:腰部疼痛伴活动受限 3 个月。

现病史:患者 3 个月前出现腰部疼痛,伴活动受限,行走活动跛行。有时双下肢疼痛。查体:腰椎屈伸活动受限,双抬腿正常,双伸屈脚蹞趾肌力正常,右足动脉搏动轻度减弱。中医诊断:腰痛;中医证型:肝肾不足。西医诊断:腰椎退变。处方:

予双下肢动静脉 B 超、腰椎 MRI 检查。

伸筋活血合剂 2 瓶。每日 2 次,每次 20 ml 温水冲服。

二诊(2018 年 7 月 10 日)

腰部疼痛仍有,双下肢疼痛好转,双下肢动静脉 B 超示:双下肢动脉斑块。腰椎 MRI 示:$L_4 \sim L_5$ 椎间盘突出。另诉近日后膝痛明显,检查,右膝伸屈活动受限。右膝胫骨髁压痛阳性。舌红、苔薄腻,脉偏细。证属脾虚湿滞,气血痹阻。治拟健脾化湿,活血止痛。处方:

白术 12 g	山药 9 g	白扁豆 6 g	薏苡仁 15 g	防己 12 g
川牛膝 9 g	茯苓 12 g	川芎 6 g	当归 9 g	䗪虫 6 g
积雪草 15 g	延胡索 9 g	甘草 3 g	透骨草 12 g	

7 剂,水煎服。

消肿散 7 剂。外贴,每日 1 剂。

三诊(2018 年 7 月 17 日)

右膝痛好转,右膝伸直 5°,屈膝 110°活动受限,右膝轻度肿胀,右小腿轻度肿胀,右膝胫骨髁压痛,舌苔同前,脉偏数。再拟消肿通络止痛。处方:

生地 12 g	积雪草 15 g	川芎 6 g	当归 9 g	虎杖 9 g
忍冬藤 15 g	川牛膝 9 g	三七 6 g	䗪虫 9 g	延胡索 9 g
赤小豆 15 g	平地木 15 g	甘草 3 g		

7 剂,水煎服。

建议右膝 MRI 检查。

消肿散 7 剂,外贴每日 1 剂,迈之灵 1 盒。每日 3 次,每次 1 片。

四诊(2018 年 7 月 23 日)

病史同前,右膝症状好转,右膝 MRI 检查示:右髌骨软化症,右胫骨平台骨损伤伴大片骨髓水肿,内侧半月板后角撕裂。舌脉同前。处理原治有效,加强通络止痛。处方:

上方去虎杖、忍冬藤,加丝瓜络 9 g、白芍 12 g、没药 9 g。

7 剂,煎服外用。

消肿散 7 张外贴。

迈之灵 1 盒,口服,每日 2 次,每次 2 片。

五诊(2018 年 7 月 31 日)

症状减轻,右膝胫骨内髁仍有压痛,右膝肿胀。脉尚平,苔薄。再拟活血消肿止痛。处方:

7 月 17 日方加半边莲 9 g、透骨草 12 g。

14 贴,水煎服。

继消肿散、迈之灵应用。

六诊(2018 年 8 月 21 日)

病史同前,右膝痛明显好转,主诉下肢乏力。查体:右膝伸直部分受限,右膝仍有轻度肿胀,右小腿肿胀。苔薄脉平。处方:

7 月 31 日方去虎杖、积雪草、半边莲,加茯苓 12 g、丝瓜络 9 g、楮实子 12 g。

7 剂,水煎服。头二汁内服药渣煎水外洗。

消肿散 10 张,迈之灵 1 盒。

七诊(2018 年 9 月 11 日)

仍感右下肢乏力。查体:右膝伸直受限,轻度肿胀。舌淡苔薄,脉平。处方:

原方继服。

消肿散 10 张。

八诊(2018 年 10 月 23 日)

经门诊转方 1 次,近来右膝乏力,疼痛减轻,右膝轻度肿胀,活动可,舌边齿印,舌质偏淡,脉细。治拟益气养血,滋肾强筋调治。处方:

黄芪 30 g	当归 9 g	川芎 6 g	茯苓 12 g	熟地 12 g
川断 9 g	桑寄生 9 g	川牛膝 9 g	怀牛膝 9 g	楮实子 12 g
千年健 15 g	肉苁蓉 9 g	淫羊藿 9 g	炙甘草 6 g	

三七断骨巴布膏 2 盒,外贴;蒸敷方 4 包,膝部热敷。

【按】本例初诊腰痛后主诉右膝痛明显,MRI 检查右胫骨上段骨髓水肿;提示骨挫伤明显,治疗以活血消肿止痛为主。其中主要应用积雪草活血消肿,理伤止痛。六诊疼痛好转停用。其间针对疼痛反复伴膝部肿胀,配合用没药、透骨草加强活血散瘀止痛;半边莲消肿解毒。用此药解毒,此"毒"乃指程度较重的病症,以及《金匮要略心典》之"毒,即气蕴结不解之谓"及《古书医言》所言"邪盛谓之毒"解释,为病邪蕴结不解的状态。结合本病例,膝痛肿胀反复,即认为治宜散毒。

本例诊治后期痛减,膝部无力,结合苔脉舌象,施以培本固元,补肝肾强筋骨为治,以求全效。

案 16 陆某,女,54 岁。

初诊(2018 年 6 月 26 日)

主诉:双膝酸痛不适 1 年余。

病史:患者于 1 年余前无特殊原因出现双膝关节酸痛不适,尤以上下楼梯是疼痛明显,曾于外院摄双膝 MRI 示:双膝退变。查体:双膝活动基本正常,左髌股关节压痛,左髌股研磨试验阳性,双浮髌试验弱阳性。舌淡暗,苔薄腻,脉沉细弦。中医诊断:膝痹;中医证型:气血瘀滞证。西医诊断:膝骨关节炎。治法:先拟活血消肿止痛。处方:

消肿散 4 剂,外贴,每日 1 次;伸筋活血合剂 2 瓶,每日 2 次,每次 20 ml 温水冲服。

予膝关节 MRI 复查。

二诊(2018 年 7 月 10 日)

左膝关节轻度肿胀,疼痛较前稍减轻。

MRI 检查预约中,维持原治。

三诊(2018 年 7 月 31 日)

主述左膝关节疼痛及肿胀改善不明显。左膝关节 MRI 示:左髌骨下关节面异常信号,软骨面变薄,欠平整,半月板变性,关节腔少量积液。舌淡暗,苔薄腻,脉细弦。证属瘀滞伴湿浊阻络,为肿为痛。治拟活血化瘀,利湿消肿止痛。内服方:

生地 12 g	川芎 6 g	当归 9 g	积雪草 15 g	三七 6 g
川牛膝 9 g	延胡索 9 g	䗪虫 9 g	白术 12 g	茯苓 12 g
谷芽 9 g	麦芽 9 g	甘草 3 g		

7 剂,水煎服。

另予消肿散 7 剂,继外贴,每次 1 次。

四诊(2018 年 8 月 14 日)

病史同前,上周门诊,转方一次,述上次治疗用药后疼痛减轻,但有酸楚。舌淡,苔薄黄腻,脉细。再拟清化湿热,强筋止痛。内服方:

枳壳 6 g	竹茹 9 g	黄柏 9 g	薏苡仁 15 g	陈皮 6 g
半夏 9 g	猪苓 9 g	川牛膝 9 g	三七 6 g	楮实子 12 g
千年健 15 g	䗪虫 6 g	甘草 3 g		

14 剂,水煎服。头二煎内服,药渣煎水外洗。

左大腿股四头肌功能锻炼。

【按】本例双膝上下楼疼痛,MRI 提示:左髌骨下关节面异常,软骨面变薄,欠平整。临床上诊断为髌骨软化症。本病多以膝关节前侧疼痛,久坐起立时、下楼及下坡时痛甚,常有腿打软、关节怕凉或反复肿胀等症状。严重时发展为骨性关节炎。

本例三诊结合 MRI 检查髌股关节病变明确,患者仍有肿胀,除继外贴消肿散外,投以中药以活血化瘀,消肿止痛。

四诊疼痛好转,但舌象提示湿热征象,《内经》曾曰:"湿热不攘,大筋𤸃软,小筋弛长,软短为拘,弛长为痿。"因湿热致痿或肢体无力痿软,故方改为清化湿热,活血强筋止痛。

方中所用楮实子,甘寒,归肝、脾、肾经,功效补肾清肝健脾,主治肾虚腰膝酸软等症。《日华子本草》称其"壮筋骨,助阳气,补虚劳,助腰膝……"魏氏伤科常将该药与千年健合用。千年健祛风除湿,舒筋止痛,强筋骨,两药合用壮筋骨之力倍增,又兼具有补肾祛风除湿、舒筋止痛功效。

案 17 孟某,女,64 岁。

初诊(2018 年 8 月 14 日)

主诉:腰部酸及双下肢麻木数月。

现病史：患者数月前无明显诱因下出现腰部酸痛伴双下肢麻木不适，曾查腰椎 MRI 示：$L_4 \sim L_5$ 椎间盘突出。查体：腰椎活动无限制，无侧弯，双抬腿正常，双伸屈脚踇指肌力正常，跟反射迟钝，$L_4 \sim L_5$ 棘间压痛。双膝活动正常，双膝髌周压痛，髌股加压研磨试验阴性，抗阻力试验阳性。舌质干，舌暗，苔黄腻，脉细滑。中医诊断：腰痛，膝痹；中医证型：湿热阻络，气血瘀阻。西医诊断：腰椎间盘突出症。膝骨关节炎。治法：清热利湿，活血通络止痛。内服方：

知母9g	黄柏9g	薏苡仁15g	川朴6g	陈皮6g
半夏9g	猪苓9g	川芎9g	当归9g	丹皮9g
桃仁9g	生地12g	䗪虫6g	川地龙9g	川牛膝9g
延胡索9g	甘草3g			

14剂，水煎服。

二诊（2018 年 8 月 28 日）

患者症状好转，口干改善，苔黄腻好转，脉细滑，舌偏暗。处方：

2018 年 8 月 14 日去知母黄柏，加枳壳 6g、竹茹 9g、络石藤 18g、生蒲黄 9g。

7剂，煎服。

三诊（2018 年 9 月 11 日）

腰膝部疼痛症状明显好转。久行后症状复发，舌暗、苔薄黄腻、脉细滑。处方：

予 2018 年 8 月 28 日方加黄芪 15g、积雪草 15g、三七 6g。

14剂，水煎服。

另蒸敷方 4 包，外用。

【按】腰膝痛，双下肢麻木，中医辨证湿热阻络，当以清热化湿通络为大法，同时配合活血止痛或祛风止痛药；虚证则在湿热渐去的基础上合以强筋药应用。本例首诊以黄柏、知母为君清热燥湿，以知母佐以滋阴降火，薏苡仁健脾胃，除湿痹，缓拘挛，舒筋络。

二诊苔黄腻好转，则及时去除苦寒之知母、黄柏，加强祛瘀通络。

三诊症见缓但不持久，苔薄黄腻，舌暗脉细滑，湿热渐除，而气血亏虚，血行推动无力，瘀滞仍存，故适时入黄芪、三七加强益气行瘀。

案 18　萧某,女,66 岁。

初诊(2017 年 11 月 21 日)

主诉:右腰臀、大腿外侧疼痛近 1 年,伴双膝上下楼梯时疼痛多年。

现病史:患者 1 年前腰部及右大腿外侧疼痛,无外伤,口服消炎止痛药物治疗,症状无减轻。多年前上下楼梯时出现双膝关节疼痛。2017 年双膝 MRI 提示:双膝半月板变性,右股骨髁部分骨髓水肿。查体:腰椎活动基本正常,右髋"4"字试验弱阳性,双抬腿正常,双伸屈脚蹬指肌力 Ⅴ°,腰部压痛不明显,右臀上压痛,双膝活动正常,浮髌试验阴性,舌质淡红,苔薄,脉偏细。中医诊断:痹病;中医证型:气血亏虚证。西医诊断:双膝骨关节炎,腰椎间盘突出伴椎管狭窄可能。治法:补益气血,舒筋通络止痛。处方:

双髋正位片。

二诊(2017 年 11 月 28 日)

X 线平片示右股骨头形态欠光整,股骨头包容性差。右髋活动无明显限制。补充诊断:右髋骨关节炎,右髋臼发育不良。上次用药后症状有改善。舌偏红、苔薄,脉偏细。拟舒筋通络止痛,兼以补益肝肾。处方:

予伸筋活血合剂 2 瓶,每日 2 次,每次 20 ml,温水冲服。

三诊(2018 年 1 月 16 日)

近两周右臀部疼痛明显。舌偏红,苔薄,脉小弦。治拟补益肝肾,通络止痛。处方:

杜仲 12 g	桑寄生 9 g	续断 9 g	伸筋草 15 g	秦艽 6 g
川牛膝 9 g	怀牛膝 9 g	川木瓜 18 g	地龙 9 g	䗪虫 6 g
路路通 9 g	络石藤 18 g	延胡索 9 g	白芍 12 g	甘草 3 g

7 剂,水煎服。

嘱必要时建议住院治疗。

四诊(2018 年 1 月 30 日)

右臀部疼痛好转。服药后大便次数增多 1 次。舌红已转淡,苔薄,脉细。原治有效,加强祛风除湿,活血通痹止痛。处方:

上方加当归 9 g、细辛 6 g、独活 9 g。

7 剂,水煎服。

另三七断骨巴布膏 2 盒外用。

【按】该例患者腰臀大腿痛 1 年余,双膝疼痛多年,临床检查腰椎活动可,抬腿肌力正常,右髋外展外旋活动部分受限。膝部已经 MRI 检查有半月板变性,右股骨髁骨挫伤等退变改变;首先需排除右髋本身病变,经 X 线片检查,右髋股骨头髋臼包容性差,股骨头形态欠光整,考虑髋臼先天发育不良诱发髋骨关节炎,其腰臀大腿外侧疼痛,症状考虑与髋部病变有关。总体为肝肾不足,筋骨失养,经络痹阻。因为慢性病变,故先予魏氏伤科伸筋活血合剂成药应用。

三诊,右臀部疼痛明显,故建议住院;进一步腰部检查之外,用药加强通络止痛,酌情加地龙、䗪虫、路路通、络石藤、延胡索。

四诊疼痛好转,则加强通痹止痛,原方加用当归、独活、细辛。

本例所用伸筋活血合剂为魏氏伤科特色经验方。方中君药伸筋草有祛风散寒,舒筋活血止痛的作用;配桑寄生、狗脊、续断等可强筋骨、补肝肾、祛风湿、通行血脉;木瓜、白芍、甘草酸甘化阴,舒筋通络解肌;制乳香、没药、当归活血化瘀止痛,川牛膝、秦艽合用祛风化湿通络。诸药合用,共奏行筋通络、活血止痛,兼以补益肝肾之功效。现魏氏伤科已制成成药(煎剂)。

第三节 骨 质 疏 松

案 1　范某,女,63 岁。

初诊(2009 年 10 月 22 日)

主诉:腰背酸痛多年,加重 2 周。

现病史:患者多年前出现腰背部酸痛不适,伴轻度驼背。诉有肋骨骨折病史。近 2 周无明显诱因出现症状加重。查体:腰后伸受限,下胸上腰段脊柱后突。2009 年 9 月外院骨密度测定示:$L_2 \sim L_4$ 为 $-2.4SD$。苔薄,脉细弦。中医诊断:骨痿;中医证型:气血不足,肾气亏虚,腰督失养。西医诊断:骨质疏松症。治法:宣通痹通。处方:

治以蒸敷方局部外敷。

配合密盖息针肌内注射。

二诊(2009 年 11 月 3 日)

腰背酸痛明显好转。脉细弦,苔薄稍腻。证属肾气亏虚,脾虚失运,腰督

失养。治宜健脾滋肾,壮骨止痛。内服方:

党参 15 g　　白术 12 g　　云苓 12 g　　生地 12 g　　熟地 12 g

广陈皮 6 g　　枸杞子 9 g　　女贞子 9 g　　杜仲 9 g　　淫羊藿 9 g

川牛膝 9 g　　怀牛膝 9 g　　金雀根 12 g　　甘草 3 g

14 剂,水煎服。

并服用福善美片,每周 1 次,每次 1 片。

三诊(2009 年 11 月 17 日)

腰背酸痛好转,苔薄,脉细,近日多痰,面色发白,再前法出入。处方:

上方去金雀根,加紫菀花 9 g、杏仁 9 g、浙贝母 9 g、款冬花 9 g、制狗脊 9 g。

14 剂,水煎服。

并外敷三七断骨巴布膏。

随访

2 个月后,患者腰背酸痛明显减轻,活动改善,正常生活。

嘱继续服用福善美片。

【按】骨质疏松治疗如疼痛明显,李飞跃临床常"中西医协同治疗",先以降钙素密钙息止痛以较快缓解疼痛。之后应用中药汤药。本例二诊以健脾滋肾为大法,合用金雀根,本品为锦鸡儿的根,甘微温,归肝脾经,有补气健脾、益肾祛风、活血止痛功效。虚劳伤痛用之尤宜。

三诊,腰背酸痛好转,但痰多,除对症用药外,加入狗脊以加强补肝肾,强筋骨,温散风湿止痹痛。

案 2　王某,女,68 岁。

初诊(2009 年 12 月 24 日)

主诉:双肩及颈背疼痛半年。

现病史:患者近半年来出现双肩部及颈背疼痛不适。无外伤,胃纳差,二便调。诉有骨质疏松症病史。查体:颈椎活动正常,双肩关节活动正常,双颈肩部压痛,苔薄,脉细,舌偏淡。中医诊断:骨痿;中医证型:年老脾肾亏损,筋骨失养。西医诊断:骨质疏松症。治法:健脾滋肾,祛风湿止痛。内服方:

党参 15 g　　黄芪 18 g　　广陈皮 6 g　　白术 9 g　　山药 9 g

云苓 12 g	杜仲 9 g	桑寄生 9 g	独活 9 g	女贞子 9 g
山茱萸 9 g	生地 12 g	熟地 12 g	当归 9 g	川芎 9 g
肉苁蓉 9 g	金雀根 12 g	鹿衔草 15 g	狗脊 9 g	络石藤 9 g
甘草 3 g				

14 剂,水煎服。

并密盖息针剂隔日注射。

二诊(2010 年 1 月 14 日)

颈背肩部仍有疼痛,脉细,苔薄,舌略暗。再前法出入,加强活血化瘀,温补脾肾。内服方:

上方去肉苁蓉,加丹参 9 g、淫羊藿 9 g、骨碎补 12 g、参三七粉 3 g。

14 剂,水煎服,每日 1 剂,分 2 次服。

三诊(2010 年 1 月 28 日)

颈背痛好转,大便不干,苔薄,舌质暗好转。前法有效,继进以治,酌减活血化瘀药物。内服方:

上方参三七粉改为 2 g。

14 剂,水煎服。

四诊(2010 年 2 月 25 日)

患者经治疗后症状明显好转,颈背酸痛好转,大小便正常,述近来腰酸,苔薄腻,脉细,继前法。内服方:

上方加白扁豆 9 g、肉苁蓉 9 g。

14 剂,水煎服。

五诊(2010 年 3 月 18 日)

述近来颈部酸楚,双上背酸楚,夜寐差,舌淡,苔薄,脉细。处方:

上方去骨碎补、肉苁蓉、三七粉,加葛根 12 g、桑枝 9 g。

14 剂,水煎服。

随访

患者 1 个月后颈肩酸痛基本消除,活动自如,不影响正常生活,嘱避风寒。

【按】骨质疏松症中医将其归属于"骨痹""骨痿"范畴,《素问·痿论》曰"肾气热,则腰脊不举,骨枯而髓减,发为骨痿""肾水不足,水不胜火,则骨枯髓虚,故足不任身,发为骨痿",此论述肝肾阴虚,骨髓失养,可发骨痿。同时中医病因分析骨痹骨痿与肾精不足,脾肾亏虚,肝郁血虚,气血不足,气滞血瘀等密切相关。

李飞跃综合了前贤对"骨痹""骨痿"的论述,并结合魏氏伤科前贤对本病的认识,提出骨质疏松症就中医病机而言,总责之脾肾二脏虚损。《医精经义》:"肾藏精,精生髓,髓生骨,故骨者肾之所合也,精者,肾精所生,精足则髓足,髓在骨内,髓足则骨强。"肾能接受五脏六腑所传之精而封藏之,充养于骨,涵养于骨,对骨的生长发育和维持骨的成分结构正常具有重要作用。肾气衰,则精液枯,不能充养骨髓,以致骨质稀疏,痿软无力。同时,脾与肾密切相关。肾为先天之本,脾为后天之本,两者转相滋养,互为所用。肾虚阳气衰弱,则脾失温煦而运化失权;脾虚生化乏源,则五脏之精少而肾失所藏,骨质失养,变生此病。本案治疗以健脾滋肾为纲,合以祛风湿止疼痛。首诊以狗脊、金雀根、鹿衔草合用,补肾祛风湿止痛。后根据苔脉变化,或化瘀止痛,或健脾以舒筋通络合之。

案3 李某,女,81岁。

初诊(2012年8月9日)

主诉:腰部疼痛及左下肢疼痛多年,加重1年。

现病史:患者腰痛伴双下肢酸痛,乏力多年。曾多次就医,诊断为腰椎间盘突出症伴椎管狭窄症,骨质疏松症,腰椎退行骨关节炎。曾行口服药物,手法治疗,症状时作时止。行走后加重,休息后得缓。近日行走多,下肢酸胀疼痛症状加重。外院CT:腰椎广泛增生,椎管畸形伴椎管狭窄。查体:胸腰段后突畸形。腰椎屈伸活动受限,前屈50°,后伸10°。抬腿双侧90°。双下肢肌力Ⅴ°。跟膝反射引出。舌偏暗,质略干,苔薄,脉细。中医诊断:腰腿痛,痿证;中医证型:肝肾亏损,气虚瘀滞。西医诊断:腰椎退变,腰椎管狭窄,骨质疏松症。治法:先拟舒筋通络,兼以补益肝肾。处方:

伸筋活血合剂2瓶。每日2次,每次20 ml温水冲服。

并予下肢血管B超检查。

二诊(2012年9月11日)

患者服用上药及自行休息后腰腿疼痛缓解。双下肢血管B超示:双下肢动脉粥样斑块形成,右足背动脉内径偏窄,流速偏低,双下肢深静脉血流通畅。

处方：

继续服用伸筋活血合剂；加用威利坦片口服。

三诊(2012 年 10 月 23 日)

腰腿疼痛酸胀症状均见减轻，但尚未完全缓解。检查：胸腰段后突，腰椎活动较前改善明显。前屈 90°，后伸 25°，左右 30°。双侧直腿抬高 90°，双下肢肌力感觉正常。双跟、膝、踝反射引出。舌略红，苔薄，脉细略数。证属肝肾不足，瘀滞阻络。治拟补益肝肾，化瘀通络。处方：

独活 9g	桑寄生 9g	杜仲 9g	骨碎补 9g	白芍 9g
川芎 9g	丹参 9g	当归 9g	川牛膝 9g	怀牛膝 9g
川地龙 9g	䗪虫 9g	络石藤 18g	三七 6g	甘草 3g

7 剂，水煎服。

另予以鲑降钙素肌内注射。

【按】 本案患者虽有骨质疏松症，但临床以腰腿痛症状为主，故中医调治先拟舒筋通络止痛为基本治疗，方取魏氏成药伸筋活血汤。以伸筋草、木瓜、牛膝舒筋通络；当归、狗脊、乳香、没药活血止痛。该药补通兼顾，方中杜仲、桑寄生、川断滋肾以固根本。又兼顾治疗骨质疏松，一举两得。本患者药后症状有所缓解，但始终迁延未能痊愈，再治拟加强补益肝肾，化瘀通络。白芍、川芎、丹参、当归，参四物汤之意，加独活、桑寄生、杜仲、骨碎补，取独活寄生汤之意补肝肾，川牛膝、怀牛膝能补能行。川地龙、䗪虫是魏氏伤科常用的药对，配合络石藤、三七活血通络，最终达到补肾活血之功效。

对临床严重的骨质疏松，李飞跃不排斥西药应用，对典型的骨质疏松，伴疼痛明显者，多配合应用降钙素，取其中枢性镇痛作用，缓解疼痛。

案 4 方某，女，80 岁。

初诊(2009 年 5 月 9 日)

主诉：腰部疼痛 20 余年，加重 2 周。

现病史：患者腰痛 20 多年，近 2 周来症状明显加重，外院 X 线摄片报告：第 4 腰椎 1 度滑脱。骨密度测定显示：骨质疏松。查体：驼背畸形，腰椎侧弯，腰背压痛广泛，屈伸活动受限，舌淡，苔腻，脉细弦。中医诊断：骨质疏松症；中医证型：脾虚肝旺。治法：健脾滋肾，平肝通络。内服方：

厚朴9g	白术9g	薏苡仁9g	焦山楂9g	焦神曲9g
桑寄生9g	川牛膝9g	怀牛膝9g	白蒺藜9g	川芎9g
楮实子12g	茯苓12g	络石藤15g	甘草3g	延胡索9g
地龙9g	川芎9g			

7剂,水煎服,每日1剂,分2次口服。

二诊(2009年5月16日)

患者服药后疼痛好转,活动自觉利索,苔腻,脉弦。证属脾虚肝旺。治拟健脾滋肾,平肝通络。内服方:

厚朴9g	白术9g	薏苡仁9g	焦山楂9g	焦神曲9g
桑寄生9g	川牛膝9g	怀牛膝9g	白蒺藜9g	川芎9g
楮实子12g	茯苓12g	络石藤15g	甘草3g	延胡索9g
地龙9g	川芎9g	牡蛎30g	何首乌9g	

7剂,水煎服,每日1剂,分2次口服。

随访

1个月后随访,患者腰部无明显疼痛,腰椎较治疗前明显好转,无明显不适,不影响正常生活。嘱注意腰部不要剧烈活动。

【按】魏氏伤科认为骨质疏松症的病机是以肾虚为本,伴有脾虚、肝郁肝虚和血虚,重点在脾肾两脏,关键是虚损。传统中医没有骨质疏松的病名,一般是根据其临床表现,如全身或者腰背酸痛,驼背、易骨折等,将其归属于中医的"骨痿""骨痹"或者"腰痛"等范畴。肾为先天之本,肾主骨生髓,骨的生长发育,骨质的坚硬程度与肾有至为密切的关系。随着人体衰老,肾气日渐亏虚,导致骨髓化源不足,不能营养骨骼,骨失所养,骨钙含量下降,引起骨质疏松,筋骨痿软无力。而脾与肾相互为用,先后天相互资生,脾虚则生化乏源,不能运化水谷精微以充养肾精,以致肾失所养,引起骨质疏松。这两点是引起骨质疏松的主要原因,所以说重点在脾肾两脏。治疗上宜健脾补肾为主。

魏氏伤科还认为肝郁和肝血虚也是骨质疏松症病机的重要环节。肝主疏泄,肝郁则气机郁滞,进而导致血行不畅。肝藏血,血主濡之,肝血虚则不能濡养骨骼,导致骨质疏松。绝经期妇女常见肝郁或者肝血虚证,这也是骨质疏松症多发于绝经后的原因。所以在骨质疏松症中,脾肾虚是本,血瘀是标,肝郁、肝血虚也是病机的重要部分。基于以上对于骨质疏松症病机的认识,魏氏伤科对于本病的治疗原则是补益肝肾为主,根据临床表现,分阴虚、阳虚、血瘀、血虚、肝郁行加减。本病例从肝、脾、肾三脏着手,健脾滋肾,平肝通络。

案5 王某,女,61岁。

初诊(2013年7月4日)

主诉:腰背疼痛数年,加重2个月。

现病史:患者主诉自绝经后50岁左右一直有腰背疼痛症状,劳累后加重。近2个月来,症状有加重趋势。不能久行。曾就诊外院行腰部CT检查:腰椎退变。L_4~L_5椎间盘膨出。L_5~S_1后缘钙化,相应椎管狭窄。行骨密度检查提示:骨质疏松。曾在外院密盖息肌内注射,疼痛有所减轻,但腰背酸痛始终存在不能完全缓解。查体:脊柱居中,轻度圆背。腰椎前突增大。腰部后伸活动略有受限,两侧骶棘肌无明显紧张。胸腰段各棘上轻压痛。双侧直腿抬高大于70°。双下肢肌力及感觉正常。双髋关节活动正常。双"4"字试验阴性。舌淡苔薄,脉细。中医诊断:腰痹;中医证型:肝肾不足,腰督失养,气血痹阻。西医诊断:骨质疏松症,腰椎及间盘退变,腰椎椎管狭窄症。治法:活血通痹止痛。处方:

腰椎动力位摄片检查。

蒸敷方4包,外用湿热敷。

威利坦1盒,口服,每日2次,每次2片。

二诊(2013年7月11日)

患者诉腰背痛改善不明显。腰椎动力位片摄片提示:腰椎退变,未见明显腰椎滑脱。舌淡苔薄脉细。治拟逐痹活血,通络止痛,兼以补益肝肾。内服方:

伸筋草15g	秦艽6g	当归9g	川芎9g	川牛膝9g
怀牛膝9g	白芍9g	川地龙9g	川木瓜9g	络石藤12g
杜仲9g	川断9g	桑寄生9g		

7剂,水煎服。

蒸敷方4包,续用。

三诊(2013年8月1日)

患者主诉腰部疼痛缓解。苔薄,脉偏细。

效不更方。继续原方 14 剂,用法同前。

【按】骨质疏松症多与其他疾病合并存在。本例腰背痛,不能多行,MRI 检查提示有腰椎椎管狭窄存在。因骨质疏松症为相对慢性疾病,故治疗先主要针对腰椎关狭窄症用药。重在逐痹活血,通络止痛,后期可加大补益肝肾力度。

案 6　华某,女,76 岁。

初诊(2013 年 11 月 4 日)

主诉:腰痛 6 年伴左下肢疼痛、左肩痛 1 年余。

现病史:患者腰痛 6 年伴左下肢疼痛及左肩痛 1 年余。曾检查示:T_{12} 压缩性骨折。腰椎多节段椎间盘突出($L_4 \sim L_5$ 明显),2010 年 12 月骨密度检查示:$L_1 \sim L_3$ 为 -2.6SD,2012 年曾至本科住院予中西药物为主治疗症状减轻,目前仍有腰痛,左肩痛,另述右膝痛 2 周,无外伤,摄片示髌股间隙狭窄,胫骨髁尖隆突增生明显。

查体:胸椎侧弯后突;腰活动受限:前屈 60°,后伸 0°,左侧弯 20°,右侧弯 15°。左肩活动无限制,左肩前压痛。双直腿抬高:右 65°,左 80°。右膝伸屈受限:伸 15°~20°,屈 130°。左膝外侧间隙压痛,T_{12} 局部无明显叩击痛,$L_4 \sim L_5$ 右旁 1.5~2 cm 处压痛,双臀"髂前上棘与髂后上棘连线中点穴"压痛,双跟反射引出,稍迟钝。舌淡,苔腻,脉细。中医诊断:腰痛,骨痿,痹病;中医证型:脾肾不足,经络痹阻。西医诊断:腰椎间盘退变伴突出,骨质疏松症,脊柱陈旧性骨折,左肩关节痛待查,左膝关节骨关节病。治法:健脾利湿,滋肾通络止痛。内服方:

苍术 12 g	白术 12 g	川朴 6 g	薏苡仁 12 g	木香 6 g
砂仁 3 g	陈皮 6 g	半夏 9 g	杜仲 12 g	川断 9 g
桑寄生 12 g	川牛膝 9 g	怀牛膝 9 g	川芎 6 g	延胡索 9 g
地龙 9 g	川乌 6 g	草乌 6 g	生甘草 3 g	白芍 12 g

7 剂,水煎服。

骨质疏松症相关检查骨密度复查,左膝关节 MRI 检查。

腰椎间盘病变,目前体征尚可,拟中药外敷,配合中药内服手法治疗。

左肩关节痛,目前活动可,以肱二头肌长头肌腱压痛为主,先予热敷治疗,观察 2～3 周,症状无好转,则行 MRI 检查。

二诊(2013 年 11 月 11 日)

患者腰痛及右膝关节疼痛缓解。骨密度测定：L_1～L_4 为 $-2.8SD$,左膝 MRI：膝关节退行性改变,半月板撕裂,关节积液。查体：腰椎活动受限,前屈 55°,后伸 10°,左右侧弯各 15°。双侧直腿抬高均为 60°,双髋"4"字试验阴性,双侧膝反射引出,跟腱反射减弱。L_3～S_1 棘旁压痛,跟臀试验双侧阴性,双下肢肌力 V°。皮肤感觉正常。舌淡红,苔薄腻,脉细。疼痛缓解,原治有效,前方加减。处方：

苍术 12 g	白术 12 g	川朴 6 g	薏苡仁 12 g	木香 6 g
砂仁 3 g	陈皮 6 g	半夏 9 g	杜仲 12 g	川断 9 g
桑寄生 12 g	川牛膝 9 g	怀牛膝 9 g	川芎 6 g	延胡索 9 g
杜仲 9 g	楮实子 12 g	补骨脂 12 g	甘草 3 g	白芍 12 g

14 剂,水煎服。

同时三七断骨巴布膏及蒸敷方腰肩部外用,膝痛加痹通洗方外洗。

三诊(2013 年 11 月 25 日)

患者腰痛、膝、肩关节疼痛缓解。查体：腰椎活动改善,前屈 70°,后伸 15°,双侧直腿抬高均为 60°,舌偏红,苔薄,脉细。暂停中药汤药内服,改壮筋片口服,和气血、壮筋骨、通经络、止疼痛,继续蒸敷方、膏药及洗方外用。

【按】临床中医伤科的老年患者较多,常常有多种的疾病,本例患者腰椎间盘退变伴突出,骨质疏松症,脊柱陈旧性骨折,左肩关节痛待查,左膝关节骨关节病,这些都是常见的老年性筋骨疾病,多种疾病在一起,如何统筹兼顾,而又主次分明是需要学习的临床技巧。首诊确定健脾利湿,滋肾通络止痛的中医治疗法则,用中药进行调理,同时进行骨质疏松,左膝关节相关检查,并对左肩关节痛先予热敷治疗,观察。

二诊根据检查结果和治疗的反应,分别对膝关节用痹通洗方外洗肩关节和腰部用蒸敷方湿热敷,三七巴布断骨膏外贴,同时中药内服继健脾化湿加强补肝肾,强筋骨,三诊症状改善外治法同前,内服药改用中成药,以方便较长期服用。整个诊疗过程主次分明,内外合治,显示中医伤骨科丰富的治疗手段。

📋 **案7**　费某,女,71岁。

初诊(2018年9月4日)

主诉:腰部无力酸痛数月。

现病史:患者数月前无特殊原因下出现腰部酸软乏力疼痛,活动受限。曾骨密度提示:L_2 T值为－2.7SD。查体:腰椎侧弯后凸畸形,腰后伸受限,胸腰椎叩击痛不明显。舌偏暗,苔薄,脉细弦。中医诊断:痹病,痿证;中医证型:气虚血瘀证。西医诊断:骨质疏松症。治法:益气活血止痛,坚强筋骨。处方:

扶气片2瓶,每日3次,每次3片。

血塞通片1盒,每日3次,每次2片。

鲑降钙素肌内注射。

二诊(2018年9月18日)

病史同前,腰背痛减轻,舌苔脉同前。处方:

胸腰椎支架支具应用。

继前法应用,外加三七巴布断骨膏腰部外贴。

三诊(2018年10月30日)

腰背痛好转,但感下肢无力,舌淡红,苔薄,脉细小弦。治以补益肝肾,强腰止痛。处方:

杜仲12g	桑寄生9g	川断9g	山茱萸12g	骨碎补12g
补骨脂9g	菟丝子9g	黄芪15g	党参12g	川芎6g
当归9g	乳香12g	没药12g	枸杞子9g	金雀根12g
甘草3g				

7剂,水煎服。

四诊(2018年11月27日)

仍有腿脚乏力,但腰部疼痛减轻。舌淡、苔薄,脉偏细。处方:

10月30日方去乳香、没药,加党参15g,金雀根改15g,黄芪改30g。

7剂,水煎服。

【按】此例患者为典型骨质疏松,表现为腰部酸痛乏力,后凸畸形,舌偏暗,苔薄,脉弦,证属气虚血瘀,气虚则无力推动血脉运行,李飞跃初诊主要予魏氏伤科参地扶气片益气活血,坚强筋骨。该药即魏氏验方扶气丹。主要由人参、西枸杞、菟丝子、何首乌、砂仁、肉苁蓉、大生地、参三七、女贞子(蒸用)、怀山药、杜仲炭、川断、没药炭、全当归、杭白芍等组成。功效:散伤气,扶正气,坚强筋骨,活血止痛,安神定志。可用于一切损伤之后,腰脊酸痛,四肢无力,元气亏损,头昏疲倦,主要用于虚证腰痛。

二诊时患者腰背痛减轻,治疗同前,同时配合支具的保护。

三诊时患者舌淡红,苔薄,脉细小弦,李飞跃辨为肝肾亏虚,予魏氏杜仲散加减,加强补肾强督的功效。

四诊时患者舌淡、苔薄,脉偏细,血瘀之象减轻,李飞跃减少活血药物,加强补气益肾、活血止痛药物。加大黄芪及金雀根用量。金雀根如前所述,多用于虚劳伤痛,有补气健脾益肾及祛风活血止痛功效。

案 8 房某,女,75 岁。

初诊(2018 年 7 月 3 日)

主诉:右侧腰背疼痛 3 年余。

现病史:右侧腰背疼痛 3 年余,无外伤。曾有"骨质疏松"病症史。2018 年 6 月行唑来膦酸注射液治疗,患者并有服用激素史,现腰背痛伴右侧为主,饮食及二便尚可,夜寐欠安。查体:脊柱侧弯明显,胸腰椎支架应用中。脉细,苔少,舌质略红,有口干。中医诊断:骨痿,骨痹;中医证型:肝肾亏虚,脊骨失养。西医诊断:骨质疏松症,脊柱侧弯。治法:补益肝肾,固督止痛。内服方:

杜仲 12 g	桑寄生 9 g	川断 9 g	补骨脂 12 g	骨碎补 12 g
山茱萸 12 g	女贞子 9 g	墨旱莲 15 g	丹皮 6 g	天花粉 9 g
玄参 9 g	淫羊藿 9 g	枸杞子 9 g	延胡索 9 g	甘草 3 g
补骨脂 9 g				

7 剂,水煎服。

嘱服药后无不适,可续方 2~3 周。

二诊(2018 年 8 月 21 日)

服中药 1 个月,仍有腰背痛。述有口干,舌质淡红,苔少,脉细。再拟补益肝肾,壮脊止痛。内服方:

生地 12 g	山茱萸 12 g	丹皮 6 g	泽兰 6 g	茯苓 12 g
山药 9 g	玉竹 9 g	党参 15 g	川芎 6 g	续断 9 g
杜仲 12 g	骨碎补 12 g	淫羊藿 9 g	肉苁蓉 9 g	枸杞子 9 g
延胡索 9 g	楮实子 12 g	甘草 3 g		

14 剂,水煎服。

2 周后肝肾功能检查。

三诊(2018 年 9 月 4 日)

肝肾功能正常,腰痛稍有改善,2 个月前曾行唑来膦酸治疗。处方:

继前方应用 14 剂。

三七断骨巴布膏 3 盒,腰痛处外贴。

【按】 骨质疏松的临床诊断检查除症状外,尚应骨密度、骨代谢检查,以及危险因素综合评估诊断。魏氏伤科认为骨质疏松症多以肾虚为本,脾虚、肝郁、肝虚和血瘀互为影响,病因病机关键为脾肾虚损,故临床用药多以健脾滋肾为主,李飞跃本病治疗秉承魏氏传承,并注重筋骨并重,健脾滋肾与养肝强筋骨同施,如枸杞子、楮实子等味。此例患者,老年女性,脊柱侧弯、骨质疏松史,舌脉阴虚表现明显,故治疗以养阴补益肝脾肾为主;魏氏伤科有自创的健脾滋肾汤,处方组成:黄芪、党参、白术、茯苓、黄精、杜仲、川断、楮实子、枸杞子、女贞子、千年健,全方后天与先天相互补充。纵观此案例方药,用药师宗健脾滋肾汤,同时加减养肝柔肝,强壮筋骨。

本病选用魏氏三七巴布膏外贴,该药续筋接骨,活血止痛。骨质疏松患者,如脊柱骨质疏松症疼痛,诸多有椎体压缩性骨折附属,外贴三七巴布断骨膏可以有效缓解疼痛,改善症状。

第四节　强直性脊柱炎

案 1 黄某,男,39 岁。

初诊(2009 年 8 月 18 日)

主诉:背痛 2 年。

现病史:患者 2 年前无明显诱因出现背部疼痛不适,平素多汗,伴有虹结膜炎病史。曾外院检查 HLA-B27 阳性。查体:腰椎活动侧弯受限,下腰及腰椎两旁骶棘肌紧张伴压痛,胃纳较差,舌偏淡,苔根腻,脉弱。中医诊断:痹病;中医证型:气虚湿滞,脊督痹阻。西医诊断:强直性脊柱炎。治法:祛风化湿,活血止痛。处方:

党参 15 g	黄芪 15 g	白术 12 g	茯苓 12 g	陈皮 6 g
焦山楂 9 g	焦神曲 9 g	当归 9 g	川芎 9 g	丹参 9 g
生地 12 g	狗脊 9 g	金雀根 12 g	秦艽 6 g	海风藤 12 g
络石藤 9 g	延胡索 9 g	寻骨风 9 g	甘草 3 g	豨莶草 12 g

7 剂,水煎服。

二诊(2009 年 8 月 25 日)

患者背部疼痛略有好转,背部多汗得减。舌淡苔白,脉弱。患者症情略有好转,前方有效,继以前方加减。处方:

党参 15 g	黄芪 15 g	白术 12 g	茯苓 12 g	陈皮 6 g
山楂 9 g	神曲 9 g	当归 9 g	川芎 9 g	丹参 9 g
生地 12 g	狗脊 9 g	金雀根 12 g	秦艽 6 g	海风藤 12 g
络石藤 9 g	延胡索 9 g	寻骨风 9 g	甘草 3 g	豨莶草 12 g
䗪虫 9 g	地龙 9 g	路路通 12 g		

7 剂,水煎服。

随访

1 个月后患者背部疼痛好转,舌淡苔白,脉平。患者症情好转,背部无明显疼痛,腰部活动可,暂停内服汤药,随访,嘱避风寒。

【按】强直性脊柱炎是一种慢性、进行性的炎性疾病,治疗周期较长。本病病因为风寒湿外邪侵袭,流注经脉,凝结骨节,气血受阻,或肝肾气血不足,寝卧湿地,复感外邪,筋骨失养而发病。用药非重剂大方难以奏效。结合本例,尚有脾虚湿滞,虚实夹杂。

本例治疗主要以内服为主。处方主要两个要点:一是益气健脾化湿,方用党参、黄芪、白术、茯苓、陈皮、楂曲等;二是活血祛风,取血行风自灭之意,活血以川芎、当归、丹参、生地任之,祛风湿则善用豨莶草、秦艽、寻骨风、海风藤为主药。合以狗脊、金雀根,补脾益肾,祛风湿,活血止痛。

二诊症状虽有好转,但考虑病史 2 年,宜加强活血化瘀,通利经络之力,故入地龙、䗪虫、路路通。

🩺 **案 2** 单某,女,53 岁。

初诊(2010 年 1 月 12 日)

主诉:腰背反复疼痛 10 余年。

现病史:患者 10 余年前出现腰背部疼痛反复发作。曾外院诊断为强直性脊柱炎。近来腰背痛又起,ESR 为 66 mm/h。诉近来时有头晕,夜寐差。有高血压史。查体:腰部活动部分受限,腰背部无固定痛点,下胸上腰段脊柱轻度后突,苔薄白,脉弦。中医诊断:痹病;中医证型:肝旺,风邪阻络,气血不行,脊督痹阻。西医诊断:强直性脊柱炎。治法:平肝祛风,活血通络,止痛安神。内服方:

珍珠母 12 g(先煎)	杭白菊 6 g	川芎 9 g	防风 9 g	钩藤 12 g(后下)
羌活 9 g	独活 9 g	豨莶草 12 g	生地 12 g	当归 9 g
制狗脊 9 g	络石藤 9 g	川牛膝 9 g	怀牛膝 9 g	白芍 12 g
首乌藤 12 g	合欢皮 12 g	甘草 3 g	大枣 6 枚	

14 剂,水煎服。

二诊(2010 年 1 月 26 日)

患者诉服药后夜寐及头晕好转,仍感腰背板滞疼痛。脉偏细,苔薄,舌质偏干。再拟祛风活血,通督止痛。内服方:

上方去珍珠母、杭白菊、钩藤、首乌藤、合欢皮,加黄芪 15 g、广陈皮 6 g、熟地 12 g、海风藤 9 g、金雀根 15 g、枸杞子 9 g。

28 剂,水煎服,药渣煎水外敷。

另行督脉经手法治疗,每周 1 次。

三诊(2010 年 3 月 23 日)

患者依照前方门诊配药间断服用,现诉有时背部板滞疼痛,遇热得舒,大小便正常。检查:ESR 28 mm/h。苔薄,舌淡红,脉细。证属气血亏损,腰脊痹阻。再拟益气养血活血,祛风通痹止痛。处方:

党参 15 g	黄芪 15 g	当归 9 g	川芎 9 g	丹参 9 g
金雀根 12 g	络石藤 9 g	狗脊 9 g	独活 9 g	桑寄生 9 g
鹿衔草 15 g	寻骨风 9 g	海风藤 9 g	全蝎 3 g	甘草 3 g
大枣 5 枚				

14 剂,水煎服。

随访

患者半年后腰背痛已明显减轻,检查:ESR 19 mm/h。嘱患者忌劳累,避风寒,勤晒太阳。

【按】强直性脊柱炎是一种慢性、进行性的炎性疾病,治疗周期较长。本例患者服用方药前后半年以上,基本上没有间断过,ESR 由 66 mm/h 下降至 19 mm/h,病情得到改善。本例用药总体秉承祛风活血通痹止痛大法。首诊酌入平肝安神之药。

二诊加强益气补血养阴,并增用海风藤,本品辛苦微温,入肝肾,功专祛风湿,通经络,是李飞跃常用的祛风通络藤类药。

三诊疼痛仍有反复,病程长,方药则在补益气血、祛风通络基础上加用全蝎以增强祛风止痛功效。

案 3 李某,男,26 岁。

初诊(2018 年 4 月 10 日)

主诉:腰背及臀部疼痛 10 余年。

现病史:患者既往反复腰背及臀部疼痛不适 10 余年,晨起腰背部僵硬感明显,活动后症状稍改善,外院骶髂关节 CT 示:双侧骶髂关节粗糙,密度增高。腰椎 MRI 示:上腰椎骨桥形成。外院诊断为强直性脊柱炎,予以甲氨蝶呤、柳氮磺吡啶、美洛昔康等药物口服治疗,效果不佳。2018 年 4 月 6 日 ESR 46 mm/h;CRP 18 mg/L。查体:脊柱无明显侧弯,腰椎活动受限:前屈 65°,后伸 5°,左侧屈 10°,右侧屈 15°,双髋"4"字试验阳性,舌淡红,苔薄白腻,脉细。中医诊断:痹病;中医证型:气血不足,风寒湿阻滞。西医诊断:强直性脊柱炎。治法:益气散寒,祛风除湿,通络止痛。处方:

黄芪 15 g	党参 15 g	苍术 12 g	白术 12 g	防风 9 g
羌活 9 g	独活 9 g	桂枝 6 g	茯苓 12 g	秦艽 6 g
狗脊 9 g	川芎 6 g	当归 9 g	丹参 9 g	金雀根 15 g
豨莶草 15 g	鹿衔草 15 g	白花蛇舌草 9 g		海风藤 9 g
防己 9 g	延胡索 9 g	䗪虫 9 g	白芍 15 g	甘草 3 g

7 剂,水煎服。

二诊(2018 年 5 月 15 日)

腰背痛症状减轻,近来自感腰部酸胀不适,ESR 36 mm/h,CRP 16.98 mg/L,肝肾功能正常,舌淡,苔薄,脉细。处方:

上方去苍术、防己,加肉桂 6 g、细辛 6 g、威灵仙 12 g,豨莶草改 18 g,白花蛇舌草改 12 g。

14 剂,水煎服。

三诊(2018 年 7 月 17 日)

腰背痛症状有减轻,腰椎活动侧屈、后伸仍受限,舌淡,苔薄,脉沉细。再拟益气养血,祛风通督止痛。处方:

黄芪 15 g	党参 15 g	川芎 6 g	当归 9 g	丹参 9 g
狗脊 9 g	豨莶草 15 g	秦艽 6 g	金雀根 12 g	海风藤 12 g
肉桂 6 g	细辛 6 g	蕲蛇 9 g	䗪虫 9 g	威灵仙 9 g
防风 9 g	羌活 9 g	独活 9 g	谷芽 9 g	麦芽 9 g
延胡索 9 g	白芍 12 g	甘草 3 g		

14 剂,水煎服。

【按】 此例患者为强直性脊柱炎患者,初诊辨为气血不足,风寒湿痹阻,治拟补气血祛风除湿散寒,活血止痛,方用黄芪、党参、白术、茯苓、川芎、当归、丹参补气血,防风、苍术、羌活、独活、秦艽、桂枝祛风除湿通络,䗪虫活血止痛,狗脊、金雀根、鹿衔草益气补肾,祛风湿活血止痛。防己化湿祛风止痛,海风藤祛风湿通经络,延胡索、白芍、甘草缓急止痛,调和诸药。豨莶草,苦、寒,入肝、肾经。功效祛风湿,强筋骨,化湿热,主治风湿痹痛,筋骨不利,腰膝无力,半身不遂等。《本草经疏》评价该药为"祛风除湿,并活血之要药也",《生草药性备要》记载该药"味辛,性温",故临床痹病无论湿热均可用之。此处方中所用白花蛇舌草一般痹痛证少用,功效清热解毒、活血消肿及利湿退黄,临床感染科、肝病科多用,此处用之主要考虑利用其现代药性作用抗菌、消炎和增强免疫功能作用。

二诊时患者症状减轻,腰部活动改善,效不更方,加大祛风湿抗炎作用,适当增大豨莶草和白花蛇舌草的用量。

三诊时疼痛有减轻,但腰椎活动仍受限,且考虑病深日久,应为顽痹,故入蕲蛇,以其走窜之性,透骨搜风,祛风通络,同时配谷芽、麦芽顾护脾胃。诸药合用,既能去除痹阻之邪,又能扶助正气,祛邪扶正并举。

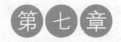

脊柱相关疾病

第一节　脊柱相关疾病概述

　　脊柱疾病是临床常见病。脊柱作为人体直立的支柱,其既承担将头和躯干的载荷传递到骨盆,保护脊髓,又要提供人体在三维空间中的生理活动。而脊柱为了维持其生物力学功能,又必须依靠脊柱本身稳定,而这离不开提供脊柱内在稳定的脊柱韧带和椎间盘以及肌肉组织等,临床上如果这些组织病变或失调,则会产生相应的脊柱相关疾病。

　　脊柱相关疾病概述尚不统一,有学者认为所谓脊柱相关性疾病是由于椎周软组织损伤、小关节错位、增生退变及脊柱周围组织的无菌性炎症,刺激和压迫了脊神经、内脏神经所出现的一系列证候群,但发生疾病的脏器或组织均与脊柱相互分离且有各自的功能。包括部分内脏疾病症状。

　　也有学者提出所谓脊柱相关疾病是由于脊柱力学不平衡而致肌张力失衡,骨关节轻度移位,刺激压迫周围血管神经,涉及临床各科,引起的相关临床证候群。综上所述,目前脊柱相关疾病是指脊柱的骨关节、椎间盘及椎周软组织受损或退行性改变,造成脊柱稳定性下降,在一定诱因条件下发生椎间盘改变、椎间关节错位、脊柱变形、韧带功能下降或骨质增生等,直接或间接对脊髓、脊神经根、椎管内外血管、交感神经等产生刺激或压迫,引起相应的内脏和其他器官出现临床症状,其既涉及骨伤科常见的颈肩腰腿痛,还包括循环、呼吸、消化、神经、内分泌、免疫等多系统的病症。在此我们仅针对骨伤科临床常见的一些疾病。比如颈椎病、腰椎间盘突出症、腰椎管狭窄症进行病例收集。

李飞跃治疗脊柱相关疾病临证经验

（一）颈椎病

颈椎病是伤科最为常见的病种之一，是一种以退行性病理改变为基础的疾患。主要由于颈椎长期劳损、骨质增生，或椎间盘脱出、韧带增厚，刺激或压迫了邻近的神经根、脊髓等组织结构，引起一系列症状和体征。国内颈椎病可分类为：颈型颈椎病、神经根型颈椎病、脊髓型颈椎病、椎动脉型颈椎病、交感神经型颈椎病等分类，而国际则主要按神经根型、脊髓型、混合型以及"伴交感神经症状的颈椎病"分类损伤。

1. 病机认识　李飞跃认为颈椎病的基础在于肝肾气血亏虚，筋骨失养，导致颈椎间盘、颈椎退变，而风寒湿邪乘虚侵袭，痹阻经脉，气血不通或脏腑功能失调，湿邪内滞，经络壅阻是导致发病的直接原因。对颈椎病病机主要要抓住以下两点。

（1）病机要点——风：① 风为致病主因：颈椎病属于中医"痹病"，"风寒湿三气杂至，合而为痹"，风为百病之长，颈项部受风寒湿邪，经脉痹阻不通，使肌肉、血管痉挛收缩，造成局部循环障碍，加剧刺激压迫，而产生颈椎病的一系列临床症状。② 痉为风：颈椎病有病情多变，但是其共同症状是慢性期多有项背板滞疼痛，急性期多有肌肉痉挛僵硬。"病机十九条"有"诸暴强直，皆属于风"。强直，在《金匮要略》称为痉证，分刚痉与柔痉，刚痉由外风所致，柔痉系内风引发，刚痉属外感，柔痉为内伤，分别可与颈椎病急性期颈项肌肉痉挛僵硬和慢性期项背板滞疼痛对应。③ 善变为风：风邪为病，善行而数变，其病证范围较广，变化为快。其具体特点为：遍及全身，无处不至，上至头部，下至足膝，外而皮肤，内而脏腑，全身任何部位均可受到风邪的侵袭。颈椎病的特点就是病情表现多样，根据症状分型有颈型、神经根型、脊髓型、混合型和伴有交感神经症状颈椎病，表现的症状有主要有颈背疼痛、上肢无力、手指发麻、下肢乏力、行走困难以及头晕、恶心、呕吐，甚至心慌视物模糊、心动过速等交感神经症状。④ 袭阳为风：风为阳邪，易袭阳位，而颈椎的主要症状集中在颈项头部。头部为阳，项背为阳。所以从病位的角度来看，颈椎病致病，风邪也占有重要的地位。⑤ 肝风内动：部分颈椎病主要症状是眩晕，虽眩晕病因有虚有实，然"诸风掉眩，皆属于肝"。肝属木，木生风，肝为风脏，风气通于肝，肝病可以生风,风性动,当可发为头晕目眩之症。李飞跃常用平肝止眩之法,方取天麻钩藤饮加减。而在其他实证或虚实夹杂而致眩晕、颈痛,用药治疗过程中,也适当佐以平肝药。

(2)重要因素——湿邪:李飞跃一直很重视脾胃和湿邪在骨伤科疾病中的作用。颈椎病发病因机中,虽然以风为主,但是湿邪也是重要的一环。《内经》病机十九条有:"诸痉项强,皆属于湿;诸湿肿满,皆属于脾。"颈椎病的颈项痉挛板滞,既是因为风,也是由于湿,正是"风寒湿三气杂至,合而为痹"的临床体现。但是湿为阴邪,其性趋下,若不与风邪相合,不易侵袭头部项背。

而掉眩虽多属于肝,但也有不少湿邪所致者,《内经》有云"因于湿,首如裹",此乃水湿内聚,导致清阳不升,出现头部昏沉如裹,对于这种情况,李飞跃认为《金匮要略》泽泻汤有较好的效果。

2. 治疗特色 在颈椎病的治疗上,李飞跃在辨证施治的基础上,抓住风和湿两个重点,颈椎病用药常以祛风止痛、平肝止眩,并结合手法治疗。其治疗上有如下特点。

(1)善用风药:祛风药现在往往称之为"风药",指味辛质轻薄药性升浮,具有祛风解表功能,多用于治疗外感风邪的一类药物,如羌活、独活、荆芥、防风之属。"风药"之名,源于金代张元素《医学启源》,张氏根据药物气味厚薄、阴阳升降特性,将柴胡、升麻、羌活、防风等归为"风升生"一类。其弟子李东垣明确提出"风药"之名称,并广泛运用于内伤脾胃诸病治疗,"风药"一词遂为后世医家所常用。李飞跃在治疗颈椎病时常常运用祛风药,李飞跃认为祛风药的功用远不限于治风或解表,其在调节人体脏腑经络、畅达气血津液等方面有着重要的意义。祛风药辛散、走窜、宣通之性,具有开启玄府腠理、开通经络窍道、开发郁结闭塞之功,能疏通各种瘀滞而使脉道通利,营卫和调,与利水药茯苓、泽泻、猪苓、白术等配伍,从而使津液通达,更有利于局部停聚的水液散去。风寒湿痹常于肌肉、骨节、筋脉处,使气血凝滞,故治疗痹病,病邪入里,客于经络,祛风药当与活血药当归、赤芍、红花、桃仁等配伍,以增强疗效,血行风灭。风药宣散,风养木,湿属土,木能克土,故风能胜湿,因之风药宣散可祛湿,其与化痰湿药半夏、南星、僵蚕等配合,使祛痰利湿之力得增。而祛风湿药本身包含了祛风及化湿药,而其共用的功效主要体现在舒筋通络,通痹止痛,尚能清热祛风,通络止痛及补肝肾,强筋骨,部分祛风湿药兼有发汗解表、利水消肿,和中化湿,活血解毒,息风定搐等作用。

在风药中,李飞跃最喜藤类药。"凡藤蔓之属,象人之筋,所以多治筋病。"藤蔓之品,功长祛风通络,清热通利,流利经脉,善通瘀滞,或具养血益肾,补益强壮之力,经络筋骨疾患,包括颈椎病都可用之。

(2)喜用虫类药:李飞跃认同叶天士提出久病入络的观点,认为络为聚血之处,痹病日久,气血凝滞,经脉不通,渐渐邪气入络,湿浊痰瘀胶结,一般的草木类活血化瘀通络药,力所不及,必须要用虫类药,搜剔筋络。虫类药物"飞者升,走者降,灵动迅速,追拔混沉气血之邪"。

所以,对于颈椎病病程较长,病情反复,顽固难愈者,证属邪伏于筋骨者,无论痰、瘀、风、湿,李飞跃常常在辨证的基础上加用虫类药物。其常用的药物有:全蝎、蜈蚣药对,全蝎功能祛风定痉、伸筋逐湿、化瘀解毒;蜈蚣息风定惊、开瘀解毒、舒利关节,两者均为息风止痉圣品,经常配伍合用,相得益彰。地龙、蟅虫药对,地龙清热息风、通络,蟅虫破瘀血,两者配伍化瘀通络,止痛效果良好。僵蚕,疏风泄热、化痰消坚、通经活络。

(3)手法:颈椎病除药物治疗外,魏氏伤科仍突出手法治疗。李飞跃颈椎病治疗手法仍按魏氏伤科手法常规手法与补充手法两个方面。随症加减应用:单纯颈部周围疼痛,使用常规手法即可,伴臂痛或背痛则配合补充手法。

颈椎病常规手法包括:拿肩井穴和点揉肩中腧穴,"提阳"法,搓揉颈部两侧项肌,胸锁乳突肌,斜上肌上部,拇、示指拿、点、揉项部肌肉;大鱼际按揉颈肩背三角区域;揉转颈部,颈部侧屈推颈;缺盆穴点揉,颈背大椎穴震击开泄;扣挤法。

以上十步是颈椎病的常规手法,操作完毕后作为一节,连作三节,作为一次手法(其中扣挤法只需作一节)。每周3次,6周为1个疗程。

补充手法:如有上臂痛麻,可加用松活肩部手法,如肩部疼痛伴压痛,可加用揉肩点揉手法及外展点揉法;如背部疼痛及压痛明显,可加用俯卧位点揉法及掏点肩井窝法;如肩部活动部分受限,可加用轮转肩部法;如头痛及头晕患者,可加用颈头点揉手法;上述补充手法操作节数,应用次数同常规手法。

(4)导引:导引是一种呼吸运动和躯体运动相结合的或者是各自运动的保健和治病外治法。李飞跃采用的颈椎病导引为系列导引,包括"回头望月牵引"(颈椎水平位左右旋转活动)、"俯仰头导引"(颈椎屈伸活动)、"侧头导引"

（颈椎左右侧屈活动）、"侧斜转头导引"（颈椎左右旋转后伸活动）、"伸颈耸肩导引"以及综合上述导引方法的"文章导引"（颈椎旋转动作，因动作类似读文章时在得意情况下自动摇转头部姿态而名）。上述导引可单独一种练习，或数种同时练习。李飞跃认为人体阳经均通过颈部上注于头。通过前屈、后伸及侧屈等方向活动，以左引右，以右引左，促进颈部经气运行，活血通络。导引使项肌得到一定的功能活动，颈椎的大小关节，韧带张力逐步恢复新的平衡。但李飞跃强调指出："文章导引"是颈部复合运动，严重颈椎退变，颈椎椎管狭窄，脊髓型颈椎病不宜应用此法。

（二）腰椎间盘突出症

腰椎间盘突出症是中医骨伤科门诊最为常见的病种之一，李飞跃认为，腰椎间盘突出症在不同的发病时期，其基本的病机有明显的区别，在不同的时期，其诊疗的重点不同，分期论治。李飞跃坚持中医为主，同时积极吸收现代医学的成果，对行之有效的方法，毫不排斥。对于腰椎间盘突出症疼痛明显的患者，采用硬膜外腔神经根阻滞，迅速缓解疼痛症状。急性期常采用地塞米松，甘露醇静脉滴注，消除神经根水肿。神经营养药甲钴胺及非甾体抗炎止痛药间断应用配合，对于椎间盘脱出，出现马尾神经症状或者急性下肢瘫痪的患者，主张积极手术。

魏氏伤科称腰椎相邻两个椎体之间的椎间盘为"腰骨垫膜筋"，又称"腰脆骨筋"，故腰椎间盘突出症魏氏伤科认为乃慢性劳损，外感寒湿，肝肾亏损，使腰骨垫膜筋衰变或扭挫震动，腰骨垫膜筋撕裂移位，腰骨两侧失衡，腰腿气滞瘀凝，经络壅阻或经络气血衰退，筋脉失养，拘挛疼痛。这是魏氏伤科对腰椎间盘突出症的总体病因病机认识。

腰椎间盘突出症的治疗，魏氏伤科主要传人李国衡对本病论治从辨病与辨证结合出发。依据腰椎间盘突出症分期辨证论治，他将本病分为急性发作期、突出梗阻期、症状缓解期和基本恢复期分期辨证论治。从治疗手段看，突出手法内服中药，外用敷药及导引。李飞跃在传承魏氏伤科前辈临床经验基础上，结合自身临床实践，在腰椎间盘突出症诊治上形成特色鲜明诊疗特色。

1. 分期与中医辨证分型结合，突出辨病与辨证结合特点　李飞跃根据腰椎间盘突出症病理改变，将腰椎间盘突出症分急性期、亚急性期及慢性缓解期三期。急性期、亚急性期气滞血瘀、血瘀阻滞、寒凝阻滞、湿热阻络多见，慢性缓解期肝肾亏虚、气虚瘀滞、筋络失畅型多见。

2. 中药内服,善以逐痹活血,软坚通络止痛　李飞跃针对魏氏伤科对腰椎间盘突出症病因病机入手,临证善用逐痹活血,软坚通络止痛。其根据李国衡"二地汤"在该方基础上自拟以伸筋草、积雪草为君药,全方13味药物组成的"逐痹通络汤",并随症根据气滞血瘀明显,寒湿盛,湿热阻络,肝肾不足,筋脉拘挛牵掣加减用药。用药特色鲜明,重点突出,有的放矢。

3. 突出手法治疗特色,"落点,走线,带面"　对于腰椎间盘突出症,手法是李飞跃极为重视的治疗方法。对急性发作期腰椎间盘突出症病患者,李飞跃认为此时不宜手法。一般是在亚急性期和缓解期采用手法治疗。腰椎间盘突出症的手法治疗以魏氏督脉经手法为基础,结合魏氏伤科四步手法而成,其基本手法在患者仰卧、侧卧和平卧三个体位下进行,以整脊理筋,调复平衡。具体手法要求则要"落点、走线、带面"。

所谓落点,走线,带面,既注重对病变节段患处的重点操作,又顾及胸椎腰椎臀部腿部整体上下及左右。

落点是重点压痛点及相关穴位的手法,比如点、按、揉"居髎穴",居髎穴位于髂前上棘与股骨大转子最高点连线的中点,为足少阳胆经穴位。居髎穴的解剖结构,浅部为阔筋膜,深部为臀中肌及臀小肌,浅层布有臀上皮神经。当脊髓或神经根受到压迫刺激症状,反射性引起臀腿相应部肌肉束及筋膜紧张,并出现感应痛区,这涉及居髎穴的位置。同时,目前研究认为阔筋膜张肌作为椎管外因素,其紧张增高也是影响下肢腰腿痛的重要因素之一。腰椎间盘突出症"落点"手法,还包括腰部病变节段棘突1.5 cm左右腰椎小关节部位敏感痛点的点揉以及臀上部髂前上棘与髂后上棘连线中点臀上筋膜敏感痛点的点揉弹拨。"走线"是腰椎间盘突出症手法,应注意经络循行路线的手法点按和推按。如沿督脉后背正中线及膀胱经、胆经循行路线的手法,包括点按及推按;其次"走线"要体现对坐骨神经刺激压迫症状造成下肢后侧疼痛、抬腿受限,予魏氏伤科"悬足压膝"法治疗,通过"悬足压膝"法手法步骤,牵拉神经根,改善神经根周围粘连。"带面"则是要在腰椎间盘突出症手法操作时注意腰部疼痛局域及臀部疼痛压痛区域的按推放松。以上点线面结合手法通过整脊理筋,重在调节突出节段腰椎小关节及相关肌肉失衡状况,起到减轻疼痛麻木症状,恢复躯体及肢体功能作用。腰椎间盘突出症手法落点、走线、带面主要通过魏氏伤科传统"督脉经手法"和四步手法融会贯通,交叉配合体现。对急性期突出症一般不宜手法。对马尾神经损伤症状者,如大小便失禁;或下肢肌力短期内明显减退禁行手法;严重的中央型椎间盘后突腰椎间盘突出症慎行手法。且强调手法者需经专业训练,具备专业素质要求。

4. 重视外治,推荐中药湿敷　腰椎间盘突出症是伤骨科最为常见的疾病之一,多数适合非手术治疗,而非手术治疗中方法很多,在临床实践中广泛使用。腰椎间盘突出症非手术治疗的总目标在于尽快缓解疼痛,逐步恢复腰腿功能,提高患者生活质量。腰椎间盘突出症中医骨伤科治疗分流派,其技艺大多无外中药内服、外用、针灸、手法推拿、导引等治疗方面,而魏氏伤科对本病中医治疗除内服药、手法、导引外还相当重视中药湿热敷治疗。

中药湿热敷是中医外治法之一,魏氏伤科曾有外用"熨药",为中药研为细末,拌和调匀,置入铁锅内,锅中先放醋(或黄酒)少许,与药一同炒热,后装入布袋,热熨患处。后魏氏伤科主要传人李国衡创制"蒸敷方"为处方药物加工研为细末,装入布袋中,隔水蒸热,热敷患处,此为典型的中药湿热敷疗法。"蒸敷方"在魏氏伤科运动已有近40年,该药功效活血,祛风,通络,宣痹止痛,方中接骨木、路路通是魏氏伤科的特色药对,活血止痛又可祛风通络,化湿消肿,《本草拾遗》称路路通"其性大能通十二经穴"。接骨木又名扦扦活,甘苦平,祛风活血,消肿止痛;络石藤功能舒筋活络,"善走经络,通达四肢",其舒节活络,宣通痹痛甚验。当归、红花活血化瘀,其中红花又具备祛瘀止痛之功。虎杖根则长于破瘀通经,更合桂枝、羌活温通经络以通痹;配以五加皮则以其辛苦温之性,辛以散风,苦以燥湿,温以驱寒。本方多辛香发散的药物,不仅仅具活血化瘀,通络止痛的功效,同时增加透皮的效果,这些芳香药物都含有多种的挥发油,从现代研究成果来看,对于药物外治来说,使药物有效透过皮肤屏障进入体内产生作用是外治产效非常关键的环节。本药应用因其蒸热热敷,湿热敷,湿热作用本身对患处也具有物理性治疗作用。

"蒸敷方"在腰椎间盘突出症外治治疗中是中药的治疗方法,临床也取得很好的疗效。但根据其方药组成功效应更适合于气滞血瘀型、瘀血阻滞型、寒湿阻络型及肝肾不足型。对湿热阻络型腰椎间盘突出症患者应慎用。

5. 配合导引锻炼,同步协同康复　腰椎间盘突出症功能锻炼,中医骨伤科称之为导引或导引锻炼,目前比较公认其作用为促进恢复,预防复发。一般认为在症状缓解及改善后进行。而熟练内容主要为腰背肌锻炼及腹肌锻炼。但具体方式各医家选择各不相同。李飞跃根据魏氏伤科传统导引方法,针对腰椎间盘突出症提出三导引锻炼:撑弓导引、蹬足错胯导引及屈伸腿导引。撑弓导引主要为腰臀肌锻炼,以增强脊柱外源性稳定;而蹬足错胯及屈伸腿导引可以缓解腰部肌紧张痉挛及改善神经根硬脊膜粘连,减轻或消除由之引起的疼痛。同时李飞跃指出常规导引应考虑特殊情况改变;临床腰椎间盘偏外侧突出,甚至神经根管内突出者,建议以屈膝屈髋导引为主,以避免过伸锻炼造成的小关节突撞击,进一步加重神经根管狭窄的可能性。

(三) 腰椎滑脱症

腰椎滑脱症为临床常见病,其中临床多见为退行性腰椎滑脱。主要为腰椎后感觉退变而引起上位腰椎椎体与下位腰椎椎体相对位置错移改变。

李飞跃治疗腰椎滑脱症,内治重在滋肾补骨强筋、活血通络止痛,外治主要为中药热敷以及导引,同时还配合手法治疗。

1. **中药内服**　腰椎滑脱起始原因多因腰椎间盘退变导致,腰椎间隙狭窄,进一步发展致腰椎关节突关节也发生退行性改变,且中老年患者随年龄增加,体力减退及腰部软组织支持结构功能减弱,而易致腰椎退行性滑脱产生,并引起相应腰腿痛麻等症状。而魏氏伤科主要认为本病为中老年患者肝肾气血不足,骨痿筋弛,筋不束骨。治疗重在滋肾补骨强筋以治本,活血通络止痛以治标。处方用药以魏氏伤科"杜仲散""和血壮筋汤"和《伤科补要》"补肾壮筋汤"加减。

2. **外用药物**　常用药物:蒸敷方腰部湿热敷,每日两次,每次 30～40 分钟,每袋药用 2～3 日。

3. **手法治疗**　魏氏伤科对腰椎滑脱症亦开展手法治疗。首先手法治疗主要针对有临床症状,如腰痛、下肢痛症状者,其次手法是基于对本病的病理认识,即腰椎滑脱者,同时伴临床症状是涉及腰椎周围结构的失代偿改变以及继发的关节突增生,椎管狭窄,马尾及神经根的受压。针对腰椎周围结构的失代偿及继发骨关节突、椎管、神经根受压等症状,可予手法进行治疗和调整,以减轻症状。故手法治疗并作为滑脱的复位。本病手法为魏氏伤科改良督脉经手法:第一步:患者俯卧位,医者双手拇指自上而下点揉背、腰、臀、腿部足太阳、足少阳经络穴位,重点点揉肾俞、大肠俞、环跳、承扶、殷门、委中、承山等穴位,使患者有酸胀或酸痛得气感,疏通经穴。第二步:重在弹拨和按揉病变节段上下腰背肌肉及小关节使之放松。第三步：手推脊柱下肢后侧督脉经、膀胱经循行路线以疏通经络。第四步：患者仰卧，髋膝屈曲，医者行压髋压膝手法，以正骨理筋。

4.功能锻炼　在保守治疗中，功能锻炼是防治腰椎滑脱症特别是退行性腰椎滑脱的一个重要手段和有效因素，但是对于具体的锻炼方法，有文献报道，退行性腰椎滑脱症，建议行屈髋屈膝双手抱膝滚动及骶尾部垫枕，抬高20°，维持10分钟锻炼方法。有的作者介绍进行腹横肌练习，仰卧位桥式练习，四点支撑位练习，辅助训练球行俯卧撑、跪位揉球后倾练习及桥式加一侧下肢上抬，俯卧加一侧下肢后抬练习等。

李飞跃在腰椎滑脱症功能锻炼，即中医骨伤科常称为"导引"方法上，主要采用其自创的"抱膝导引"。

具体方法：患者仰卧，屈膝，屈髋，收腹，双手抱膝，先用力屈肘使大腿贴近腹部，团身成球状，同时呼气。然后伸直肘关节，使腰，髋放松，同时吸气。一呼一吸作为一节，每日2次，每次20～30节。

因腰背及与腹肌共同协调可起到腰椎外源性稳定作用。李飞跃在本病导引选择应用上，也主张患者不可忽略腰背肌操练，尤其是慢性患者，在先行"抱膝导引"锻炼3～6周后，配合应用"撑弓导引"。膝导引与撑弓导引两者常采用2：1比例。

李飞跃对本病采用抱膝导引与其他医家所推荐的屈髋屈膝法功能锻炼有类同之处，所不同的抱膝导引无滚动动作，其次抱膝导引作用中医骨伤科导引方法需配合呼吸，以调息调身。调身具体而言通过抱膝导引一定程度上有利于椎骨扩大，缓解神经根受压程度，同时也可在一定程度缓解腰椎滑脱节段小关节周围紧张软组织状况，而有利改善症状。

第二节　颈 椎 病

一、颈型颈椎病医案

🩺 案　王某，女，71 岁。

初诊（2014 年 5 月 6 日）

主诉：颈背肩疼痛 10 年，复发 1 个月伴头晕。

现病史：颈背肩疼痛 10 年,时感双肩痛伴头晕、颈背痛,曾予中西药物治疗,症状时好时差,近 1 个月主诉劳累后感颈背沉重痛,双肩痛,头晕,无视物旋转,主要为起床或卧床时感头晕,静止数分钟头晕症状好转,无呕吐。患者原有颈椎间盘突出,右肩撞击症多年。有骨质疏松病史。查体：颈椎活动无明显受限,C_4～C_6 棘上压痛,双斜方肌压痛,双上肢肱二、三头肌肌力 $V°$,双霍夫曼征阴性,双肩上举 $160°$,外展 $160°$,双拇指摸脊 T_8,双肩前肱二、肱三头肌腱长头及肩峰下压痛,右肩外展 $90°$～$160°$ 有疼痛感。舌淡苔薄腻,脉细。中医诊断：颈痹,肩痹,骨痿,眩晕;中医证型：脾肾不足,颈背肩气血痹阻。西医诊断：颈椎病,肩峰撞击症,骨质疏松症。治法：补益脾肾,祛痹止痛。处方：

党参 15 g	白术 12 g	山药 9 g	茯苓 12 g	木香 6 g
六神曲 9 g	川断 9 g	骨碎补 12 g	桑寄生 9 g	杜仲 9 g
防风 9 g	秦艽 6 g	羌活 9 g	葛根 12 g	川芎 9 g
丹参 9 g	陈皮 6 g	忍冬藤 12 g	远志 6 g	狗脊 9 g
桑枝 9 g	乳香 9 g	没药 9 g	甘草 3 g	

7 剂,水煎服。

蒸敷方 4 包外敷,益盖宁针肌内注射,配合魏氏三七断骨膏外贴。

二诊(2014 年 5 月 13 日)

颈部板滞不适减轻,头晕好转,查体：颈部活动可,颈部棘突压痛减轻,双侧压顶试验阴性,双侧上肢肌力正常,霍夫曼征阴性。苔脉同前,前治有效,继原方药基础上,加强益气健脾祛风胜湿解痉。处方：

上方去乳香、没药,加川朴 6 g、薏苡仁 15 g、黄芪 15 g、防风 9 g。

7 剂,用法同前。

三诊(2014 年 5 月 20 日)

颈部轻度板滞,头晕已止,舌脉同前。

原方继进,5 月 13 日方续用 7 剂,配合蒸敷方外敷。以巩固疗效。

【按】本患者原有颈椎间盘突出,骨质疏松及右肩峰撞击症病史,病情复杂,症状繁多,但是临证只要抓住主症就能抓住辨病辨证的牛鼻子,主症就是颈背双肩疼痛伴头晕,可以认为主要疾病是颈椎病,结合体检辨证的资料：脉细,苔薄,稍腻,舌淡红,睡眠差,胃纳可,证属脾肾不足,颈背肩气血痹阻,拟补益脾肾,祛痹止痛:党参、白术、山药、茯苓健脾,川断、骨碎补、桑寄生、杜仲、狗脊补肾,两者健脾益肾,治本之法;防风、秦艽、羌活祛风胜湿,丹参、川芎、乳香、没药活血止痛,两者合用,祛痹止痛。痹者,闭也,气血津液痹阻不通也,又谓:"风寒湿三气杂至,合而为痹。"故治痹之法,必行气血津液与祛风湿同用。

二诊加川朴、薏苡仁、黄芪、防风加强益气祛风胜湿,亦是治痹之道的扩展。蒸敷方、三七巴布断骨膏,均为魏氏伤科外用的有效手段,肢体筋骨疾病,外治不可或缺。而所用益盖宁针肌内注射,能有效地缓解骨痛。主要针对骨质疏松症骨痛治疗。

二、神经根型颈椎病医案

案1 夏某,女,39岁。

初诊(2012年10月30日)

主诉:颈部板滞伴双颈背手臂麻木3年。

现病史:3年前颈部板滞伴双颈背手臂麻木,侧卧位症状加重,无外伤,当地医院诊断:颈椎间盘突出症。曾行牵引,推拿,肌松药物应用,症状有好转。2012年8月颈椎牵引左侧卧位后双上肢麻胀明显,予MRI复查示:$C_5 \sim C_6$椎间盘突出。目前行走无足部踩棉花感,无行走发飘感。10月4日本科专家门诊就诊,予蒸敷方应用症状有改善。素有夜寐不安。查体:颈椎活动无限制。左侧$C_5 \sim C_7$棘旁压痛,颈背部无压痛。左压颈试验弱阳性。右臂丛神经牵拉试验及压颈试验阴性。双三角肌和肱二、肱三头肌肌力 $V°$。双肱二、肱三头肌反射引出。双手握力正常。双侧霍夫曼征阴性。双下肢髌、踝阵挛阴性。脉细,苔中部薄腻。中医诊断:颈痹;中医证型:颈臂经络气血失荣。西医诊断:神经根型颈椎病。治法:益气养血健脾,佐以荣筋通络。处方:

党参 15 g	黄芪 15 g	当归 9 g	白术 9 g	木香 6 g
广陈皮 6 g	茯神 9 g	枣仁 12 g	远志 9 g	桑枝 9 g
鸡血藤 9 g	羌活 9 g	天仙藤 9 g	甘草 3 g	

7剂,水煎服。

二诊(2012年11月6日)

患者颈背部及上肢麻胀感均有好转,自述仍时有颈部板滞感。查体:颈部活动度正常。左压颈试验阴性,臂丛神经牵拉试验阴性。左侧$C_5 \sim C_7$棘旁压痛减轻，双上肢肌力 Ⅴ°，双上肢皮肤感觉正常。舌略暗，苔薄，脉小滑。前治有效，继前法出入酌以配合颈部舒筋解肌。处方：

上方去羌活、鸡血藤，加葛根 15 g、甘草 3 g。

7 剂，水煎服。

蒸敷方 4 包，每日 2 次。

三诊（2012 年 11 月 13 日）

患者颈背部板滞及上肢麻胀感均有好转。夜寐渐安，舌脉如前。再以益气健脾，和血行气，通络安神调治。处方：

党参 15 g	黄芪 15 g	当归 9 g	白术 12 g	广陈皮 6 g
茯神 9 g	枣仁 12 g	远志 9 g	桑枝 9 g	鸡血藤 9 g
天仙藤 15 g	葛根 15 g	甘草 3 g		

7 剂，水煎服。

蒸敷方 10 包。

【按】颈部板滞伴双臂麻木，侧卧位症状加重。脉细，苔中部薄腻，夜寐差，胃纳一般。证属心脾两虚，营血不足，不能奉养心神，致心神不宁，失眠寐差；血虚，颈背臂气血失荣，致颈臂麻胀等。归脾汤是心脾两虚，营血不足最为常用的方剂，本案初诊以归脾汤为底，并合以养血活血、行气通络止痛。方中桑枝、羌活祛风通络，是上部肢体痹证常用药。鸡血藤、天仙藤属于藤类药，魏氏伤科喜用藤类药通络。鸡血藤苦，甘，温。归肝，肾经，能补血、活血、舒筋、通络。魏氏伤科认为其能养血荣筋、舒筋通络，对于手足麻木，肢体瘫痪，风湿痹痛属于气血失荣者尤为恰当。而天仙藤，诚如《本草汇言》所言"天仙藤，流气活血，治一切诸痛之药也"，而天仙藤为马兜铃的茎叶，不宜久用，肾功能异常者禁用。

二诊患者症状好转，颈部仍有板滞，故入葛根以舒筋解肌。

三诊，时隔数月，虽症状改善，但症状未除，再次就诊，继以益气健脾，和血行气，通络止痛汤药应用。

🩺 案 2　赵某，男，62 岁。

初诊（2010 年 5 月 16 日）

主诉：左臂酸痛伴左手麻木 4 个月，加重 1 周。

现病史：患者左臂酸痛，左手拇指、示指、中指麻木，示指尤为明显，已有 4个月。X 线摄片报告第 4 至第 6 颈椎增生改变，项韧带钙化。查体：颈椎后伸活动受限，双肩活动正常。左前胸有牵掣疼痛。左肘内侧肌肉轻度差缩。小鱼际轻度萎缩。左肱二头肌力减退。左手尺侧感觉减退。脉沉细，舌苔薄腻。中医诊断：项痹；中医证型：气血痹阻，经络阻遏。西医诊断：神经根型颈椎病。治法：活血通络止痛。内服方：

生地 12 g	丹参 9 g	川芎 6 g	白芍 9 g	葛根 9 g
桑枝 9 g	片姜黄 9 g	络石藤 9 g	延胡索 9 g	秦艽 4.5 g
路路通 9 g	穿山甲 4.5 g			

7 剂，水煎服。药渣煎水，热敷颈肩部。

注意颈部保暖，加颈椎手法治疗。

二诊(2010 年 5 月 23 日)

患者自述服药后，颈椎疼痛症状稍减轻，但上肢疼痛依旧。颈椎后伸活动稍有受限，双手肌力正常，左手尺侧感觉减退，病理反射未引出。脉滑，舌淡，苔白腻。证属寒湿内蕴，气血痹阻，经络失畅。治拟活血温筋止痛。内服方：

生地 12 g	丹参 9 g	川芎 6 g	白芍 9 g	桑枝 9 g
桂枝 3 g	葛根 9 g	片姜黄 9 g	络石藤 9 g	延胡索 9 g
秦艽 6 g	羌活 9 g	炒白术 9 g		

7 剂，水煎服。药渣煎水，热敷颈肩部。

三诊(2010 年 5 月 31 日)

患者经用药 3 周，颈部板滞疼痛症状现已消失。劳累后左手时感疼痛，但疼痛程度明显减轻。检查：颈椎活动正常，无压痛，左手尺侧感觉仍减退，舌淡，苔薄白，脉细弦。治拟补益肝肾，养血和络。内服方：

当归 9 g	生地 9 g	熟地 9 g	白芍 9 g	川芎 6 g
丹参 9 g	山药 9 g	川续断 9 g	枸杞子 9 g	楮实子 9 g
山茱萸 6 g	合欢皮 12 g	孩儿参 12 g	甘草 3 g	

14 剂，水煎服。

随访

患者 1 个月后，颈部症状明显改善，左手疼痛明显改善。

嘱患者避风寒，注意保暖。时常做颈部操。

【按】颈椎病是伤科最为常见的病种之一,其中最为常见的是神经根型。李飞跃认为颈椎病的共同症状是项背肌肉痉挛僵硬。该病例是神经根型颈椎病,主症是上肢酸痛、麻木,"不通则痛",故初诊以活血通络止痛为主,等疼痛好转后,以治疗麻木为主。麻木从病理的角度说是神经长期压迫受损,中医认为其责之于肝肾气血亏虚,治以补益肝肾气血为主。

案 3　吴某,女,58 岁。

初诊(2010 年 12 月 23 日)

主诉:颈部板滞伴双手麻木 2 周,加重 3 日。

现病史:患者素有颈椎病史多年,外院多次治疗效果不明显。近 2 周来手麻,颈部板滞感时作,晨起手指胀感明显,恶寒明显,无力。胃纳呆,夜间四肢厥冷。检查:颈椎 MR 提示:① 第 3、第 4 颈椎椎间盘膨隆,第 2 至第 7 颈椎椎间盘突出。② 颈椎退变,各椎间盘不同程度变性。③ 第 4 颈椎椎体异常信号,海绵状血管瘤可能。骨密度提示:骨质疏松。脉细,苔薄。中医诊断:神经根型颈椎病;中医证型:寒湿阻络。治疗:祛寒除湿,通络止痛。处方:

川桂枝 6 g	羌活 6 g	威灵仙 12 g	秦艽 9 g	川芎 12 g
当归尾 12 g	葛根 12 g	天麻 9 g	炒神曲 9 g	赤芍 12 g
甘草 3 g				

7 剂,水煎服,每日 1 剂。

二诊(2010 年 12 月 30 日)

患者焦虑明显,晨起手胀感改善,脉细,苔薄。处方:

上方加淮小麦 15 g,鸡血藤 12 g。

7 剂,水煎服。

给予心理疏导治疗。

三诊(2011 年 1 月 7 日)

患者恶寒、晚间口干、夜间四肢厥冷症状好转,胃纳可,自觉精神改善,但寐少,建议患者多参加活动。

随访

1 个月后患者恶寒、口干症状明显改善,手胀手麻也明显减轻。嘱患者避风寒湿,注意颈部康复锻炼,不要长时间伏案工作。

【按】李飞跃在治疗颈椎局部疾患的同时,以中医整体观理论为依据,临证适时加以情志疏导,心身同治之法取得良效。颈椎病临床多见神经根受压或刺激,引起颈臂痛及手麻。除牵引治疗外,中医临证常予中药内服调治。本例中老年女性患者长期患病,多伴有焦虑忧郁等心理疾患。方中羌活、威灵仙、天麻、秦艽,祛寒除湿;桂枝、川芎、当归尾、赤芍温经活血通络,葛根解痉,治疗局部病证。方中健脾和胃的神曲及二诊加用的淮小麦、鸡血藤均有安神之药力,这是方药心身同治的体现。此外李飞跃还重视与患者的沟通(每诊此患者必带一大沓病情记录,其均耐心与之解答,深得患者信任),适时辅以心理疏导,增加患者依从性,使疗效显著。

案4 丁某,女,64 岁。

初诊(2017 年 9 月 14 日)

主诉:颈部板滞伴右上臂疼痛麻木两三年。

现病史:病史有两三年,无外伤,无行走不稳。2017 年 9 月 7 日颈椎 MRI 示:$C_5 \sim C_7$ 椎间盘后突。查体:颈椎活动无明显受限,颈椎棘上无压痛,右侧压颈试验阳性,牵拉试验阴性,上肢肌力正常,霍夫曼征阴性。舌质红,苔薄黄,脉细软。中医诊断:项痹;中医证型:肝肾阴虚内热,颈臂经络痹阻。西医诊断:神经根型颈椎病。治拟清热养阴,通络止痛。处方:

颈椎正侧左右斜位摄片,X 线片检查示多节段椎间孔狭窄。

建议颈椎牵引,4~5 kg。

内服方:

知母 9 g	黄柏 9 g	生地 12 g	赤芍 9 g	丹皮 6 g
玄参 9 g	南沙参 9 g	北沙参 9 g	葛根 12 g	秦艽 6 g
䗪虫 6 g	延胡索 9 g	桑枝 9 g	甘草 3 g	

7 剂,水煎服。

外用蒸敷方 4 包。

二诊(2017 年 9 月 21 日)

右臂痛好转,但有手麻,舌略红,苔腻,脉细。予原方出入。内服方:

上方加薏苡仁 15 g、厚朴 6 g、猪苓 9 g。

7 剂,水煎服。

另予甲钴胺 2 盒,每日 3 次,每次 1 片口服。

三诊(2017 年 10 月 31 日)

颈椎病复诊,主诉右臂痛已明显减轻,但仍有颈部部分板滞,舌淡,苔薄腻,脉细,再拟健脾利湿,通络止痛。处方:

白术 12 g	山药 9 g	白扁豆 6 g	白豆蔻 6 g	薏苡仁 15 g
陈皮 6 g	半夏 9 g	茯苓 12 g	葛根 12 g	丹参 9 g
羌活 9 g	防风 6 g	桑枝 9 g	片姜黄 9 g	络石藤 18 g
白芍 12 g	川芎 9 g	当归 9 g	延胡索 9 g	甘草 3 g

7 剂,水煎服。

四诊(2018 年 11 月 13 日)

原有颈椎病史,颈部板滞伴右臂痛麻,去年治疗后好转,今述近来颈部板滞,右前臂痛,无手麻。查体:颈后伸受限,右压颈及牵拉试验阳性,霍夫曼征阴性。舌质淡红,苔薄腻,脉细。拟祛风活血燥湿,通络止痛。处方:

羌活 9 g	独活 9 g	防风 9 g	桂枝 6 g	威灵仙 9 g
葛根 12 g	秦艽 6 g	桑枝 9 g	片姜黄 9 g	海风藤 12 g
川芎 6 g	当归 9 g	陈皮 6 g	半夏 9 g	茯苓 12 g
汉防己 12 g	白芍 12 g	延胡索 9 g	甘草 3 g	

7 剂,水煎服。

另三七巴布断骨膏 1 盒,颈项部外贴。

五诊(2018 年 12 月 11 日)

上次用药后,经转方一次服用。症状好转,但颈部时有板滞,胃纳一般,睡眠可,舌淡,苔薄腻,脉细。拟健脾化湿,祛风活血,通络止痛。处方:

苍术 12 g	白术 12 g	川朴 6 g	薏苡仁 15 g	僵蚕 6 g
防己 12 g	茯苓 12 g	葛根 12 g	羌活 9 g	防风 9 g
秦艽 6 g	桑枝 9 g	威灵仙 9 g	海风藤 12 g	䗪虫 6 g
延胡索 9 g	川芎 6 g	当归 9 g	没药 6 g	白芍 12 g
甘草 3 g				

7 剂,水煎服。

【按】 此例患者为神经根型颈椎病,颈臂痛症状为主,李飞跃初诊建议颈椎牵引,重量 4～5 kg,每日 1 次,每次 20～30 分钟。常用于颈椎根性症状者。患者舌质红,苔薄黄,脉细软,辨为肝肾阴虚夹热,经络痹阻,予清热养阴,通络止痛,方用知柏地黄丸加减,合祛风止痛药物。颈项疼痛,风邪侵袭,上先受之,故对于颈项疼痛多用祛风药物。

二诊患者右臂痛好转,但苔腻。李飞跃适当加强化湿通络药物,兼以理气。原方加薏苡仁、厚朴、猪苓。

三诊时患者舌淡、苔薄腻,脉细,予健脾利湿,通络止痛,方用二陈汤加减,并多用祛风除湿药物。

四诊、五诊患者颈项仍有板滞,证属风痰阻络,予祛风化痰,除湿为主要治则。方用防己茯苓汤加减。同时考虑"治风先治血,血行风自灭"又常以活血通络之品。从李飞跃诊治颈椎病的思路来看,多用祛风药物,化湿药物配合活血通络为主要治则,余则根据虚实或补或泻。

三、伴交感神经症状类型颈椎病医案

案 1 金某,女,49 岁。

初诊(2018 年 1 月 23 日)

主诉:颈部不适伴头晕头痛 3 个月。

现病史:患者 3 个月前开始出现头痛,时有头晕呕吐、颈部不适,无明显上肢麻木及前臂放射痛,无行走发飘及胸部束带感,起床时有头晕,坐起停当后可改善。外院头颅 CT 及头颅 MRI 检查:阴性。颈动脉超声:检查未见明显异常。曾在外院予以西药对症治疗,效果一般。查体:颈椎活动轻度受限,颈椎棘旁压痛不明显,双上肢肌力正常,双侧霍夫曼征阴性,舌质淡,苔薄,脉细。中医诊断:眩晕病;中医证型:气血亏虚,清阳不升。西医诊断:伴交感神经症状类型颈椎病。治拟益气养血,升阳止眩。处方:

椎动脉 B 超,经颅多普勒(TCD),颈椎 MRI 进一步检查。

内服方:

黄芪 30 g	党参 15 g	白术 12 g	黄精 9 g	川芎 9 g
熟地 12 g	陈皮 6 g	茯苓 12 g	升麻 9 g	柴胡 9 g
黑稆豆 12 g	钩藤 12 g(后入)	合欢皮 12 g	甘草 3 g	

14 剂,水煎服。

二诊(2018 年 2 月 13 日)

头晕症状稍有改善。椎动脉超声：未见明显椎动脉狭窄。TCD 检查示：双侧大脑前中动脉流速偏高。颈椎 MRI 检查示：颈椎退变,无明显颈椎间盘突出。舌淡,苔薄,舌边齿印。内服方：

原方有效,再拟上方加葛根 9 g,毛冬青 12 g。14 剂,水煎服。

蒸敷方 2 包,颈项部外敷,每日 2 次,每次 1 包,每包连用 2～3 日。

三诊(2018 年 3 月 6 日)

头晕已愈,时有汗出,舌淡,苔薄,舌边有齿印,脉细数。证属气血亏虚。原法有效,继原方出入。内服方：

上方黄芪改 45 g,加防风 9 g。

7 剂,水煎服。

四诊(2018 年 3 月 10 日)

1 日前劳累后头晕复发,无视物旋转无耳鸣,颈椎活动可,苔薄,舌边有齿印,脉细。原药停服,转方益气升阳止眩。处方：

上方加合欢皮 9 g、益智仁 9 g。

7 剂,水煎服。

五诊(2018 年 4 月 3 日)

头晕好转,时有汗出,苔脉同前。再拟原方巩固,益气养血敛汗为主治疗。处方：

黄芪 30 g	党参 15 g	柴胡 9 g	熟地 12 g	钩藤 12 g
黑稽豆 12 g	炙甘草 6 g	防风 9 g	碧桃干 9 g	糯稻根 15 g

7 剂,水煎服。

【按】本例为以颈部不适头晕为主症状的病例,眩晕及头晕是常见的临床症状,在骨伤科门诊就诊中,也有很大一部分比例患者以头晕、心慌等交感神经症状伴颈椎退行性改变症状合并临床表现。本病例椎动脉 B 超及 TCD 检查均无明显椎动脉及椎基底动脉病变依据,故暂且将此类病例归入"伴交感神经症状类型颈椎病"。而中医骨伤科治疗则依主要症状头晕辨证论治。本例患者女性,年近五旬,以颈部不适、头晕头痛为主要症状。根据患者主诉及舌苔脉象,李飞跃初诊辨证为气血亏虚,予圣愈汤合补中益气汤加减,补益气血,同时配合柴胡、升麻升提阳气。

二诊时患者头晕有改善,加入葛根、毛冬青。葛根发散而升,风药之性也,有利于清阳上升;毛冬青能活血通脉,改善脑部供血。

三诊考虑患者舌边齿印,进一步加强黄芪用量,以升提阳气。

四诊时患者因劳累后头晕复发,继用益气升阳治法,同时配合合欢皮、益智仁应用,益智仁本有温补脾肾及固涩作用,同时《开宝本草》述益智仁具"益气安神,补不足,安三焦,调诸气"作用,合欢皮安神解郁、和血消痛。《本草经疏》记载"合欢皮,味甘气平,主养五脏"。合欢皮与益智仁在虚证头晕患者中配合应用,可使安神定志,神明畅适,有一定疗效;五诊时患者头晕好转,多汗,予碧桃干、糯稻根敛汗。

🩺 案2 沈某,女,59岁。

初诊(2018年9月6日)

主诉:头晕头痛1年余伴颈痛,夜寐差。

现病史:近一两年时有头晕头痛,以头晕为主,平素颈部不适酸痛,无外伤史,无手麻,行走无异常。曾经外院治疗,症状时轻时重。查体:颈椎后伸轻度受限,双手霍夫曼征阴性,右斜方肌压痛。脉细,苔腻,舌暗。中医诊断:项痹,眩晕;中医证型:气虚血瘀,兼夹痰湿。西医诊断:头晕待查,颈椎病。治法:益气化瘀,祛痰通络。处方:

头颅CT检查。颈椎X线摄片。

TCD,颈动脉、椎动脉B超检查。

内服方:

黄芪15g	当归9g	川芎9g	赤芍9g	丹参9g
白芷9g	藁本12g	羌活9g	葛根12g	苍术12g
白术12g	厚朴6g	陈皮6g	半夏9g	石楠叶12g
首乌藤15g	莲子肉6g	甘草3g		

7剂,水煎服。

二诊(2018年9月18日)

头晕、头痛明显减轻;头颅CT检查无异常;颈动脉、椎动脉B超未见明显异常;颈椎平片检查示:$C_5 \sim C_6$椎体间隙变窄。苔腻好转,舌边齿印,脉细,舌淡暗,夜寐仍欠安。原方出入,处方:

9月6日方去苍术、厚朴、藁本,加谷芽、麦芽各9g、秫米9g、酸枣仁9g。7剂,水煎服。

三诊(2018 年 10 月 9 日)

头晕减轻,有时头痛,近日有腰痛,经治疗已有好转,夜寐改善,查体:腰椎活动正常,左髂腰韧带压痛,舌质偏暗,苔薄,脉细。治拟益气化瘀调治。处方:

黄芪 15 g	当归 9 g	川芎 9 g	赤芍 9 g	桃仁 9 g
红花 6 g	丹参 9 g	地龙 9 g	石楠叶 12 g	炙甘草 6 g
首乌藤 15 g				

7剂,水煎服。

另开具蒸敷方5包,外敷。

【按】本例头晕头痛,颈痛结合苔脉,辨证虚实夹杂,气虚瘀滞兼夹痰湿,故首诊以益气化瘀,祛化痰湿,以补阳还五汤为底加减,方中石楠叶祛风止头痛。

二诊症状减轻,苔腻得化,夜寐差,则合以和胃安神助眠,加入秫米、枣仁及谷芽、麦芽;二诊主诉头晕好转,头痛为时发,出现腰痛数日,依舌苔脉象综合辨证气虚,腰脊血瘀痹阻,再以益气行瘀内服方药配合外用湿热敷"蒸敷方",内外合治。

四、脊髓型颈椎病医案

案1　武某,男,48 岁。

初诊(2013 年 11 月 19 日)

主诉:颈痛,双侧手指及足部麻木,足踩棉花感1个月。

现病史:病史1个月。既往有颈椎病史,腰椎间盘突出症病史多年,但无行走异样感。此次发病无明显外伤,但之前有工作劳累史。10月颈椎 MRI 检查示:$C_3 \sim C_6$ 椎间盘后突。外院建议手术,患者有顾虑。查体:颈部活动无明显限制,颈椎棘上及棘间压痛不明显,双侧肱二、肱三头肌及三角肌肌力 V°,双侧肱二、肱三头肌反射不明显,左手拇指、小指末节及前臂尺桡侧皮肤感觉减退,双侧霍夫曼征阴性。腰椎活动正常,双直腿抬高正常,双侧伸屈足踇指肌力正常。右膝反射迟钝,左侧引出。双跟反射未引出,$L_4 \sim L_5$ 棘间压痛。

舌质偏红,苔薄黄。中医诊断:项痹,痿证,腰痛;中医证型:肝肾阴虚兼夹内热,经络痹阻。西医诊断:颈椎间盘突出,脊髓型颈椎病,腰椎间盘突出症(缓解期)。治法:滋阴清热,通络。处方:

颈椎牵引 4 kg,每日 2 次,每次 20~30 分钟。

内服方:

知母 9 g	黄柏 9 g	枸杞子 9 g	生地 12 g	山茱萸 12 g
泽泻 6 g	云苓 12 g	丹皮 9 g	山药 9 g	葛根 12 g
桑枝 9 g	络石藤 18 g	赤芍 9 g	白芍 9 g	䗪虫 9 g
甘草 3 g。				

7 剂,水煎服。

手法治疗。

二诊(2013 年 11 月 26 日)

颈部疼痛减轻,双侧手部及足部麻木减轻,查体:颈部活动无限制,双侧上肢肌力正常,左手拇指及前臂皮肤感觉减退,双侧下肢肌力正常,霍夫曼征阴性。舌质偏红,苔薄黄。治疗有效,守前法不变。处方:

中药外用,蒸敷方 4 包,外敷。

内服方:

上方加川牛膝 9 g、怀牛膝 9 g、地龙 9 g。

14 剂,水煎服。

三诊(2013 年 12 月 10 日)

颈痛,手足部麻木均见减轻,舌质淡红,苔薄。继中药内服,治拟补益肝肾气血,祛风通络。处方:

独活 9 g	桑寄生 9 g	杜仲 12 g	川芎 6 g	生地 12 g
熟地 12 g	当归 9 g	茯苓 12 g	肉桂 6 g	川牛膝 9 g
怀牛膝 9 g	地龙 9 g	秦艽 6 g	桑枝 9 g	络石藤 18 g
白芍 12 g	甘草 3 g			

14 剂,水煎服。

【按】痿证是以肢体筋脉弛缓,软弱无力,不得随意运动,日久而致肌肉萎缩或肢体瘫痪为特征的疾病。导致痿病的原因非常复杂,感受外邪,情志内伤,饮食不节,劳倦久病等均可致病。基本病机是肺胃肝肾等脏腑精气受损,肢体筋脉失养,如肺热津伤,津液不布;湿热浸淫,气血不运;脾胃亏虚,精微不输;肝肾亏损,髓枯筋痿。脊髓型颈椎病有肢体的废痿不用,可以归属于"痿证"的范畴,辨证主要分清虚实,明确病位。治疗虚者宜健脾益气,滋补肝肾,实者清热化湿,祛痰活血。注重"治痿者独取阳明",调治脾胃。

李飞跃认为本病例属于肝肾阴虚兼夹内热,治拟先取滋阴清热,首诊处方知柏地黄汤加减,但是颈椎病所致的痿证必然还有经络不通存在,所以又配合葛根、桑枝、络石藤、䗪虫通络,至于赤芍、白芍其固然有清热养阴之功,与甘草合用,酸甘化阴,而且现代研究表明芍药苷具有显著的镇痛、镇静、抗惊厥作用。有扩张血管、保护脑缺血、抗血小板聚集作用以及解痉解热作用,对于颈椎病很是合适。

三诊因热象已无,改用独活寄生汤加减,补益肝肾气血,祛风通络,补通兼备。本例除内服中药及蒸敷方外用治疗之外,尚应用颈椎牵引,减轻颈脊髓不适。同时应用手法治疗,对脊髓型颈椎病手法治疗应慎重,第一注意选择应用指征,如无明显霍夫曼征阳性体征尚可,仅有影像学改变可应用魏氏手法;第二掌握合适手法步骤,一般脊髓型颈椎病不行颈部扳法手法,同时注意手法后反应及时调整。

📋 案2　贾某,男,51岁。

初诊(2013年11月3日)

主诉:双手麻木5月余。

现病史:患者约5个月前,出现双手麻木,无外伤,无行走发飘感,曾行颈椎MRI检查示:$C_4 \sim C_5$、$C_6 \sim C_7$椎间盘后突,脊髓变性。肌电图示:T_1神经根损害可能。外院建议手术,患者未允。8月本科,诊断"脊髓型颈椎病",予中药内服,外敷。9月本科住院行手法,中西药物治疗,理疗,经治疗双手拇指麻木消失,余手指麻木程度减轻。仍有颈背酸楚僵滞。无行走不稳。胃纳可,二便调,夜寐安。查体:颈椎后伸受限,约20°,余活动正常。颈背部无明显压痛,双三角肌和肱二、肱三头肌力 V°,双肱二头肌反射未引出,双肱三头肌反射迟钝,双侧霍夫曼征阴性,左小指末节皮肤感觉减退,双膝反射无亢进。脉细小滑,苔黄腻,舌略红。中医诊断:痿证;中医证型:湿热内蕴,经络阻遏。西医诊断:脊髓型颈椎病。治法:清化湿热,通络调治。处方:

苍术 15 g　　黄柏 9 g　　知母 9 g　　炒薏苡仁 15 g　厚朴 6 g

桑枝 9 g　　土茯苓 12 g　防己 12 g　　虎杖 9 g　　赤小豆 15 g

羌活 12 g　　黄芩 9 g　　半夏 9 g　　甘草 6 g

7 剂,水煎服。

二诊(2013 年 11 月 10 日)

双手麻木无明显好转,霍夫曼征阴性,苔脉同前,湿热阻络。再拟加强清化痰湿,通经络。处方:

上方去半夏,加胆南星 6 g、络石藤 9 g。

7 剂,水煎服。

另予蒸敷方 7 包,外用,每日 1～2 次热敷颈部。

三诊(2013 年 11 月 19 日)

双手麻木,胃纳可,二便调,夜寐正常,脉细,苔薄黄腻,舌略红。证属湿热内蕴,经络失畅。再拟清化湿热,舒筋通络调治。处方:

黄芩 12 g　　黄柏 9 g　　川朴 6 g　　半夏 9 g　　陈皮 6 g

土茯苓 12 g　薏苡仁 15 g　胆南星 6 g　楮实子 9 g　络石藤 9 g

生地 12 g　　汉防己 9 g　白芍 9 g　　路路通 9 g　䗪虫 6 g

桑寄生 9 g　杜仲 9 g　　甘草 3 g

14 剂,水煎服。

四诊(2013 年 12 月 3 日)

患者双上肢麻木酸胀好转。查体:颈椎屈伸轻度受限,双三角肌、肱二头肌力 V°,左小指末节感觉减退改善,双侧霍夫曼征阴性,双踝阵挛阴性。脉细,苔薄黄腻,舌红改善,再原治巩固。处方:

上方去生地、白芍、䗪虫,加桑枝 12 g、虎杖 9 g。

7 剂,水煎服。

蒸敷方继用。

【按】颈椎病双手麻木是最为常见的症状之一,也是较为顽固的症状,从现代医学的角度讲是神经受压后变性所致,中医一般认为"气虚则麻,血虚则木",可以服用气血双补的方药如八珍汤等。但是李飞跃认为在颈椎病,更多的情况是湿邪阻络所致。本例患者双手麻木 4 个月,颈后伸受限,脉细小滑,苔黄腻,舌略红,是典型的湿热内蕴,经脉阻遏。治拟清化湿热,舒筋通络。苍术、黄柏、薏苡仁即四妙丸去牛膝，本来是治疗湿热下注所致的痹病，今去牛膝，用于上部湿热痹病，亦是李飞跃最为常用的祛湿热组合。厚朴、土茯苓、防己重在化湿，兼顾清热，虎杖、知母、黄芩重在清热，兼顾化湿；而羌活、桑枝则祛风通络，祛风药疏通肌腠，使腠理通达，微微汗出，利于湿邪从汗而解。且桑枝兼做向导，引药入肩臂。

二诊湿热不清，故加重清化痰湿之力，加南星，并加入络石藤加强通经络。

三诊症状好转，苔黄腻转淡黄腻，湿热渐除，宜继以清化，同时合以补益肝肾起痿之杜仲、桑寄生、楮实子等。楮实子能益气力、补虚劳、悦颜色、壮筋骨，或可纠偏。

四诊症状继见改善，舌红好转，里热减轻，故去生地、白芍、䗪虫，再加入桑枝祛风通络；虎杖巩固清热利湿，通络止痛。

案3 王某，男，55岁。

初诊（2013年11月7日）

主诉：双足、双手五指麻木伴颈痛，行走异样感1个月。

现病史：1个月前无明显诱因下出现双足、双手五指麻木伴，颈痛，行走足踝棉花样感，大小便正常，曾住院腰椎牵引，腰部小针刀，推拿治疗。2013年8月有工作劳累史，此次发病感双手麻木伴行走踩棉花感，夜寐差，10月份外院颈椎MRI检查示，$C_3 \sim C_6$椎间盘后突，$C_4 \sim C_5$椎间盘后突。外院建议手术，患者未允。原有"颈椎病"，"腰椎间盘突出症"病史10余年，之前无行走异样感。查体：颈椎活动无明显受限，颈部压痛不明显，双侧三角肌和肱二、肱三头肌肌力 V°，双侧肱二、肱三头肌反射不明显。左手拇指及小指末节及前臂尺桡侧皮肤感觉减退，双侧霍夫曼征阴性。腰椎活动正常，双直腿抬高正常，双伸屈脚拇指肌力 V°，右膝反射迟钝，左侧引出。双跟反射未引出。$L_4 \sim L_5$棘间压痛，右足背外侧皮肤感觉减退，双髌踝阵挛阴性。苔薄，舌淡红，舌边齿印，脉偏细。中医诊断：项痹；中医证型：气血不足，筋脉失养。西医诊断：脊髓型颈椎病，腰椎间盘突出症。治法：益气养血和血，荣筋通络安神。内服方：

黄芪30 g	川芎9 g	陈皮6 g	当归12 g	生地12 g
熟地12 g	孩儿参18 g	葛根12 g	桑枝12 g	鸡血藤12 g
金雀根15 g	积雪草18 g	䗪虫9 g	白芍12 g	甘草6 g

丹参 9 g　　　合欢皮 12 g　　首乌藤 12 g

7 剂,水煎服。

蒸敷方 4 包(外用)。

甲钴胺片口服,配合魏氏伤科颈椎手法。

二诊(2013 年 11 月 14 日)

颈部疼痛减轻,双侧手指麻木程度减轻,夜寐改善,查体:颈部活动无明显限制,下腰部压痛减轻,双侧上肢及下肢肌力正常,霍夫曼征阴性。苔脉同前,再原法调整。处方:

上方去䗪虫、孩儿参、合欢皮、首乌藤,加党参 12 g、桑寄生 12 g。

14 剂,水煎服。

蒸敷方及甲钴胺片继用。

三诊(2013 年 12 月 3 日)

双侧手指麻木减轻,颈痛,行走异样感好转明显,查体:颈部活动无限制,颈椎、腰部压痛轻微,双侧上肢及下肢肌力正常,霍夫曼征阴性-弱阳性。舌淡红,苔薄,脉沉细。拟补益气血、肝肾,强筋通络。处方:

黄芪 30 g　　　党参 12 g　　　川芎 9 g　　　陈皮 6 g　　　当归 12 g

生地 12 g　　　熟地 12 g　　　葛根 12 g　　　桑枝 12 g　　　鸡血藤 12 g

石楠叶 12 g　　楮实子 12 g　　白芍 12 g　　　甘草 6 g　　　丹参 9 g

桑寄生 12 g

14 剂,水煎服。

【按】本病例腰椎间盘突出症病情目前尚稳定,但有颈髓受压,手足麻木改变,患者不愿手术,同时考虑患者临床体征上下肢肌力正常,锥体束征阴性,一般先考虑中药内服外用条件合适可予手法治疗,此外常规配合一些改善脊髓血供及神经功能药物应用,通常会有效地改善症状。其症状以麻木为首要表现,气虚则麻,血虚则木,且苔薄,舌淡红,舌边齿印,脉偏细,故辨证为气血不足,筋脉失养,治宜益气养血和血,荣筋通络。方中黄芪、太子参、川芎、陈皮、当归、生地、熟地、白芍益气养血,葛根、桑枝、鸡血藤、金雀根、积雪草、䗪虫、丹参荣筋通络,还配伍合欢皮、首乌藤养血安神。

二诊症状改善,去太子参、䗪虫、首乌藤,加党参、桑寄生加强补益强筋治疗。

三诊加石楠叶、楮实子,是加重益肝肾、强筋骨、起痿弱。

📷 **案 4** 潘某,男,55 岁。

初诊(2014 年 1 月 21 日)

主诉:左颈臂酸痛 6 年余,伴行走发飘 2 个月。

现病史:左颈臂酸痛 6 年余,无外伤,曾外院摄片诊断颈椎病,外贴膏药,内服中药未见好转。2014 年 2 月外院颈 MRI 示:$C_3 \sim C_7$ 椎间盘后突,脊髓压迫伴部分脊髓信号改变。曾经推拿治疗,颈痛反复。2013 年 11 月无明显诱因出现左拇、示指及手背桡侧虎口区麻木,未就医用药,之后感行走发飘,无下肢无力,无胸部束带感,胃纳可,夜寐差,二便调。查体:颈椎活动正常。颈背部无固定压痛。双肱二、肱三头肌及三角肌肌力 V°。左肱二、肱三头肌反射引出。桡骨膜反射不明显。左压颈试验阳性。牵拉试验阴性。双侧霍夫曼氏征弱阳性。左手背桡侧及示、拇指末节皮肤感觉减退,左腕掌侧正中神经叩击试验阴性。苔薄,脉细。舌质淡暗。中医诊断:项痹证,痿证;中医证型:颈臂气血阻滞,经络失畅。西医诊断:脊髓型颈椎病。治法:理气活血,通络止痛。内服方:

枳壳 6 g	台乌药 9 g	生地 12 g	当归 9 g	川芎 6 g
丹参 9 g	葛根 12 g	羌活 9 g	桑枝 9 g	独活 9 g
鸡血藤 15 g	䗪虫 9 g	络石藤 18	威灵仙 9 g	甘草 3 g
延胡索 9 g				

7 剂,水煎服。

配合颈椎病手法(不行颈椎旋转手法)。

二诊(2014 年 1 月 28 日)

患者左颈臂酸痛不适好转。仍感行走发飘,查体:左压颈试验阴性。双肱二、三头肌及三角肌肌力 V°。双侧霍夫曼氏征弱阳性。舌脉同前,苔薄腻。治拟健脾活血,祛风湿,止痹痛。处方:

白术 12 g	云苓 12 g	白芍 12 g	当归 9 g	川芎 6 g
丹参 9 g	葛根 12 g	羌活 9 g	桑枝 9 g	独活 9 g
鸡血藤 15 g	䗪虫 9 g	络石藤 18	威灵仙 9 g	甘草 3 g
延胡索 9 g				

7 剂,水煎服。

另今起配合蒸敷方应用 4 包,每日 2 次。

三诊(2014 年 2 月 5 日)

患者左颈臂酸痛均见好转,仍有行走欠稳,苔薄,脉细。舌脉如前,前方加减。处方:

上方去䗪虫、络石藤、威灵仙,加杜仲 12 g、川牛膝 12 g、怀牛膝 12 g、楮实子 12 g。

14 剂,水煎服。

蒸敷方继用。

【按】本例颈臂酸痛伴行走发飘,颈椎 MRI 提示颈椎间盘后突,脊髓压迫伴部分脊髓信号改变,但是症状只是轻度的脊髓压迫的临床表现,其主要的症状是左颈臂酸痛不适,结合舌脉,证属颈臂气血阻滞,经络失畅,故首诊治拟理气活血,通络止痛。枳壳、乌药理气,其中乌药辛温香窜,能散诸气,又兼疏散凝滞。生地、当归、川芎、丹参活血,方中葛根轻扬升散,气味俱薄,味辛可走可发散,善于疏通经气的壅滞,以缓解外邪郁阻,经气不利所致的头项强痛。桑枝、羌活、独活祛风通络止痛,鸡血藤、络石藤合用,前者功善补血行血通络,后者则长于舒节通络,宣通痹窜。䗪虫活血止痛,威灵仙祛风止痛,延胡索行气止痛,三味药相辅相成,止痛之力倍增。

二诊去枳壳、乌药,因恐怕行气药久用伤气,加白术、云苓健脾益气,乃培元固本也。

三诊因疼痛已缓,唯行走发飘不稳,故去止痛之䗪虫、威灵仙、延胡索,而加补肝肾强筋骨的川牛膝、怀牛膝、杜仲、楮实子。三次诊疗主次分明,进退有度,值得揣摩。

第三节　腰椎间盘突出症

一、急性期医案

案 1　张某,男,68 岁。

初诊(2009 年 5 月 12 日)

主诉:右侧腰腿酸痛、板滞 2 月余,加重 3 日。

现病史：患者右腰腿酸痛板滞两月余，3日前在无明显诱因下感觉症状明显加重。检查：L_5右侧棘突旁深压痛，伴右下肢放射痛，直腿抬高试验左80°、右30°，右侧加强试验阳性，屈颈试验弱阳性，右脚踇指跖屈肌力较左侧减弱，右跟腱反射迟钝，右小腿外侧皮肤痛觉迟钝，苔薄白，质淡胖，脉细濡。中医诊断：腰痛；中医证型：肝肾气虚，年老气血失和，督脉不固。西医诊断：腰椎间盘突出症。治法：益气和营，固腰息痛。内服方：

炙黄芪15g	全当归9g	川芎9g	独活9g	川断12g
制狗脊12g	细辛3g	桂枝6g	秦艽6g	杜仲12g
威灵仙9g	炙地龙10g	炙甘草6g		

7剂，水煎服。

二诊（2009年5月19日）

患者仍觉右腰腿酸痛滞重，苔薄白，脉细濡。再前法出入，加强益气和营，调益肝肾。内服方：

炙黄芪15g	全当归9g	川芎9g	独活9g	川断12g
制狗脊12g	细辛3g	桂枝6g	杜仲12g	威灵仙9g
炙地龙10g	炙甘草6g	虎杖12g		

7剂，水煎服。

三诊（2009年5月26日）

右腰腿酸痛滞重已瘥，右下肢板滞亦瘥，苔薄质淡，脉细。再前法出入，加强益气和营，调益肝肾。内服方：

炙黄芪15g	全当归9g	川芎9g	独活9g	川断12g
制狗脊12g	细辛3g	桂枝6g	威灵仙9g	炙地龙10g
炙甘草6g	牛膝12g	鸡血藤12g	白芍9g	白术9g

7剂，水煎服。

随访

患者2周后右腰腿酸痛情况明显改善，右下肢无板滞，腰椎活动情况可，不影响正常生活。嘱避风寒。

【按】腰椎间盘突出症治疗魏氏内服用药还是以辨证出发，灵活用药。本例老年患者肝肾气血不足，腰督不固，故临证用常法，而用药还是应以辨证施治。上一医案中，地龙、蟅虫两药合用，活血通络止痛力强。本病例则只用地龙一味,因䗪虫化瘀止痛的力量较强,相对来说对于较为剧烈的急性疼痛,辨证有瘀血证的更为合适,而本例为老年患者,且主要症状是腰腿酸痛滞重,地龙长于通行经络,用于多种原因引起的经络阻滞、血脉不畅、肢节不利之证。故仅仅只用地龙一味。

案2 张某,男,46岁。

初诊(2010年3月23日)

主诉:右下肢疼痛伴右足底麻木1月余。

病史:患者1个月前可能受凉后出现右足底麻木,伴右下肢痛,自诉有腰椎间盘突出症病史数年,否认外伤史。检查:腰部活动尚可,右直腿抬高试验65°,伸屈脚蹬指肌力Ⅴ°,右跟反射未引出,右 L_5、S_1 右臀上压痛,苔薄腻,脉细数。中医诊断:腰痛病;中医证型:痹阻筋脉,经络不通。西医诊断:腰椎间盘突出症。治法:舒筋通络止痛。予以伸筋活血汤内服,加之蒸敷方腰部热敷治疗。

二诊(2010年3月30日)

右下肢疼痛好转,检查:右直腿抬高试验60°,伸屈拇肌力Ⅴ°,苔黄腻,脉偏细。拟理气化湿,通络止痛。处方:

青皮6g	陈皮6g	枳壳6g	薏苡仁15g	汉防己12g
云苓12g	白术12g	川牛膝9g	延胡索9g	地龙9g
䗪虫6g	络石藤9g	炙乳香6g	炙没药6g	白芍12g
甘草3g				

7剂,水煎服。

加服甲钴胺片剂,腰部外敷蒸敷方。

三诊(2010年4月6日)

患者经治疗好症状明显缓解。检查:右直腿抬高试验65°,左直腿抬高试验80°,苔黄腻,脉细。

再用原方巩固,上方去青皮、陈皮,并配合手法治疗。

随访

1个月后患者诸症基本消失,腰腿活动自如,正常工作。嘱腰背肌锻炼,忌劳累,避风寒。

【按】李飞跃治疗腰椎间盘突出症重在活血化瘀、理气通络消肿。以突出梗阻期用药为例,李飞跃常用青皮、枳壳、茴香等行气为先。同时合用四物活血养血为继,生地、白芍为血中之血药;当归、川芎是血中之气药,两相配合,可使补而不滞,营血调和。地龙、䗪虫为李飞跃善用药物,常以"二龙"相称。地龙咸寒降泄,善于走窜,具有一定的扩张血管及利尿作用。䗪虫,性味咸寒,临床多用于破血逐瘀,《本草经疏》记载"咸寒能入血软坚……血和而营卫通畅……经脉调匀"。地龙、䗪虫两药合用,活血通络,止痛力强。延胡索为常用止痛药物,活血利气止痛,其主要成分为延胡索乙素,能显著提高痛阈。川牛膝为下肢引经药。路路通一物,又名九孔子,既可活血通络,又能利水消肿,为李飞跃常用通络之品。所以从全方看主要作用为理气活血、通络止痛。

案3 施某,男,40 岁。

初诊(2011 年 7 月 21 日)

主诉:腰腿痛伴左下肢麻木 4 个月,加重 2 周。

现病史:患者腰腿痛伴下肢麻木 4 个月,加重 2 周,无外伤腰痛史。2011 年 4 月本院腰椎 CT 示:"L_4~L_5 椎间盘突出(偏左)。"于本院放射科在 CT 下行 L_4~L_5 椎间盘突出局封治疗 3 次,疼痛好转,但仍有麻木。查体:腰椎侧弯畸形,L_4、L_5 左棘旁压痛,腰椎活动受限,前屈 70°,后伸 0°,左右侧弯各 30°,左直腿抬高 65°,伸屈脚蹈指肌力 V°,跟反射引出,脉细,舌淡,苔薄。中医诊断:腰痛病;中医证型:气滞血瘀,经络失畅。西医诊断:腰椎间盘突出症。治法:舒筋通络调治。内服方:

伸筋草 15 g	秦艽 6 g	枳壳 6 g	生地 12 g	川芎 6 g
当归 9 g	川地龙 9 g	䗪虫 6 g	川木瓜 12 g	川牛膝 9 g
汉防己 9 g	络石藤 9 g	路路通 9 g	白芍 12 g	甘草 3 g

7 剂,水煎服。

蒸敷方熏蒸,每日 2 次。

甲钴胺片,每次 1 片,每日 3 次,口服。

二诊(2011 年 8 月 16 日)

病史同前,左腰腿痛伴下肢麻木好转,查体:腰椎活动基本正常,左臀上压痛,L_4~L_5 左棘旁轻压痛,左直腿抬高 75°,伸屈脚蹈指肌力 V 级,跟反射引出,脉平,苔薄。拟舒筋通络止痛。内服方:

伸筋草 15 g　　秦艽 6 g　　生地 12 g　　川芎 6 g　　当归 9 g

丹参 9 g　　川地龙 9 g　　䗪虫 6 g　　川木瓜 12 g　　川牛膝 9 g

杜仲 9 g　　桑寄生 9 g　　络石藤 9 g　　川断肉 9 g　　白芍 12 g

甘草 3 g

14 剂,水煎服。

魏氏腰椎间盘突出症手法治疗。

三诊(2011 年 8 月 30 日)

病史同前,腰腿痛基本好转,多行后左足底有麻木,查体:腰椎侧弯基本消失,腰椎活动可,左臀及 $L_4 \sim L_5$ 左棘旁无明显压痛,左直腿抬高 75°,伸屈脚踇指肌力 V°,跟反射引出,脉平,苔薄。内服方:

上方改络石藤 12 g,加怀牛膝 9 g、鸡血藤 12 g。

14 剂,水煎服。

甲钴胺片 50 片,1 片,每日 3 次,口服。

魏氏腰椎间盘突出症手法治疗。

四诊(2011 年 9 月 13 日)

病史同前,左足底麻木减轻,查体:腰椎侧弯消失,左臀及 $L_4 \sim L_5$ 左棘旁无压痛,腰椎活动正常,左下肢肌力、活动正常,脉平,苔薄。处方:

上方加制何首乌 12 g。

14 剂,水煎服。

甲钴胺片 50 片,每次 1 片,每日 3 次,口服。

随访(2011 年 10 月)

患者诉腰腿痛及下肢麻木症状基本消失,已正常生活及工作。

【按】腰椎间盘突出症是临床上常见疾病。李飞跃强调手法为伤科之要,但亦需辨病、辨证施法;手法需与内服、外用药物相结合的综合治疗。本例患者病程日久,气血瘀滞,筋脉失畅通,肢体麻木不仁,需加强虫类药物应用,如地龙、䗪虫等以活血祛瘀,通经活络,往往得验。

案 4 张某,女,53 岁。

初诊(2013 年 11 月 28 日)

主诉:腰部疼痛多年,加剧 2 周。

现病史：患者原有腰臀部疼痛数年。曾行 CT 检查提示：$L_4 \sim L_5$ 椎间盘突出。曾行口服药物、针灸、推拿等治疗。症状时作时止。近 2 周来由于家中有事劳累，腰部板滞不舒，腰臀部疼痛加剧，咳嗽时疼痛尤甚。否认有心脏病、糖尿病、高血压等病史。查体：脊柱轻度侧弯，腰部活动轻度受限。两侧骶棘肌紧张，$L_4 \sim L_5$ 左旁约 1.5 cm 处压痛。左臀上髂前上棘与髂后上棘连线中点处压痛明显。左侧直腿抬高 60°。双下肢肌力正常，皮肤感觉无异常。舌淡红，苔薄，脉细。中医诊断：腰痛病；中医证型：肝肾不足，气滞血瘀。西医诊断：腰椎间盘突出症。治法：先拟活血、通络、止痛为治。处方：

"蒸敷方"外用湿热敷。

魏氏伤科手法治疗。

西乐葆 1 盒，每日 1 次，每次 1 片，口服。

二诊(2013 年 12 月 12 日)

患者诉腰部疼痛症状有所好转，腰部活动仍受限。继续蒸敷方外用，及手法治疗，加用"伸筋活血合剂"2 瓶，口服，每日 2 次，每次 20 毫升，加温开水适量同服。

三诊(2013 年 12 月 25 日)

患者主诉腰部酸楚不适，腰部疼痛有所缓解。腰部前屈后伸活动略受限。苔脉同前。拟中药内服，补肾活血止痛。内服方：

杜仲 9 g	桑寄生 9 g	独活 9 g	川牛膝 9 g	川断肉 9 g
补骨脂 9 g	黄芪 15 g	当归 9 g	乳香 9 g	没药 9 g
骨碎补 9 g				

14 剂，水煎服。

四诊(2014 年 1 月 8 日)

腰臀部疼痛明显好转，活动正常。暂停治疗，随访。

【按】本案为腰椎间盘突出症患者，腰臀疼痛，咳嗽腹压增高时症状加重，首诊考虑疼痛较明显，予蒸敷方外用患处以活血通络止痛治疗，并以西药非甾体类消炎止痛药物合用。

二诊症状有所好转，为加强舒筋通络止痛，予以口服魏氏伤科中成药伸筋活血合剂。

三诊考虑虽疼痛等症状有所改善，但患者病程较久，舌淡红，苔薄，脉细偏数,且腰部酸楚不适,故治拟魏氏伤科验方杜仲散加减以补肾活血止痛。杜仲散原方以杜仲为主药。主要功能是补肝肾、壮筋骨、益精气。温补肝肾而性不燥。主要治疗年老体衰,肾虚腰痛者。配以肉苁蓉、骨碎补、补骨脂、川断等来补肾阳、益精血、强筋骨、调血脉;用当归、黄芪,更能补益气血,活血止痛;再用川牛膝,除补肝肾之外,另兼祛风除湿,通利关节之功效。乳香、没药活血定痛,二者合用为疏通经络之要药也,且方中乳香、没药为炭,以缓和生品对胃的刺激。本例在杜仲散方基础上加用独活,取其苦甘辛温,能辟风寒,有"通利机关、宣行脉络"之功。

案5 赵某,男,58岁。

初诊(2016年8月9日)

主诉:腰痛5日。

现病史:5日前,活动不当后腰痛,无明显下肢疼痛麻木。有腰椎间盘突出症病史7年。查体:腰活动受限,右抬腿50°,左抬腿70°,双侧伸屈脚踇指肌力V°。L$_4$两侧竖脊肌压痛。舌质偏暗,苔白腻,脉细。中医诊断:腰痛;中医证型:风寒湿阻络,血行痹阻。西医诊断:腰椎间盘突出。拟祛风散寒,化湿通络,活血止痛。处方:

羌活9g	独活9g	白芷6g	桂枝6g	防己9g
陈皮6g	白术12g	川芎6g	当归9g	白芍12g
茯苓12g	丹参9g	延胡索9g	秦艽6g	狗脊9g
甘草3g				

7剂,水煎服。

另,蒸敷方4包,腰部热敷治疗,每日2次。

二诊(2016年10月25日)

上次治疗后,转方用药后,腰痛已愈。近来右臀大腿牵痛。腰活动及右髋活动无明显受限。右抬腿60°,伸屈脚踇指肌力正常。舌红、苔黄腻,脉沉细滑。治拟清化湿热,通络止痛。处方:

黄柏9g	竹茹9g	枳壳6g	陈皮6g	半夏9g
川朴6g	薏苡仁15g	茯苓9g	胆南星6g	马鞭草15g
川木瓜18g	川地龙9g	蟅虫6g	延胡索9g	白芍12g

甘草 3 g   川牛膝 9 g   合欢皮 12 g

7 剂,水煎服。

继蒸敷方外用。

三诊(2016 年 11 月 1 日)

患者腰痛及右下肢放射痛较前减轻,行走活动明显限制,暂停用药治疗,随访观察,嘱注意休息。

【按】魏氏伤科认为腰椎间盘突出症临床辨证分型多为:气滞血瘀、血瘀阻络、湿邪阻络、肝肾亏虚、气虚瘀滞、筋络失畅证型。但临床常见各证型混杂,此病例根据舌脉辨证,证属风寒湿邪阻络,血行失畅,经络痹阻。

治拟祛风散寒除湿,活血通络止痛。方中所用汉防己,功专消肿利水,祛风除湿。《本草求真》称其"长于除湿,通窍利道",《本草经疏》则谓该药"行十二经湿为可任耳"。方中防己、延胡索加强止痛效果;现代药理研究发现,方中防己有镇痛消炎和松弛横纹肌的作用,可改善患者腰部及下肢板滞疼痛。

二诊,患者腰痛痊愈,无明显腰腿症状,但考虑患者舌脉欠佳,故改方,予温胆汤加减,方中黄柏苦寒沉降,清热燥湿,半夏配伍胆南星,加强燥湿功效;马鞭草苦凉活血,配伍地龙、䗪虫,加强活血之功效;木瓜、川牛膝,引药下行,通经络;诸药共奏清热化湿,活血通络止痛之功效。

案6 郭某,女,57 岁。

初诊(2018 年 8 月 14 日)

主诉:腰部疼痛 2 周。

现病史:2 周患者前腰部疼痛,伴右臀及下肢。查体:活动跛行,腰椎活动正常,右髋活动正常,腰椎压痛不明显,双侧直腿抬高 70°,右侧伸屈脚踇指肌力正常。舌淡、苔薄腻,脉细。中医诊断:腰痛;中医证型:脾肾不足,兼夹湿滞,经络失畅。西医诊断:腰椎间盘突出症。治法:健脾化湿,壮腰止痛。处方:

骨密度及腰椎 MRI 检查。

内服方:

苍术 12 g   白术 12 g   川朴 6 g   薏苡仁 15 g   佩兰 9 g
陈皮 6 g   半夏 9 g   茯苓 12 g   川芎 6 g   当归 9 g

| 杜仲 12 g | 桑寄生 9 g | 延胡索 9 g | 甘草 3 g |

14 剂,水煎服。

二诊(2018 年 9 月 4 日)

腰痛好转,骨密度检查示骨量减少;腰椎 MRI 示:$L_5 \sim S_1$ 椎间盘突出。脉细,苔薄腻。再守前法调治。处方:

上方加汉防己 12 g、续断 9 g、山茱萸 12 g。

14 剂,水煎服。

另,蒸敷方 4 包热敷。

【按】 对于绝经后妇女,腰痛不适,临床坐骨神经压迫体征不明显时,李飞跃建议应考虑是否伴有骨质疏松,故需要进行骨密度检查。女性身形瘦小,为骨质疏松症易发人群,如同时伴有骨质退行性改变者,可出现腰背疼痛,需同时治疗。

本患者腰腿疼痛,故根据舌脉,先健脾补虚,化湿通络,壮腰止痛。予苍术除湿汤加减,方中苍术、白术、川朴、薏苡仁、佩兰、陈皮、半夏、茯苓健脾化湿通络,川芎、当归活血通络,杜仲、桑寄生补肝肾强腰脊,延胡索行气止痛。

二诊骨密度检查提示骨量减少,腰痛有缓,湿邪未除,加强祛湿滋肾,标本同治,而入防己、续断、山茱萸,同时外用药配合,内外合治。

📋 案 7 关某,女,41 岁。

初诊(2018 年 9 月 3 日)

主诉:腰痛伴左下肢外侧痛麻木 10 日。

现病史:原有腰腿疼痛麻木史多年,曾行电针治疗好转。此次发病前有划船 5 小时左右,腰椎 MRI 示:$L_4 \sim L_5$ 中央型后突,部分脱垂。发病以来,大小便正常。查体:腰椎侧弯不明显,腰部活动前屈 50°,后伸 30°,左右侧屈 20°,双直腿抬高 75°,双侧伸屈脚踇指肌力 Ⅴ°,双小腿皮肤感觉对称,$L_4 \sim S_1$ 棘间压痛,双臀上髂前上棘与髂后上棘连线中点处压痛。舌淡,苔薄,脉细。中医诊断:腰痛;中医证型:气血阻滞。西医诊断:腰椎间盘突出症。拟理气通络止痛。处方:

| 枳壳 6 g | 香附 9 g | 川芎 6 g | 当归 9 g | 伸筋草 15 g |
| 透骨草 12 g | 川木瓜 18 g | 川牛膝 9 g | 䗪虫 6 g | 络石藤 18 g |

延胡索 9 g　　没药 6 g　　　合欢皮 12 g　　甘草 3 g

7 剂,水煎服。

二诊(2018 年 9 月 11 日)

病情好转,舌淡,苔薄,脉细。再拟益气活血,通络止痛。处方:

黄芪 15 g　　党参 12 g　　川芎 6 g　　当归 9 g　　生地 12 g

熟地 12 g　　茯苓 12 g　　川牛膝 9 g　　怀牛膝 9 g　　䗪虫 6 g

络石藤 18 g　川木瓜 18 g　伸筋草 15 g　透骨草 12 g　延胡索 9 g

白芍 12 g　　甘草 3 g

7 剂,水煎服。

【按】患者腰痛腿麻发作,证属急性发作,虽舌淡苔薄,脉细,结合症状考虑气血阻滞、经络痹阻,治以理气活血,通络止痛;中药处方多以行气活血为主;后期症状改善后,再行补益气血治疗。

李飞跃对于急性腰椎间盘突出症患者,用药讲究因人制宜。对于女性患者,方中加入行气药香附、枳壳。香附归肝、脾、三焦经,专属开郁气,调诸气,及调经安胎,《本草纲目》称其"乃气病之总司,女科之主帅也"。枳壳入肺、脾、胃、大肠经,《本草经疏》称其"通利关节"。《本草汇言》则称其"专于平气""气平则刺痛安"。二药配用,增强行气活血调经作用;对于男性体壮者,可用青皮,其色青气烈,味苦而辛,削坚破滞强于香附,对于急性期腰椎间盘突出症发作的疼痛缓解,有很好作用。另延胡索也有很好的止痛效果,可以减轻急性发作的腰痛不适。

案8 张某,女,47 岁。

初诊(2018 年 9 月 4 日)

主诉:右臀部疼痛 2 周。

现病史:2 周前无外伤出现右臀部疼痛;既往腰痛及右下肢痛多年。查体:腰椎活动无明显限制,直腿抬高正常,双侧伸屈脚踇指肌力 Ⅴ°,右跟反射迟钝,右臀髂前上棘及髂后上棘连线中点处压痛明显。舌淡红、苔薄、脉细。中医诊断:腰痛;中医证型:气血不足,经络痹阻。西医诊断:腰椎间盘突出症。处方:

腰椎 MRI 检查。

先以舒筋通络、活血止痛为治。伸筋活血合剂 2 瓶口服及蒸敷方 4 包湿热敷。

二诊(2018 年 9 月 20 日)

右臀部痛好转,但感右小腿麻木,MRI 检查示:$L_4 \sim L_5$ 椎间盘膨出,骶管小囊肿可能。舌淡红,苔薄,脉细。治拟益气养血,舒筋通络。处方:

黄芪 15 g	党参 12 g	白术 12 g	茯苓 12 g	熟地 12 g
川芎 6 g	当归 9 g	川牛膝 9 g	怀牛膝 9 g	鸡血藤 15 g
络石藤 18 g	伸筋草 15 g	白芍 12 g	甘草 3 g	杜仲 12 g
桑寄生 9 g				

14 剂,水煎服。

继蒸敷方外敷。

三诊(2018 年 10 月 16 日)

右臀痛症状已愈,但近日颈部疼痛,曾自行经人推拿症状加重,查体:颈椎屈伸受限,左菱形肌压痛,脉细,苔薄腻。再拟健脾祛风、活血化湿止痛。处方:

黄芪 15 g	白术 12 g	山药 9 g	白扁豆 6 g	茯苓 12 g
陈皮 6 g	木香 6 g	葛根 12 g	秦艽 6 g	焦山楂 9 g
神曲 9 g	狗脊 9 g	羌活 9 g	延胡索 9 g	川芎 6 g
当归 9 g	白芍 9 g	甘草 3 g		

7 剂,水煎服。

四诊(2018 年 10 月 30 日)

右臀部症状基本缓解,颈项疼痛减轻,略有手指麻木。舌体偏胖,舌边有齿印,苔薄,脉细。治以益气活血通络,祛风舒筋止痛。处方:

黄芪 15 g	川芎 6 g	当归 9 g	党参 15 g	丹参 9 g
鸡血藤 15 g	桑枝 9 g	片姜黄 6 g	羌活 9 g	秦艽 6 g
金雀根 12 g	透骨草 12 g	伸筋草 15 g	威灵仙 9 g	白芍 12 g
甘草 3 g				

7 剂,水煎服。

予蒸敷方 7 包,臀部热敷。

【按】此例患者为右臀部疼痛 2 周,右臀上压痛明显,初诊一方面影像检查,另一方面中药予魏氏验方伸筋活血合剂以舒筋活血止痛,并配合蒸敷方外敷。

二诊影像检查提示腰椎间盘病变,患者右小腿时有麻木,舌淡红,苔薄,脉细,辨为气血亏虚、经络失畅,李飞跃予圣愈汤益肾荣筋调治。

三诊时患者腰臀症状好转。出现颈项部疼痛,李飞跃辨为脾虚风湿阻络,予健脾化湿、活血祛风止痛调治。脾气旺盛,则湿邪不生。

四诊时患者臀部症状基本缓解,而颈项仍有疼痛,舌体偏胖,舌边有齿印,脉细,证属气血亏虚兼夹风湿,予圣愈汤加减和活血祛风湿之品,方中鸡血藤补气活血,适用于虚证,配合羌活、秦艽祛风止痛。片姜黄一味,味辛、苦,性温。归脾、肝经。功能主治破血行气,通经止痛。用于胸胁刺痛,闭经,癥瘕,风湿肩臂疼痛,跌扑肿痛。《本草纲目》称其"治风痹臂痛"。《医林纂要》则称:"治四肢之风寒湿痹。"方中并酌加透骨草、金雀根,前者祛风除湿舒筋,活血止痛;后者又名锦鸡儿根,具有补气健脾,活血祛风,为李飞跃喜用之补虚祛风湿常用药物,配合伸筋草、威灵仙,诸药合用,既能补益气血,又能舒筋通络,对麻木疼痛改善较为明显。

二、恢复期医案

📷 **案 1**　张某,男,78 岁。

初诊(2009 年 7 月 28 日)

主诉:右腰骶痛伴下肢酸楚半年。

现病史:患者右腰骶痛半年伴下肢酸楚,无明显外伤史。有脑梗,膀胱肿瘤史。查体:腰活动前屈后伸受限,直腿抬高试验:右 45°、左 65°,双侧伸屈脚跚指肌力 Ⅴ°,右髋"4"字试验阴性,腰骶部有叩击痛,双跟腱反射未引出。苔薄腻,脉弦。中医诊断:腰痛;中医证型:脾肾亏虚,瘀滞阻络。西医诊断:腰椎间盘突出症。治法:滋肾祛湿,活血止痛。处方:

腰椎正侧位及髋关节正位片摄片检查,血沉化验。

三七巴布断骨膏 2 盒,外用。

内服方:

杜仲 9 g	补骨脂 9 g	肉苁蓉 9 g	川断肉 9 g	川牛膝 9 g
乳香 6 g	没药 6 g	当归 9 g	枸杞子 9 g	女贞子 9 g
川草薢 9 g	泽泻 9 g	蚕沙 9 g	甘草 3 g	

7剂,水煎服。

二诊(2009年8月4日)

右腰骶痛好转,X线片:下胸椎及腰椎广泛增生,L_5～S_1椎间隙狭窄。双侧髋臼增生,ESR 6 mm/h。苔腻,脉弦。处方:

建议腰椎CT检查,蒸敷方4包,腰骶部热敷,每日2次。再拟原方出入,酌加强祛湿调治。

内服方:

杜仲9g	补骨脂9g	川断肉9g	川牛膝9g	乳香6g
没药6g	当归9g	枸杞子9g	女贞子9g	川萆薢9g
泽泻9g	蚕沙9g	甘草3g	知母9g	黄柏9g
薏苡仁15g	焦山楂9g	焦神曲9g		

7剂,水煎服。

三诊(2009年8月18日)

右腰骶疼痛改善,但右下肢有酸楚。CT检查示:L_5～S_1椎间盘后突伴椎管狭窄。舌质偏红,苔黄腻,脉尚平。湿热明显,治拟清化湿热,兼以益肾活血止痛。内服方:

上方加虎杖9g、平地木9g。

7剂,水煎服。

四诊(2009年9月1日)

右下肢酸楚好转,述右膝乏力及不适。舌质偏红,苔黄腻好转。处理:再原法出入。内服方:

上方去知柏、川萆薢,加汉防己9g、络石藤9g、楮实子12g、千年健15g、延胡索9g。

14剂,水煎服。

五诊(2009年9月22日)

右下肢仍有乏力,脉细,苔薄黄腻。再上方出入。内服方:

9月1日方去蚕沙,加知母9g、黄柏9g、川朴6g、薏苡仁15g。

14剂,用法同前。

六诊(2009年10月27日)

停药2周,近2周右下肢酸楚乏力均有好转,便秘,苔薄腻,脉偏细。治宜

健脾滋肾,强筋通络。内服方:

党参 15 g	陈皮 6 g	白术 12 g	黄精 9 g	山药 12 g
白扁豆 9 g	焦山楂 9 g	焦神曲 9 g	桑寄生 9 g	杜仲 9 g
独活 12 g	川断肉 12 g	山茱萸 9 g	淫羊藿 9 g	肉苁蓉 9 g
川牛膝 9 g	怀牛膝 9 g	川木瓜 9 g	楮实子 12 g	千年健 15 g
甘草 3 g	大枣 9 g			

14 剂,水煎服。

七诊(2009 年 11 月 10 日)

患者右下肢明显好转,无特殊不适,嘱避风寒。

【按】该患者年事已高,既往有脑梗及膀胱癌手术史,所谓正气虚损,体质较差。初诊伴湿滞血行不畅,治拟滋肾祛湿,活血通络止痛。

二诊苔腻未化,加强清化湿热。

三诊苔黄腻明显,下肢仍有酸楚不适,李飞跃加入虎杖清热利湿,兼具活血通络止痛之效,《滇南本草》记载该药善"走经络",同时合用平地木,此药利湿活血,对风湿痹痛常予应用。

四诊对于下肢膝部乏力酌以楮实子、千年健强筋骨、壮腰膝,之后根据苔脉舌象,治则调整清化湿热。

六诊则依症状,苔脉情况,施以补益脾肾,强筋通络治之。从本例用药可以看出李飞跃临证祛邪重视湿邪为患,或清化湿热,或健脾祛湿等,常重视运用。同时视湿邪去存不同,又适时与健脾滋肾,活血通络,强筋通络配合应用。

案2 张某,男,45 岁。

初诊(2010 年 5 月 25 日)

主诉:左侧腰腿痛 1 年。

现病史:左侧腰腿痛 1 年,外院行中西药物治疗无好转,近期症情反复有加重,大小便正常。查体:腰椎轻度侧弯,腰椎后伸活动受限,双侧直腿抬高均在 60°～70°,双侧伸脚拇指肌力及屈脚拇指肌力均为 V°,跟膝反射存在。舌质偏红,苔薄,脉沉细。MRI 摄片示:L_4～L_5 偏左间盘突出;L_3～L_4 椎间盘膨出。中医诊断:腰腿痛;中医证型:血滞瘀阻,经络阻遏。西医诊断:腰椎间盘突出症。治法:活血通络止痛。内服方:

生地 12 g	赤芍 9 g	丹皮 4.5 g	丹参 9 g	虎杖根 9 g
川牛膝 9 g	炙䗪虫 4.5 g	延胡索 9 g	积雪草 9 g	合欢皮 12 g
甘草 3 g				

7 剂,水煎服。药渣煎水热敷。

手法(七步手法),隔日 1 次。

二诊(2010 年 6 月 1 日)

患者腰痛略缓,但多行后左下肢麻木,夜寐差,脉沉,舌质偏红。再宗前法出入,理气活血通络佐以安神。内服方:

上方加青皮 4.5 g、枳壳 4.5 g、丝瓜络 9 g、首乌藤 12 g。

7 剂,水煎服。

手法同前。

三诊(2010 年 6 月 15 日)

患者服药后睡眠好转,下肢麻木好转,舌偏红,脉细沉。上方见效,继进为治。

原方去合欢皮、首乌藤,加路路通 12 g、川木瓜 9 g、白芍 12 g。7 剂,水煎服。

手法同前。

四诊(2010 年 6 月 22 日)

患者左下肢麻木已愈,舌质红,偏干,苔少。

继原法酌加养阴通络之玉竹 9 g,7 剂,水煎服。

继续手法应用,嘱配合导引锻炼。

五诊(2010 年 6 月 29 日)

患者腰腿痛麻症状已明显减轻,左直腿抬高可达 85°～90°。舌质偏干,脉偏细。继以理气活血,调补肝肾巩固之。处方:

青皮 4.5 g	枳壳 4.5 g	生地 12 g	川芎 9 g	炒白术 9 g
丹参 9 g	川牛膝 9 g	虎杖根 9 g	路路通 12 g	络石藤 12 g
鸡血藤 12 g	川地龙 9 g	千年健 15 g	杜仲 9 g	川断 9 g
川木瓜 9 g	白芍 9 g	大枣 7 枚	甘草 3 g	

14 剂,水煎服。

六诊(2010 年 7 月)

已完全恢复工作,无腰腿痛主诉。

【按】魏氏伤科称腰椎间盘为"腰骨垫膜筋"，又名"腰脆骨筋"。腰椎间盘突出症则多为扭跌震动，肝肾亏虚，垫膜筋退变，使腰骨垫膜筋撕裂移位，腰骨两侧失去平衡，腰腿气血瘀凝，经络壅阻，或经络气血衰退，筋脉拘挛疼痛。故本病内治用药急性期以活血化瘀、利水消肿、解痉止痛为主。腰椎间盘突出症临床多见气滞血瘀，故治疗也多用理气活血、化瘀止痛之法。初诊辨证其为血行受阻，先以活血通络为治。

二诊加用行血基础上理气活血，后症缓，而随症配合通络养阴，后期症状好转，则加调补肝肾之品以巩固之。临床法则需要灵活掌握，运用之妙，存乎一心，总不外乎细心审证，精心选药。

案3　成某，女，38岁。

初诊(2012年8月29日)

主诉：左臀及下肢酸麻疼痛10年，加重1年。

现病史：左臀及下肢酸麻楚疼痛多年，近1年症状加重，曾MRI检查示：$L_5 \sim S_1$左侧间盘突出，$L_3 \sim L_4$椎间盘退变。近期曾行内服，外敷中药及手法治疗，左臀及下肢酸麻痛减轻。无腰痛，咳嗽打喷嚏症状无加重，行走20分钟以上左臀及下肢酸楚。查体：腰椎无侧弯，腰活动无限制，双直抬腿正常，双膝反射引出，双跟反射略迟钝，$L_4 \sim L_5$棘间及左臀上髂前上棘与髂后上棘连线中点处压痛，双小腿及足部皮肤感觉对称。舌淡苔薄白，脉细。中医诊断：腰痛病；中医证型：气血不足，经络失养。西医诊断：腰椎间盘突出症。治法：补益气血，荣筋通络。处方：

黄芪15 g	党参15 g	白术12 g	当归9 g	川芎6 g
茯苓12 g	炙甘草6 g	生地12 g	熟地12 g	川牛膝9 g
怀牛膝9 g	络石藤12 g	鸡血藤12 g	甘草3 g	白芍9 g

7剂，水煎服。

二诊(2012年9月4日)

左侧臀部及下肢酸楚疼痛减轻，行走时间延长。查体：腰部活动基本正常，双侧直腿抬高70°，腰椎$L_4 \sim L_5$棘间及双侧臀部压痛减轻。双侧膝反射引出，左侧踝反射迟钝。舌苔脉同前。症情尚稳定，改以中成药调治，舒筋通络，兼以补益肝肾为治，伸筋活血合剂2瓶，20 ml，口服，每日2次；同时予蒸敷方

7包,外用。

三诊(2012年9月11日)

患者治疗后左侧臀腿症状好转。舌淡苔薄白,脉细。再补益肝肾气血,强筋通络巩固。处方:

黄芪15 g	党参15 g	白术12 g	黄精9 g	云苓9 g
川芎6 g	生地9 g	白芍9 g	川断9 g	制何首乌12 g
川牛膝9 g	怀牛膝9 g	络石藤12 g	千年健15 g	楮实子12 g
炙甘草3 g	鸡血藤15 g			

7剂,水煎服。

【按】 腰椎间盘突出症是临床常见的病症,李飞跃运用中药内服外用,配合手法治疗,获得较好的临床疗效。在运用中药治疗时,主要的思路就是"通",但是通的方法根据病情不同而不同,恢复期主要症状及体征基本改善,但下肢酸楚,或感乏力,舌淡,苔薄,多属气血不足,筋脉经络失养,治以益气养血健脾,常用四君子汤或圣愈汤、八珍汤等加减,还有病程较长者,久病及肾,腰腿乏力,骨弱筋痿,多行后不适,此多肝肾不足,治当滋补肝肾,强壮筋骨,常用生地、熟地、山茱萸、怀山药、何首乌等。两者都是以补为通,补中兼通。

三诊较首诊处方"补"之力更强一些,一般来说李飞跃用补药是逐渐加重,以免骤然大补而致壅滞之弊。

案4 李某,女,29岁。

初诊(2012年10月9日)

主诉:双侧腰腿痛9年,复发8个月。

现病史:9年前外伤后引起双侧腰腿痛,曾MRI检查示$L_4 \sim L_5$、$L_5 \sim S_1$腰椎间盘突出。外院曾行骶管内注射4次及针灸、牵引等治疗,3个月后症状消失。今年1月乘坐10小时飞机及打喷嚏后致腰痛伴下肢痛,大小便正常。外院再次骶封3次,针灸,理疗数次,症状未痊愈。现感双下肢胀麻及足底麻,每坐每行1小时以上感腰痛。大小便正常,咳嗽症状后加重。2012年1月外院MRI复查示$L_1 \sim L_2$、$L_4 \sim L_5$、$L_5 \sim S_1$椎间盘后突。夜寐一般,胃纳可。查体:腰椎无侧弯,腰部活动度:前屈40°,后伸30°,左右侧屈25°。双髋"4"字试验阴性。直腿抬高试验左 70°,右 75°。双髂腰肌、股四头肌、胫前肌、伸屈脚蹋指肌力 V°。双下肢皮肤感觉正常,双膝、踝反射引出。$L_4 \sim L_5$,$L_5 \sim S_1$ 棘间及双侧臀上髂前上棘与髂后上棘连线中点处压痛。苔根部薄黄腻,脉数,舌略红。辅助检查:2012 年 1 月外院 MRI 示 $L_1 \sim L_2$、$L_4 \sim L_5$、$L_5 \sim S_1$ 椎间盘后突。中医诊断:腰痛病;中医证型:湿热阻滞,经络痹阻。西医诊断:腰椎间盘突出症。治法:清热利湿,通络止痛。处方:

手法治疗。

内服方:

竹茹 9 g	黄柏 9 g	薏苡仁 15 g	广陈皮 6 g	清半夏 9 g
川朴 6 g	汉防己 12 g	川木瓜 12 g	伸筋草 15 g	川牛膝 9 g
川地龙 9 g	䗪虫 6 g	络石藤 18 g	甘草 3 g	

7 剂,水煎服。

嘱活动时腰托保护,配合腰部导引。

二诊(2012 年 10 月 16 日)

患者目前右侧下肢胀麻好转。腰椎活动:前屈 70°,右侧腰臀部压痛减轻。苔脉同前,症情有时改善。

在拟原法出入,酌以配合养血活血、健脾益肾、攻补兼施。

手法治疗。

内服方:

竹茹 9 g	黄柏 9 g	薏苡仁 15 g	广陈皮 6 g	清半夏 9 g
川朴 6 g	汉防己 12 g	川木瓜 12 g	伸筋草 15 g	川牛膝 9 g
络石藤 18 g	楮实子 12 g	鸡血藤 15 g	甘草 3 g	

7 剂,水煎服。

三诊(2012 年 10 月 23 日)

胀麻感已明显改善,腰椎活动基本正常,双侧直腿抬高 75°,右侧腰部及臀部压痛减轻。苔根部薄腻,脉细。再拟健脾化湿,滋肾通络强筋。处方:

继续手法治疗。

内服方:

| 广陈皮 6 g | 清半夏 9 g | 川朴 6 g | 汉防己 12 g | 川木瓜 12 g |
| 伸筋草 15 g | 川牛膝 9 g | 千年健 12 g | 杜仲 12 g | 补骨脂 12 g |

络石藤 18 g 甘草 3 g

7剂,水煎服。

【按】腰腿疼痛,李飞跃认为从中医来讲不外不通则痛和不荣则痛两种,疼痛较为明显的多半是不通,但是导致不通的原因有很多,气滞血瘀、痰浊、风寒湿邪外袭、寒湿、湿热等都可以导致经络不通,这就需要辨证论治,不能只是一味地行气活血止痛,而要有针对性地解除病因,以通络止痛。本病例首诊可见苔根部薄黄腻,脉数,提示湿热阻络征象,治以黄柏苦寒清热燥湿;薏苡仁健脾渗湿除痹;川朴芳香化湿;汉防己,味辛,苦,寒,既能祛风散邪,又能泄热除湿,有除风湿和清利膀胱经湿热的作用。湿浊内阻经络,每每聚而为痰,以广陈皮、清半夏二陈燥湿化痰,竹茹性凉而润,清热化痰,川木瓜善治风湿痹痛,筋脉拘挛,以上诸多祛湿化痰药,作用途径各不相同,或苦燥,或淡渗,或芳化,或辛散,或祛风湿,或散痰结,全方位的协同作用,共奏清化湿热之功。湿热阻滞,经络不通当发为疼痛,除清化湿热外,尚合以通络止痛。方中地龙、䗪虫两味是李飞跃常用的通络止痛药对,前者息风通络止痉,性善下行,疏通经络,合以䗪虫破瘀止痛,共奏逐瘀通络止痛之效。伸筋草,苦辛,温,善于舒筋活血;络石藤舒筋活络,"走经脉,通达肢节",善治风湿痹痛,筋脉拘挛。全方诸药相合清热化湿,活血通络,舒筋止痛。

二、三诊疼痛减轻,湿热渐化,故去地龙、䗪虫、黄柏,加楮实子、鸡血藤、千年健、杜仲、补骨脂以补益强筋。

案5 刘某,女,57岁。

初诊(2012年10月11日)

主诉:腰痛伴左下肢牵涉痛,足底麻1年余,加重4日左右。

现病史:1年前出现腰痛伴左下肢牵涉痛,足底麻有,有骨质疏松症病史,腰部外伤史,无骨折。曾 MRI 检查示:$L_4 \sim L_5$、$L_5 \sim S_1$ 椎间盘突出。2012年6月外出旅游后症状加重。外院予小针刀,骶管注射等无好转。9月本科住院予脱水剂,中药内服外用,手法及左臀上痛点局封,症状有明显改善。现述左大腿后外侧仍有疼痛,左足底麻。发病迄今大小便功能正常。查体:腰椎轻度侧后突,腰活动度:前屈 90°,后伸 20°,左右侧屈 25°。双侧直腿抬高 75°。双髋活动正常。双侧伸屈脚踇指肌力 V°。双膝、踝反射引出。左 $L_5 \sim S_1$ 旁及

左 L_3 横突处压痛。左臀上髂前上棘与髂后上棘连线中点处压痛。左足背外缘及小腿外侧皮肤感觉减退。舌淡苔薄白,脉细。中医诊断:腰痛,骨痿;中医证型:脾肾不足,经络失养。西医诊断:腰椎间盘突出症(L_4～L_5、L_5～S_1),骨质疏松症。治法:健脾滋肾,通络止痛。内服方:

党参 15 g	白术 12 g	山药 9 g	云苓 12 g	炙甘草 3 g
杜仲 9 g	川断 9 g	骨碎补 12 g	桑寄生 9 g	淫羊藿 9 g
川牛膝 9 g	怀牛膝 9 g	川木瓜 18 g	鸡血藤 12 g	络石藤 18 g
川地龙 9 g	僵蚕 6 g	延胡索 9 g	甘草 3 g	䗪虫 9 g
威灵仙 9 g				

7 剂,水煎服。

继魏氏手法治疗。

二诊(2012 年 10 月 18 日)

患者腰痛及左下肢牵制疼痛及麻木有所改善,舌淡苔薄白,脉细。效不更方。

原方继进 7 剂。

魏氏手法治疗。

三诊(2012 年 10 月 25 日)

左下肢牵制疼痛及麻木明显减轻,腰部活动较前好转。查体见:腰部活动较前改善,双直腿抬高 75°,双下肢肌力无明显异常,左足背外侧及左小腿外侧皮肤感觉减退,腰部压痛好转。舌苔脉同前。内服方:

蒸敷方 5 包(外用);暂停中药汤剂口服。

【按】腰椎间盘突出症是临床常见的病症,李飞跃运用中药内服外用,配合手法治疗,获得较好的临床疗效。腰为肾之府,腰痛久必及肾,此症有麻木,皮肤感觉减退,麻木多为气血亏虚,又舌淡苔薄白,脉细,兼有骨质疏松,故辨证为脾肾不足,经络失养,治用健脾滋肾、通络止痛之法。党参、白术、山药、云苓、炙甘草健脾,杜仲、川断、骨碎补、桑寄生、淫羊藿、怀牛膝滋肾,川牛膝、鸡血藤、络石藤、川地龙、僵蚕、延胡索、䗪虫、威灵仙诸药各具侧重,或通经,或通络,或荣筋,或行气,或祛风,而以通络为共同之功。

二诊症状好转,继进求效。

三诊症状进一步改善,停用内治,改为外治,以蒸敷方热敷,一方面治疗,一方面巩固疗效。本例内治用药值得注意的是䗪虫的应用,主要用于活血祛瘀通络止痛,无瘀滞症状者不宜久用。

案6 周某,男,70岁。

初诊(2012年10月15日)

主诉:腰及左臀、大腿外侧酸痛2个月。

现病史:患者8月10日左右因搬动助动车之后数日感腰部酸痛。左臀,大腿外侧酸痛伴腰椎侧弯。8月16日至医院检查,诊断为腰椎退变,予洛芬待因及独一味胶囊口服,止痛喷雾剂外用,症状改善不明显。9月6日本院专家门诊,予腰椎 MRI 检查示:$L_3 \sim L_5$ 椎间盘膨出,$L_5 \sim S_1$ 左侧间盘突出,相应侧隐窝阻塞。予中药方剂内服,蒸敷方应用。治疗1个月,症状减轻,仍有右臀及大腿外侧酸痛,腰椎侧弯。大小便正常。行走10余分钟症状明显,坐位休息后好转。查体:腰椎明显向左侧弯,腰椎活动度:前屈70°,后伸0°,左侧屈10°,右侧屈30°,双侧直腿抬高试验75°~80°,双伸屈脚踇指肌力 V°,双膝、踝反射引出。双小腿及足部皮肤感觉对称,$L_5 \sim S_1$ 棘间压痛,臀上压痛不明显。苔薄脉细,舌质偏淡。中医诊断:腰腿痛;中医证型:肝肾不足,气血痹阻。西医诊断:腰椎间盘突出症($L_5 \sim S_1$ 左侧),腰椎退行性骨关节炎。治法:补益肝肾,祛痹通络止痛。内服方:

杜仲9g	桑寄生9g	独活9g	川芎9g	当归9g
秦艽6g	伸筋草15g	汉防己12g	川牛膝9g	川地龙9g
䗪虫6g	路路通9g	白芍12g	延胡索9g	甘草3g

7剂,水煎服。

骨盆牵引,重量30 kg。

魏氏伤科手法治疗。

二诊(2012年10月22日)

腰部酸痛及左臀、大腿外侧酸痛好转,腰椎活动度后伸20°,左侧屈30°,较前明显好转。舌苔脉同前。

效不更方,原方继进,7剂,水煎服。

三诊(2012年11月5日)

腰部酸痛已大为减轻,左臀、大腿外侧酸痛亦见好转,腰椎活动正常。舌淡苔薄脉细。处方：暂停中药汤药内服,配合三七巴布膏 2 盒,外用;指导患者腰部导引练习。

【按】 老年患者腰及左臀、大腿外侧酸痛,腰椎侧弯 2 个月,不能久行。腰部活动受限,腰部压痛,夜寐胃纳可,大小便正常。苔薄脉细,舌质偏淡。证属肝肾不足,气血痹阻。治拟补益肝肾,祛痹通络止痛,杜仲、桑寄生、独活、川芎、当归、秦艽、白芍、甘草补肝肾、活血祛风止痛,汉防己、川牛膝、川地龙、䗪虫、路路通、延胡索祛痹通络止痛。总体来说魏氏伤科注重标本并重,扶正祛邪兼施。因为凡药性走窜,能推动气血津液运行或祛除邪气(包括外感六淫,食积,痰饮和瘀血等)的药物皆为"走"这一类,重在祛邪;而补益肝肾气血一类药物多属"守"这一类,其则多在扶正,组方时走守两类药物配合使用,充分体现扶正祛邪的治疗原则。

案7　朱某,女,39 岁。

初诊(2012 年 10 月 17 日)

主诉:腰骶痛伴右小腿外侧痛麻 1 年余。

现病史:腰骶痛伴右小腿外侧痛麻 1 年余,伴间歇性双小腿麻木,颈部酸痛,前臂尺侧痛,无外伤,2012 年 8 月外院颈椎 MRI 示:C_5～C_6 椎间盘突出。腰椎 CT:L_5～S_1 偏右间盘突出。未经治疗。9 月本院专家门诊,予中药内服,外敷蒸敷方,近来双手指麻木好转,现在右小腿外侧胀痛。胃纳及夜寐可。查体:腰椎无侧弯,腰部活动度:前屈 90°,后伸 30°,左侧屈 25°,右侧屈 30°,右髋"4"字试验阴性,右直腿抬高 90°,左直腿抬高 90°,双胫前肌及伸屈脚蹈指肌力 V°,双膝反射引出,右跟反射未引出,左跟反射引出。双小腿,足部皮肤感觉对称,T_7 棘上及 L_5～S_1 棘间,右臀上髂前上棘与髂后上棘连线中点处压痛。苔薄,舌质淡,脉细。中医诊断:腰痛,项痹;中医证型:气血不足,经络痹阻。西医诊断:L_5～S_1 腰椎间盘突出症。治法:补益气血,通络止痛。内服方:

黄芪 15 g	党参 15 g	白术 12 g	茯苓 12 g	当归 9 g
川芎 6 g	川牛膝 9 g	川地龙 9 g	䗪虫 6 g	延胡索 9 g
川木瓜 18 g	鸡血藤 15 g	络石藤 18 g	甘草 3 g	

7 剂,水煎服。

二诊(2012 年 10 月 24 日)

腰部及颈部酸痛好转,右侧小腿酸胀减轻。查体:行走步态正常,腰部活动正常,腰部级两侧臀上部压痛减轻,颈部活动可,颈椎两侧压痛减轻,双上肢肌力正常,霍夫曼征阴性。舌脉如前。处方:

前方去䗪虫加怀牛膝 9 g。

7 剂,煎服。

蒸敷方 7 包外用,每日 1 次。

三诊(2012 年 10 月 31 日)

腰部及颈部酸痛已明显好转,右侧小腿酸胀轻微。胃纳及夜寐可。舌脉如前。

暂停内服汤药,嘱行撑弓及蹬足错胯导引,继蒸敷方外用。

【按】腰痛伴右小腿外侧胀痛 1 年余,抬腿可,腰臀部压痛,胃纳及夜寐可,苔薄,舌质淡,脉细,证属气血不足,经络阻滞,拟补益气血,通络止痛。中医多谓:"气虚则麻,血虚则木。"此乃互文,气血亏虚则临床多见麻木。黄芪、党参、白术、茯苓、当归、川芎补益气血以治其本,川地龙、䗪虫、延胡索、川木瓜、鸡血藤、络石藤通络止痛治其标。鸡血藤、络石藤为藤茎类中药,藤蔓部分入药,通过中医比类取象在中药中的应用,藤蔓都具有"通利"之性,尤善于治疗各种痹阻不通,气行不畅的疾病。《本草汇言》云:"凡藤蔓之属,藤枝攀绕,性能多变,皆可通经入络。"鸡血藤甘温养血,功专补血调经,活血通络,于虚证尤为合适。

二诊症情好转,去祛瘀止痛只䗪虫,加强益肝肾活血通络。并同时应用蒸敷方,以内外合治。

三诊依病情已明显改善,则停用内服汤药,继外治同时配合导引,以巩固疗效,图收全功。

案 8 王某,男,17 岁。

初诊(2013 年 3 月 7 日)

主诉:右侧腰腿疼痛 2 年,加剧 2 个月。

现病史:患者右下肢疼痛 2 年余,多运动或久行后症状明显。无外伤史。后逐渐又出现腰部疼痛。症状时作时止。曾就诊外院,予以 MRI 检查提示:

$L_5 \sim S_1$ 椎间盘突出。曾经推拿治疗 1 年左右,症状减轻。近日患者由于学习较为繁重,取坐位较多,右侧腰腿疼痛又开始加重,平地步行亦觉疼痛跛行。查体:脊柱侧凸,腰椎正常生理弧度减少。腰部活动部分受限,前屈 30°,后伸 20°,左右侧屈 20°左右。右直腿抬高 20°。右拉氏试验阳性。$L_5 \sim S_1$ 右侧压痛明显。右臀上髂前上棘与髂后上棘连线中点处压痛。双下肢肌力及感觉正常。右踝反射引出。脉偏细,苔薄。中医诊断:腰痛;中医证型:气血痹阻,经络阻滞。西医诊断:腰椎间盘突出症。治法:舒筋活血,通络止痛。处方:

蒸敷方 4 包,外用热敷治疗。

伸筋活血合剂 2 瓶,每日 2 次,每次 15～20 ml,温水冲服。

腰椎 MRI 复查。

二诊(2013 年 3 月 14 日)

用药后疼痛有所减轻。MRI 复查示,$L_5 \sim S_1$ 右侧大块椎间盘后突。体检同前,苔薄,脉平。治以理气活血,通络止痛。内服方:

青皮 6 g	枳壳 6 g	生地 12 g	川芎 6 g	当归 9 g
积雪草 15 g	川地龙 9 g	䗪虫 6 g	川牛膝 9 g	王不留行 9 g
延胡索 9 g	川木瓜 9 g	甘草 3 g		

14 剂,水煎服。

继续蒸敷方外用。

另予以西药甲钴胺片 2 盒,口服。

同时开始手法治疗。

三诊(2013 年 4 月 11 日)

患者中药上方服用 2 周后,转方 1 次,共服用 4 周。另每周行手法治疗 1 次。经治疗患者目前诉右腰腿疼痛明显好转,多行走后还有隐痛。检查:脊柱无明显侧弯。腰椎活动前屈 70°略受限。右直腿抬高 50°左右。双下肢肌力感觉正常。右踝反射引出。脉平,苔薄。前治疗有效,再原方出入。内服方:

上方去青皮,加伸筋草 15 g。14 剂,水煎服。

继续蒸敷方外用。

四诊(2013 年 7 月 11 日)

经 4 个月治疗后,又经转方及手法治疗数次,近期患者腰腿疼痛症状基本消除。腰部活动基本正常范围。活动行走无明显异常。

【按】本患者为明确的腰椎间盘突出症患者,且突出较大,疼痛明显。首诊,患者痛甚,苔脉尚平,先行舒筋活血、通络止痛。予以成药伸筋活血合剂用之,同时 MRI 复查,蒸敷方外用。

二诊疼痛得缓,MRI 提示大块间盘突出,苔脉平,转投理气活血、通络止痛,在方药中加入的理气药物青皮、枳壳,其中青皮破气化滞,疼痛明显,实证者可用。而方中所用的虫类药物地龙、䗪虫等则加强活血化瘀之力。同时治拟外用蒸敷方及手法。

三诊症情已见患者,用药则去青皮,复用伸筋草加强舒筋活络之功,最后取得了满意的疗效。本例患者治疗内治用药,主要针对年轻患者,苔脉平,急性症状较明显时,可行理气活血、通络止痛治之,反映中医用药辨病辨证结合特点。

案9　方某,女,65 岁。

初诊(2013 年 7 月 2 日)

主诉:腰痛伴双下肢牵掣不适 2 年。

现病史:2 年前出现腰痛伴下肢牵涉痛,MRI 检查示:$L_4 \sim L_5$、$L_5 \sim S_1$ 椎间盘突出。其间症状反复发作,曾外院中药、针灸、理疗等治疗无好转。现腰痛伴下肢牵涉痛,左足底麻。大小便功能正常。查体:腰椎轻度侧后突,腰椎活动后伸受限约为 15°。双侧直腿抬高 75°。双髋活动正常。双侧伸屈脚蹞指肌力正常。膝、踝反射引出。左 $L_5 \sim S_1$ 旁 1.5 cm 处及髂前上棘与髂后上棘连线中点处压痛。舌淡,苔厚腻,脉细。中医诊断:腰痛病;中医证型:痰湿阻络,经络壅滞。西医诊断:$L_4 \sim L_5$、$L_5 \sim S_1$ 椎间盘突出症。治法:清化痰湿,舒筋通络。处方:

藿香 9 g	佩兰 9 g	薏苡仁 15 g	苍术 12 g	白术 12 g
川朴 9 g	泽泻 9 g	陈皮 9 g	法半夏 9 g	猪苓 9 g
僵蚕 6 g	胆南星 9 g	川牛膝 9 g	怀牛膝 9 g	汉防己 12 g
络石藤 12 g	甘草 3 g			

7 剂,水煎服。

二诊(2013 年 7 月 30 日)

腰部胀痛减轻,曾测骨密度骨量减少,今述双下肢发冷,检查小腿无明显

肿胀,舌淡,苔厚腻,脉细,再原法出入。处方:

上方加桂枝 6 g、威灵仙 12 g。7 剂,水煎服。

三诊(2013 年 8 月 20 日)

腰腿疼痛好转,时有左下肢后侧痛,舌质略暗,苔薄腻,脉细。再拟益气健脾,化瘀通络。处方:

黄芪 15 g	党参 15 g	黄精 9 g	白术 12 g	山药 9 g
茯苓 12 g	白扁豆 9 g	川芎 9 g	当归 9 g	丹参 9 g
川牛膝 9 g	怀牛膝 9 g	地龙 9 g	络石藤 12 g	汉防己 9 g
木瓜 12 g	甘草 3 g			

14 剂,水煎服。

【按】本例腰痛伴下肢牵掣疼痛,左腰臀部疼痛,苔腻。初诊中药内服,先治以祛痰化湿为主,合以通络止痛。中医辨证舌苔的厚薄与腐腻程度代表湿邪或痰湿的轻重。此例患者舌苔厚腻,属于单纯的湿邪阻滞经络,故用大量的化痰化湿药,如薏苡仁、苍术、白术、川朴、泽泻、陈皮、法半夏、猪苓,这是李飞跃最为常用的祛痰化湿药味。方中藿香、佩兰多半用在梅雨季节,以其芳香化湿,去外来表湿之邪;南星、僵蚕化痰通络;络石藤既能祛风湿,又能舒筋通络,对于经络不通之证,李飞跃常常用藤类药,取象比类之意。

三诊之时因其症状大减,苔腻已减,湿邪渐化,故拟益气健脾,以治其本,又舌质略暗,故再添化瘀通络之品。

案 10　陈某,女,65 岁。

初诊(2013 年 12 月 25 日)

主诉:左腰腿疼痛数年发作半年。

现病史:患者腰痛数年余,时有下肢放射痛,多劳累后加重,休息后可以逐渐缓解。曾诊断为腰椎间盘突出症,行手法推拿,口服药物治疗后症状有所缓解。半年前,由于行走较多,左腰腿痛再次发作。休息后不能缓解。8 月伤科行 MRI 检查示:$L_5 \sim S_1$ 椎间盘突出,相应椎管狭窄。经口服药物及外贴膏药疼痛未见改善,并出现下肢麻木。患者目前二便可,胃纳可,夜寐欠安。查体:脊柱居中,腰骶角略增大。腰部活动前屈后伸受限。直腿抬高左 60°,右

80°左右。双下肢肌力及皮肤感觉正常。左踝反射迟钝。苔腻,脉沉细。中医诊断:腰痛病;中医证型:湿浊阻络,经络不畅。西医诊断:腰椎间盘突出症。治法:健脾燥湿,通络止痛。内服方:

苍术 12 g	白术 12 g	厚朴 6 g	薏苡仁 15 g	土茯苓 9 g
川萆薢 12 g	泽泻 9 g	蚕沙 9 g	川地龙 9 g	䗪虫 6 g
延胡索 9 g	川牛膝 9 g	川芎 9 g	白芍 12 g	当归 9 g
甘草 3 g				

14 剂,水煎服。

甲钴胺片 2 瓶,每日 3 次,每次 1 片,口服营养神经治疗。

蒸敷方 4 包,外用,湿热敷,每日 2 次。

二诊(2014 年 1 月 9 日)

患者主诉左腰腿疼痛有所好转。腰部活动改善。苔腻,脉偏细。处方:

上方去延胡索,加络石藤 18 g、木香 6 g。

14 剂,水煎服。

继用蒸敷方外用及应用手法治疗。

三诊(2014 年 1 月 23 日)

左腰腿痛明显改善,下肢略有麻木无力感。苔腻渐化,脉细。处方:

拟原方去蚕沙、泽泻,加楮实子 12 g、怀牛膝 9 g、千年健 12 g、路路通 9 g。

14 剂,水煎服。

继蒸敷方外用湿热敷。

四诊(2014 年 2 月 7 日)

访患者疼痛基本缓解,无力感消失。结束治疗。

【按】 本案李飞跃辨证湿邪伏于经络,经络不畅,作痛为麻。首诊用药健脾燥湿入手,辅以通络止痛。方中蚕沙,祛风除湿,和胃化浊,主治风湿寒痹。川萆薢,苦平,如肝胃膀胱经,亦为祛风湿、利湿浊之良药,以治湿为长,二药与土茯苓、泽泻主治之功不相远,相合为力,作用于湿浊蕴于经络。

二诊症状已有好转,疼痛减轻,于是趁热打铁,予以木香行气,络石藤通络。

三诊,苔腻已化,加强壮腰强筋通络之楮实子、千年健、路路通、怀牛膝等。

➕ **案 11**　唐某,女,48 岁。

初诊(2014 年 7 月 8 日)

主诉:右腰臀痛 1 月余。

现病史:右腰臀痛 1 月余,无外伤。原有腰痛病史 5 年,休息后好转。此次发病后数日外院 MRI 示:$L_4 \sim L_5$ 右侧大块间盘突出,曾经牵引、热敷床(中药)理疗治疗。症状曾好转,后复发,7 月 1 日本科诊断腰椎间盘突出症,予脱水剂治疗 2 日,肢体躯干皮疹,应用防风通圣丸,近日好转。胃纳可,夜寐差,大便数日一行。查体:腰椎明显侧弯,腰椎活动度前屈 90°、后伸 15°,左右侧屈 25°,双髋活动正常,双直腿抬高 85°,双侧伸屈脚踇指肌力 V°,双小腿及足部皮肤感觉对称,双膝、踝反射引出。右 $L_4 \sim L_5$、$L_5 \sim S_1$ 旁 1.5 cm 处及右臀上髂前上棘与髂后上棘连线中点处压痛明显。脉细,苔薄,舌暗。中医诊断:腰痛;中医证型:气虚瘀滞,经络痹阻。西医诊断:$L_4 \sim L_5$ 腰椎间盘突出症。治法:益气化瘀,通络止痛。处方:

手法治疗。

内服方:

黄芪 15 g	白术 12 g	茯苓 12 g	川芎 6 g	当归 9 g
丹参 5 g	赤芍 9 g	白芍 9 g	川地龙 9 g	川牛膝 9 g
怀牛膝 9 g	延胡索 9 g	络石藤 18 g	甘草 3 g	

7 剂,水煎服。

二诊(2014 年 7 月 15 日)

腰臀疼痛好转,查体腰椎侧弯减轻,舌脉如前。处方:

前方去延胡索,加杜仲 9 g、狗脊 9 g。

14 剂,水煎服。

【按】本例腰臀疼痛,腰后伸受限,右腰臀上部压痛,舌质偏暗,脉细,气血不足、血行失畅夹瘀滞。首诊以芪、术、芎、归和丹参、赤芍、白芍益气活血;地龙、牛膝、络石藤、延胡索通络止痛。同时首诊即行手法治疗。其中李飞跃对臀上部痛点,如髂前上棘与髂后上棘连线中点部位,及臀筋膜痛点手法治疗尤为重视,局部带施以弹拨、按揉,重、轻手法协同。

二诊症状好转,酌情配合益肾祛痹,其中狗脊一味,除有强腰膝作用外,尚

"长于治风寒湿痹"。

案 12　顾某,男,58 岁。

初诊(2014 年 8 月 19 日)

主诉:腰痛伴双下肢疼痛 1 个月。

现病史:患者 1 个月前出现腰痛伴双下肢疼痛不适,MRI 显示 $L_4 \sim S_1$ 腰椎间盘突出。曾经住院行中药内服外用及手法治疗后疼痛好转,但双下肢时有针刺感。查体:腰椎活动无明显限制,双侧直腿抬高正常,伸屈脚踇指肌力 $V°$,双侧跟反射未引出,双臀上髂前上棘与髂后上棘连线中点处压痛。苔腻中部色黑。脉细。中医诊断:腰腿痛;中医证型:脾肾亏损,筋络失畅。西医诊断:腰椎间盘突出症。治法:先拟舒筋通络,兼以滋肾调治。内服方:

伸筋草 15 g	秦艽 6 g	当归 9 g	川芎 6 g	桑寄生 9 g
杜仲 9 g	川牛膝 9 g	怀牛膝 9 g	地龙 9 g	木瓜 18 g
络石藤 18 g	白芍 12 g	甘草 3 g		

7 剂,水煎服。

甲钴胺片 2 盒,每次 1 粒,每日 3 次,口服。

二诊(2014 年 9 月 16 日)

药后疼痛好转明显,苔黑已化,脉细,治疗有效,守前法出入,加强补益。内服方:

上方去络石藤,加补骨脂 12 g、淫羊藿 9 g、山茱萸 12 g。7 剂,水煎服。

三诊(2014 年 9 月 30 日)

下肢针刺感已有改善,近日右大腿外侧麻木冷痛,夜寐欠安,检查示腰活动基本正常,右直腿抬高正常,伸屈脚踇指肌力 $V°$。苔薄稍腻,脉细。肝肾偏阳虚,经络失于温煦,上方出入。内服方:

上方加首乌藤 12 g、仙茅 9 g、枣仁 9 g。7 剂,水煎服。

【按】腰腿疼痛经住院治疗患者,门诊随访仍有部分疼痛感及下肢针刺不适感,门诊复诊辨证肝脾肾不足,筋络失畅,先予魏氏伸筋活血合剂调治。

二诊则加强补益以治本。

三诊则依症以适当添加温补肾阳之仙茅,该药味辛,性温,入肝肾经,专功补阳温肾,祛寒除痹。

案 13　曹某,女,69 岁。

初诊(2014 年 11 月 29 日)

主诉:右腰腿痛 1 月余。

现病史:患者 1 月余前出现右腰腿痛,无外伤,之前有腰痛及左下肢疼痛 5 年,曾诊断为腰椎间盘突出症,行局部封闭、热敷等保守治疗,症状缓解。10 月 22 日本科专家门诊,予伸筋活血合剂及甲钴胺针应用;MRI 检查示:$L_4 \sim L_5$ 中央偏左突出,平素时有腰膝酸楚,胃纳一般,夜寐差。查体:腰椎活动前屈 90°、后伸 10°、左右侧屈 30°。双直腿抬高均为 85°,右髋"4"字试验阴性,双伸屈脚踇指肌力 V°,双小腿及足部皮肤感觉对称,双膝反射引出,右跟反射引出,左跟反射迟钝,$L_4 \sim L_5$、$L_5 \sim S_1$ 棘间压痛明显,右臀上髂前上棘与髂后上棘连线中点处压痛。脉细,苔腻。中医诊断:腰腿痛;中医证型:脾肾不足,痰湿内阻,气血运行失畅。西医诊断:$L_4 \sim L_5$ 腰椎间盘突出症。治法:益气健脾滋肾,祛湿通络止痛。内服方:

黄芪 30 g	党参 30 g	白术 15 g	黄精 15 g	熟地 12 g
当归 12 g	山药 15 g	莲子 12 g	茯苓 12 g	山茱萸 12 g
桑寄生 15 g	酸枣仁 15 g	猪苓 12 g	车前子 9 g	丹皮 15 g
灵芝 15 g	狗脊 12 g	川牛膝 12 g	延胡索 12 g	丹参 15 g
甘草 3 g				

7 剂,水煎服。

手法治疗。

二诊(2014 年 12 月 6 日)

患者腰部板滞及右下肢牵涉不适好转。查体:腰椎活动可,双直腿抬高均为 85°,$L_4 \sim L_5$、$L_5 \sim S_1$ 压痛减轻,双伸踇指肌力 V°。脉细,苔腻。

前治有效,原方继进,配合手法治疗。

三诊(2014 年 12 月 13 日)

患者腰部板滞及右下肢牵涉不适轻微,$L_5 \sim S_1$ 轻度压痛。

蒸敷方 7 包外用;三七巴布断骨膏 2 盒,每日 1 次,每次 1 张,外用。

【按】腰痛多年,近数月来右腰腿痛,腰屈伸受限,右臀上压痛,患者曾有血尿史,脉细,苔腻,二便可,胃纳一般,夜寐差,气促(有哮喘病史 10 余年)。

证属脾肾不足,气血运行失畅。治拟益气健脾,滋肾通络止痛。脾肾双补,这是许多内科疾病常用的治法,从本方的组成看,前半部分是滋肾健脾的,大致是六味地黄丸和圣愈汤的加减,后半部分才是通络止痛的伤科用药,这种组方结构,魏氏伤科常用于治疗骨质疏松症,基础方是黄芪、白术、党参、茯苓、黄精、杜仲、川断、枸杞、女贞子、楮实子、千年健、生牡蛎;李飞跃借鉴其法,加之权变,用狗脊、牛膝、延胡索、丹参活血通络止痛,猪苓、车前利湿行津,也是借鉴现代医学,用利水抗炎药静脉滴注缓解椎管内压力的思路。

案 14 陆某,男,49 岁。

初诊(2018 年 2 月 6 日)

主诉:腰痛伴右下肢痛 3 个月。

现病史:患者腰痛及右下肢放射痛 3 月余,无外伤,经休息、止痛药物治疗,症状未明显缓解。目前症状较为明显,大小便正常。查体:腰椎活动无明显受限,直腿抬高正常,双侧伸屈脚踇指肌力 V°,跟反射引出,右腰部 $L_5 \sim S_1$ 旁 1.5 cm 处及右臀上髂前上棘与髂后上棘连线中点处轻压痛。舌淡红,苔腻,脉沉细。中医诊断:腰痛;中医证型:痰湿阻络,经络痹滞。西医诊断:腰椎间盘突出症。予以祛痰化湿,通络止痛。内服方:

苍术 12 g	白术 12 g	川朴 6 g	薏苡仁 15 g	广陈皮 6 g
半夏 9 g	茯苓 12 g	防己 12 g	桂枝 6 g	独活 9 g
怀牛膝 9 g	川牛膝 9 g	地龙 9 g	䗪虫 9 g	延胡索 9 g
川木瓜 18 g	路路通 9 g	络石藤 18 g	白芍 12 g	甘草 3 g

7 剂,水煎服。

蒸敷方 4 包,外敷,每日 2 次。

建议腰椎 MRI 检查。

二诊(2018 年 2 月 11 日)

腰腿部疼痛较前减轻,苔脉同前,效不更方。

前方继进予原方 7 剂,同时继蒸敷方外用。

三诊(2018 年 3 月 1 日)

腰痛及右下肢放射痛减轻,诉有腰酸。苔腻好转,舌淡红,苔薄,脉细,患者腰痛,肾气不足,腰督失养,气血痹阻,今拟滋肾活血止痛调治。处方:

杜仲 12 g	桑寄生 9 g	续断 9 g	淫羊藿 9 g	黄芪 15 g
当归 9 g	山茱萸 9 g	肉苁蓉 9 g	炙甘草 6 g	没药 12 g
延胡索 9 g				

7剂,水煎服。

四诊(2018 年 4 月 10 日)

右下肢疼痛已愈,腰酸好转,时有腰部不适,腰椎 MRI 示:$L_4 \sim L_5$ 椎间盘突出,颈椎 MRI 示:颈椎间盘膨出。查体:腰椎活动可,霍夫曼征阴性,苔薄,脉偏细。处方:

内服中药汤剂暂停。

蒸敷方 7 剂,继用。

五诊(2018 年 4 月 17 日)

诉劳累后腰痛,舌偏红,舌根部薄腻,脉偏细。症见湿浊夹热,侵聚腰部,拟清化湿热,疏腰止痛。处方:

黄柏 9 g	枳壳 9 g	竹茹 9 g	猪苓 9 g	陈皮 6 g
半夏 9 g	薏苡仁 15 g	胆南星 6 g	防己 12 g	杜仲 12 g
续断 9 g	桑寄生 9 g	延胡索 9 g	甘草 3 g	

14剂,水煎服。

【按】 腰椎间盘突出症中医辨证分型常见气滞血瘀、风寒湿滞、肝肾虚损等,但临床多虚实夹杂。本例中医辨证痰湿阻络,李飞跃先以祛痰化湿通络为主,处方苍术、白术、川朴、薏苡仁祛痰化湿,广陈皮、半夏理气和胃,茯苓、防己化湿通络,独活、川牛膝、怀牛膝、地龙、䗪虫、延胡索、川木瓜、路路通、络石藤舒筋通络,白芍、甘草缓急止痛,方中桂枝其乃肉桂的嫩枝,功效散寒解表,温经通阳。本例痰湿阻络,经络痹滞,临证多见痰湿与风邪夹杂,或风寒湿或风湿热阻滞经络。故此处加用桂枝,李飞跃乃考虑用桂枝以"去肢节间风痛",且仰仗该药入膀胱经,与他药合治下肢痹痛。

二诊时患者症状减轻,效不更方。

三诊时患者腰腿部症状进一步缓解,出现乏力酸胀,苔腻好转,脉细,症见肝肾亏虚,气血痹阻,中药调整滋肾活血止痛,李飞跃予魏氏伤科杜仲散加减,方中杜仲、桑寄生、续断、淫羊藿、肉苁蓉补肝益肾,黄芪、山茱萸补益脾气,脾肾互为依存,脾胃为后天之本,肾为先天之本,在生理和病理上相互影响,补肾常与健脾补益同用,当归养血活血,没药、延胡索破瘀滞、止疼痛,炙甘草调和诸药。

四诊时患者合并颈部不适,腰部症状好转,李飞跃予暂停中药,予魏氏伤科蒸敷方外用促进经络疏通。五诊时舌偏红,舌根部薄腻,脉偏细,李飞跃其辨为湿滞夹热,侵聚腰部,治拟清化湿热,疏腰止痛,方中用黄柏、枳壳、竹茹、猪苓清热化湿;陈皮、半夏理气和胃,薏苡仁、胆南星、防己化湿,杜仲、续断、桑寄生本为补肝肾、壮腰膝之品,杜仲甘,温,湿热腰痛患者慎用,与清化湿热诸药合用,甘温之性的减,同时应用时间控制。

案 15　漆某,男,29 岁。

初诊(2018 年 8 月 20 日)

主诉:双下肢酸胀软无力伴牵掣不适 2 年。

现病史:双下肢酸胀软无力伴牵掣不适反复发作已有 2 年余,无外伤史。7 月腰椎磁共振检查示 $L_5 \sim S_1$ 中央偏右椎间盘突出,未经特别治疗,发病迄今饮食二便均正常。查体:腰椎活动正常,无侧弯,双直腿抬高正常,伸屈脚踇指肌力 $V°$,双霍夫曼征阴性,双跟腱反射未引出,腰部压痛不明显。舌淡红,苔薄,脉细。中医诊断:腰痛,痿证;中医证型:气血亏虚,经络失畅。西医诊断:腰椎间盘突出症。处方:

建议下肢肌电图检查。

扶气片 2 瓶,每日 3 次,每次 3 片,口服;甲钴胺片 2 盒,每日 3 次,每次 1 片,口服。

二诊(2018 年 10 月 16 日)

外院肌电图示:左 S_1 神经根可疑损害,右 $L_5 \sim S_1$ 部分节段神经根损害,脉细,苔薄腻。治拟益气健脾,化湿通络强筋。内服方:

黄芪 15 g	党参 15 g	白术 12 g	山药 9 g	茯苓 12 g
薏苡仁 15 g	厚朴 6 g	陈皮 6 g	半夏 9 g	川牛膝 9 g
鸡血藤 15 g	伸筋草 15 g	楮实子 15 g	千年健 15 g	地龙 9 g
全蝎 9 g	合欢皮 12 g	甘草 3 g		

7 剂,水煎服。

蒸敷方 4 包,外敷;继甲钴胺片,口服。

三诊(2018 年 10 月 30 日)

病史同前,症状有好转,但久行后症状有反复,脉细,苔薄黄腻,舌偏红。治拟清化湿热,通络强筋。内服方:

知母 9 g	黄柏 9 g	生地 12 g	薏苡仁 15 g	川朴 6 g
土茯苓 9 g	丹皮 6 g	陈皮 6 g	半夏 9 g	枳实 9 g
草薢 9 g	川牛膝 9 g	怀膝 9 g	伸筋草 15 g	地龙 9 g
楮实子 12 g	䗪虫 9 g	甘草 3 g		

7 剂,水煎服。

【按】患者腰椎间盘突出症史,现主要表现为下肢酸楚乏力及牵掣不适,结合舌脉,四诊合参,本例痿痹并存,治则起痿通痹。

二诊予参苓白术散加减,合以楮实子、千年健、地龙、全蝎等强筋通络,全蝎以息风止痉、通络止痛为其长,本例用之以治筋脉挛急牵掣。

三诊患者症情缓解,仍时反复,舌偏红,苔黄腻,提示湿浊内蕴夹热,故治则清化湿热为主。方以知柏地黄汤加减,方中土茯苓一味,甘、淡、平,归肝胃经,功效解毒除湿利关节,《本草纲目》称其"健脾胃,强筋骨,去风湿,利关节",李飞跃主要用其清化湿热,治筋骨挛痛,但本药不宜久用。

案 16 葛某,女,60 岁。

初诊(2018 年 10 月 11 日)

主诉:腰痛伴右下肢麻木 2 个月。

现病史:患者 2 个月前出现腰痛及右下肢麻木不适,行走受限,无明显外伤史,未经特别治疗。查体:腰椎活动及直腿抬高正常,双侧伸屈脚蹈指肌力 V°,跟腱反射未引出,L_4 棘上压痛,右臀上髂前上棘与髂后上棘连线中点处压痛。苔薄、脉细。中医诊断:腰痛;中医证型:肝肾不足,经络痹阻。西医诊断:腰椎间盘突出症。治法:舒筋通络兼以补益肝肾。处方:

腰椎间盘 CT 检查。

伸筋活血合剂 2 瓶,每日 2 次,每次 20 ml,温水冲服;甲钴胺片 2 盒,每日 3 次,每次 1 片,口服。

二诊(2018 年 10 月 30 日)

腰椎间盘 CT 检查示:$L_5 \sim S_1$ 椎间盘后突,椎管狭窄。上次用药症状无明显改善。舌淡红，苔薄腻，脉细。证属脾肾不足，经络痹滞。治拟健脾补肾，通络止痛。处方：

白术12g	山药9g	白扁豆6g	茯苓12g	木香6g
陈皮6g	杜仲12g	桑寄生9g	川断9g	菟丝子9g
川牛膝9g	怀牛膝9g	延胡索9g	鸡血藤15g	络石藤18g
甘草3。				

7剂，水煎服。

三诊（2018年11月13日）

腰痛及右下肢麻木好转，舌淡红、苔薄，脉细。治拟补肝肾，益气血，通经络，止痹痛。内服方：

独活9g	杜仲12g	桑寄生9g	党参15g	川芎6g
当归9g	熟地12g	肉桂6g	细辛6g	川牛膝9g
怀牛膝9g	伸筋草15g	透骨草12g	菟丝子9g	鸡血藤15g
延胡索9g	甘草3g			

7剂，水煎服。

蒸敷方4包，热敷腰部，每日1～2次。

四诊（2018年11月27日）

症状已有好转，舌淡，苔薄，脉细。再拟补肝肾、舒筋通络，暂停中药汤药内服，改成药。

扶气片2瓶，每日3次，每次3片口服；伸筋活血合剂2瓶，用法同前；继蒸敷方应用。

【按】此例患者为腰痛及右下肢放射痛麻木，抬腿尚可，说明神经根刺激症状不典型，已过急性期，初诊予魏氏伸筋活血合剂通络止痛舒筋。

二诊时CT示L_5～S_1椎间盘突出合并椎管狭窄，舌淡红，苔薄腻，脉细。李飞跃辨为脾肾亏虚，经络痹滞，予健脾滋肾，通络止痛，方中络石藤、鸡血藤通络止痛，川、怀牛膝合用，其中川牛膝一味，为苋科川牛膝的根，甘、微苦、平，归肝肾经。功效活血祛瘀，祛风利湿，能疏通经络，流利关节。而怀牛膝为苋科牛膝的根，苦、酸、平，归肝肾经。功用补肝肾，强筋骨，活血通络，引药上行。两者为不同来源，但都味苦泄降而性平，均归肝肾经，川牛膝偏于活血通经，怀牛膝长于补肝肾，强筋骨。三诊时患者疼痛症状好转，苔薄腻已化，则用药加强补益,方以独活寄生汤补益气血肝肾,兼以除痹止痛,巩固疗效。四诊时患者诸症好转,李飞跃多改为成药魏氏扶气片调治。

案 17　陈某,女,65 岁。

初诊(2018 年 10 月 16 日)

主诉:腰痛伴左下肢痛 1 年。

现病史:腰痛伴左下肢痛 1 年余,无外伤史,2017 年 11 月外院腰椎 MRI 示:$L_4 \sim L_5$ 椎间盘退变。未经系统治疗,休息后稍缓解,饮食二便均正常。查体:腰椎后伸受限,左直腿抬高正常,左伸屈脚踇指肌力 V°,左臀上髂前上棘与髂后上棘连线中点处压痛。舌淡,苔薄,脉细。中医诊断:腰痛;中医证型:肝肾不足,气滞血瘀。西医诊断:腰椎间盘突出症。拟舒筋通络兼以补益肝肾调治。处方:

建议腰椎 MRI 检查,明确诊断。

伸筋活血合剂 2 瓶,另予蒸敷方 4 包,热敷腰部及左臀上部。

二诊(2018 年 11 月 6 日)

上次用药后,症状改善不明显。腰椎 MRI 检查示:$L_4 \sim S_1$ 椎间盘退变伴突出。舌苔脉同前。治拟补益肝肾,通络止痛。内服方:

独活 9 g	桑寄生 9 g	杜仲 12 g	川芎 6 g	当归 9 g
川牛膝 9 g	怀牛膝 9 g	肉桂 6 g	秦艽 6 g	伸筋草 15 g
延胡索 9 g	透骨草 12 g	地龙 9 g	䗪虫 6 g	路路通 9 g
白芍 12 g	甘草 3 g			

7 剂,水煎服。

继蒸敷方应用。

【按】此例患者 65 岁,女性,主述左腰腿痛 1 年左右,阳性体征以臀上压痛,腰椎后伸受限为主要表现,直抬腿受限不明显。初诊先予影像学检查,同时予魏氏伤科伸筋活血合剂舒筋通络,活血止痛,并配合外用蒸敷方热敷。

二诊时腰椎 MRI 明确腰椎间盘突出症诊断,但临床体征尚可,暂停中药内服,外用为主治疗,患者舌淡、苔薄,脉细,辨为肝肾不足,气血亏虚,李飞跃予独活寄生汤加减,本方出自《备急千金要方》,功效祛风湿,止痹痛,益肝肾,补气血,主治痹病日久,肝肾亏虚、气血不足证。李飞跃在该方基础上益肝肾药物而加用川牛膝、伸筋草、透骨草,祛风通络止痛,同时应用地龙、䗪虫,活血通络,另入路路通,祛风活络,《本草纲目拾遗》称其"其性大能通十二经穴"。

第四节　腰椎椎管狭窄症

案1　陈某,女,63 岁。

初诊(2014 年 11 月 25 日)

主诉:下腰、左臀及左大腿前外侧痛 2 年,近 1 月明显。

现病史:病史已 2 年,无外伤。2013 年 4 月外院 MRI 示:$L_4 \sim L_5$ 椎间盘后突,同节段黄韧带增厚,椎管狭窄。曾行热敷床治疗短时及内服中成药,症状无改善。近 1 个月症状加重。行走半小时需休息,不能提重物。胃纳可,夜寐差。查体:腰椎无明显侧弯。腰活动部分受限:前屈 80°,后伸 20°,左右侧屈 20°。双直腿抬高 80°。左髋活动正常。双伸屈脚蹑指肌力 Ⅴ°。双跟反射消失。双小腿及足部皮肤感觉对称。口干,苔少,舌有裂纹,舌偏红,脉偏细。中医诊断:腰痛病;中医证型:肝肾阴虚,经络痹阻。西医诊断:腰椎间盘突出症伴椎管狭窄症。治法:补益肝肾,养阴通络止痛。内服方:

杜仲 12 g	山茱萸 12 g	桑寄生 9 g	制何首乌 12 g	云苓 9 g
生地 12 g	丹皮 9 g	女贞子 9 g	墨旱莲 15 g	川牛膝 9 g
怀牛膝 9 g	川地龙 9 g	延胡索 9 g	白芍 12 g	甘草 3 g
首乌藤 12 g				

7 剂,水煎服。

手法治疗。

二诊(2014 年 12 月 2 日)

患者左腰腿疼痛症状有所缓解。查体:腰椎无明显侧弯。腰椎活动改善。双伸屈脚蹑指肌力 Ⅴ°,双跟反射消失,双小腿及足部皮肤感觉对称。脉细偏软,舌苔同前。前治有效,继以前法出入,适当强筋通络调治。处方:

杜仲 12 g	山茱萸 12 g	桑寄生 9 g	制何首乌 12 g	云苓 9 g
生地 12 g	丹皮 9 g	女贞子 9 g	墨旱莲 15 g	川牛膝 9 g
怀牛膝 9 g	川地龙 9 g	白芍 12 g	甘草 3 g	首乌藤 12 g
路路通 12 g	楮实子 12 g			

7剂,水煎服。

三诊(2014年12月9日)

患者左腰腿疼痛症状有所缓解,能行走1小时,嘱腰部导引练习以防复发。

【按】该患者诊断为腰椎间盘突出伴腰椎椎管狭窄,临床表现的症状以腰椎椎管狭窄为主,感觉、肌力、反射均正常,突出表现为间歇跛行。本患者苔少,舌有裂纹,舌偏红,口干,脉偏细,是较为典型的肝肾阴虚,一般情况下,李飞跃喜欢用六味地黄丸合二至丸加减,杜仲、牛膝、地龙、桑寄生是李飞跃用于偏于虚性的腰腿痛常用组合,既有补肝肾之功,有兼有活血通络之力,首乌藤与何首乌同源异出,经常相须为伍。《本草求真》云:"首乌入通于肝,为阴中之阳药,故专入肝经以为益血祛风之用,其兼补肾者,亦因补肝而兼及也。"补而兼通,而首乌藤有安神养血、祛风通络的功效,主治阴虚血少,虚烦不眠,风湿痹痛,在此处均有一物二用的效果。

二诊疼痛得减去延胡索,加楮实子、路路通,前者滋肾强筋骨,后者行气活血通络。

案2 周某,女,62岁。

初诊(2017年6月13日)

主诉:腰部酸痛,伴右下肢疼痛半年。

现病史:既往有腰椎管狭窄病史,骨质疏松病史。曾住院治疗2次好转。近半年,无明显诱因腰部酸痛,伴右下肢疼痛。行走半小时后症状明显,需停下休息患者,近期外院MRI检查示:$L_4 \sim L_5$黄韧带增厚伴$L_3 \sim L_4$、$L_4 \sim L_5$椎间盘膨出。查体:腰部后伸受限,右髋活动无限制,右抬腿正常,双侧伸屈脚踇指肌力正常,双跟腱反射未引出。右臀上压痛。舌质偏暗,苔薄腻,脉细。中医诊断:腰痛;中医证型:脾肾不足,气血痹阻。西医诊断:腰椎椎管狭窄症。治以舒筋通络,滋肾。处方:

伸筋活血合剂2瓶,每日2次,每次20 ml,温水冲服。

蒸敷方4包,外用。

二诊(2017年7月18日)

病史同前,继内服外用中药,右下肢酸痛减轻。腰部仍酸痛,行走只能800 m,需停下休息,腰椎后伸活动受限。舌质偏暗,苔腻,脉细。治以益气利湿、活血通络止痛。内服方：

黄芪 15 g	苍术 12 g	白术 12 g	川朴 6 g	薏苡仁 15 g
佩兰 15 g	陈皮 6 g	半夏 9 g	猪苓 9 g	茯苓 12 g
防己 12 g	川芎 6 g	当归 9 g	丹参 9 g	川牛膝 9 g
地龙 9 g	䗪虫 6 g	川木瓜 18 g	路路通 9 g	甘草 3 g

7 剂,水煎服。

阿仑膦酸钠维 D_3 2 片,每周 1 次,每次 1 片,空腹送服。

【按】本病例患者腰腿痛,间歇性跛行;首诊结合舌脉,证属脾肾亏虚,气血痹阻,先予魏氏伸筋活血合剂舒筋通络止痛,兼以补益肝肾,同时外用蒸敷方,祛风活血通络。

二诊,患者腰痛缓解不明显,舌苔腻,湿浊仍存,中药调整以益气祛湿,活血通络止痛,方取防己黄芪汤及理气二地汤加减。中医化湿即祛湿,包括燥湿、渗湿、利湿。李飞跃临床清化湿浊三法常灵活应用。而通络药物,李飞跃常选用路路通、地龙、木瓜等,其中路路通,又名枫实,苦、平,归肝、膀胱经,功效祛风活络,利水除湿,《本草纲目拾遗》称"其性大能通十二经穴"。木瓜则长以舒筋通络,和胃化湿,多用于筋急牵制疼痛。

案 3　张某,女,70 岁。

初诊(2018 年 4 月 26 日)

主诉:左腰腿痛 10 月余。

现病史:患者左腰腿痛反复发作 10 月余,无外伤。外院腰椎 MRI(2017 年 8 月)示: $L_4 \sim L_5$ 椎管狭窄,骶管囊肿, L_4 滑脱可疑。查体:腰椎活动无限制,右髋"4"字试验弱阳性,双侧直腿抬高正常,双下肢伸屈脚踇指肌力 V°,双膝反射引出,左跟腱反射不明显,腰臀部无压痛。舌偏暗,苔薄,脉细。中医诊断:腰痛;中医证型:气虚血瘀,经络痹阻。西医诊断:腰椎椎管狭窄症,腰椎滑脱可能。处方:

腰椎动力位摄片。

伸筋活血合剂 2 瓶,20 ml,每日 2 次,温水冲服。血塞通 1 盒,每日 3 次,每次 2 粒,口服。

蒸敷方 4 包,腰部热敷,每日 1 次。

二诊(2018 年 5 月 15 日)

左腰腿痛麻无好转,腰椎动力位片 L_4 轻度前移,约 $I°$。舌偏暗,脉细。治拟益气化瘀,通络止痛。内服方:

黄芪 45 g	当归 9 g	红花 3 g	丹参 9 g	川芎 6 g
桃仁 9 g	赤芍 9 g	伸筋草 15 g	川木瓜 18 g	路路通 9 g
延胡索 9 g	三七 6 g	川牛膝 9 g	甘草 3 g	

14 剂,水煎服。

继蒸敷方 4 包外用。

三诊(2018 年 5 月 29 日)

左腰腿痛症状减轻,舌质转偏红,脉细。原治取效,继进为治。内服方:

原方加生地 12 g。14 剂,水煎服。

四诊(2018 年 6 月 19 日)

左腰腿痛好转,近日时有腹胀。舌质偏暗,苔薄脉细,再原方出入。内服方:

前方(5 月 29 日)黄芪改 30 g,加王不留行 12 g。14 剂,水煎服。

继续蒸敷方外敷。

五诊(2018 年 7 月 10 日)

上次服药后有腹泻。腰腿痛症状整体已有减轻,腰椎活动无受限,舌淡,苔薄,脉细。治拟中药补肝肾、益气血、通经络、止痹痛。内服方:

独活 9 g	桑寄生 9 g	杜仲 12 g	续断 9 g	党参 15 g
川芎 6 g	当归 9 g	茯苓 12 g	肉桂 6 g	川牛膝 9 g
怀牛膝 9 g	秦艽 6 g	狗脊 9 g	络石藤 18 g	鸡血藤 15 g
甘草 3 g	丹参 9 g	菟丝子 9 g		

14 剂,水煎服。

六诊(2018 年 7 月 24 日)

腰椎滑脱伴椎管狭窄,经治疗后左腰腿痛好转,舌淡,舌根厚腻、脉细,拟健脾和胃祛湿。内服方:

2018 年 7 月 10 日方加谷芽、麦芽各 9 g,陈皮 6 g。14 剂,水煎服。

【按】患者老年女性,左腰腿疼痛不适,结合舌脉,证属气虚血瘀,经络痹阻,故李飞跃予益气活血通络为治则治疗,方中黄芪为君,补益元气,气为血之帅,气行则血行,气血充足则可濡养四肢。同时因当归活血通络而不伤血。

《神农本草经》记载桃仁主瘀血,血闭癥瘕。张元素称该药:"专疗血结,破瘀血。"红花入肝经而破瘀血,活血润燥,消肿止痛,又能入心经,生新血;赤芍发散且和血脉;川芎能开诸郁,助元阳之气而止痛,丹溪曰气升则郁自降,川芎一味一直被认为血中气药也,其性善散,既能活血祛瘀,又能行气祛风,同时合以伸筋草、木瓜、路路通、牛膝等舒筋通络。

四诊因有腹胀,故黄芪减量,所入王不留行,活血通络。五诊时,患者症情明显好转,故根据舌脉,改予独活寄生汤加减补肝肾、畅气血。后以魏氏自制药伸筋活血合剂补肝肾气血同时配合狗脊、络石藤、鸡血藤强筋骨、祛风通络。

案 4 李某,女,46 岁。

初诊(2018 年 5 月 17 日)

主诉:腰痛及左小腿胀麻加重 6 日。

现病史:患者有腰椎间盘膨出病史多年,时有腰痛,今述无特殊诱因出现腰部及左小腿胀麻加重 6 日,行走 20 余米症状加重,停下休息后可好转,近期外院腰椎 CT 示:L_4、L_5椎管狭窄。查体:腰椎后伸受限,双髋活动及双抬腿正常,双下肢伸屈脚踇趾肌力 V°,双膝反射引出,左跟腱反射不明显。腰部无压痛,左臀上髂前上棘与髂后上棘连线中点处压痛明显。舌质淡红,舌边齿印,苔薄,脉细。中医诊断:腰痛;中医证型:气血两虚,经络失畅。西医诊断:腰椎椎管狭窄症。治法:益气养血,通络止痛调治。处方:

腰椎 MRI 检查。

内服方:

黄芪 15 g	党参 15 g	白术 12 g	茯苓 12 g	川芎 6 g
当归 9 g	熟地 12 g	陈皮 6 g	川牛膝 9 g	地龙 12 g
伸筋草 15 g	䗪虫 9 g	路路通 9 g	王不留行 9 g	延胡索 9 g
甘草 3 g				

7 剂,水煎服。

蒸敷方 4 包,腰臀部热敷,每日 2 次。

二诊(2018 年 5 月 29 日)

左小腿酸痛较前好转。舌质淡红,舌边齿印,苔薄,脉细。原治有效,再宗前法调治。内服方:

5月17日方䗪虫改为6g,加川木瓜18g。

7剂,水煎服。

另：三七断骨巴布膏2盒,外贴。

三诊(2018年6月12日)

左小腿酸痛好转,右小腿时有麻木,二便正常。舌偏红,苔腻,脉细。证属气虚湿滞,经络失畅。治拟益气化湿,通络止痛。处方：

木香6g	陈皮6g	半夏9g	茯苓12g	薏苡仁15g
孩儿参15g	焦山楂9g	六神曲9g	川朴6g	白豆蔻6g
川牛膝9g	怀牛膝9g	络石藤18g	地龙9g	伸筋草15g
白芍12g	甘草3g			

7剂,水煎服。

继蒸敷方外用。

【按】患者间歇性跛行,腰及小腿胀麻不适,结合舌脉,证属气血两虚,经络失畅,初诊予八珍汤加减,配伍走窜性较强中药地龙、䗪虫、王不留行等,加强通络作用。

二诊症情缓解且证属虚证为主,䗪虫减量,加木瓜通络柔筋。

三诊症情麻木时有,酸痛减轻,但舌苔增腻,故改予孩儿参益气清补合以健脾化湿,同时继舒筋通络调治。

李飞跃在临床骨伤科疾病辨证用药中,有时以孩儿参代替党参、人参健脾益气;孩儿参性微温,味甘,微苦平,虽补气之力弱于其他参类,但有"补气不上火"之特点,为补气药中一味清补之品。人参性微温,味甘、微苦,能大补元气,"补虚第一参",多用于大病或久病身体虚弱的人;党参性平,味甘、微酸,可"气血双补"。此患者舌偏红苔腻,予孩儿参清补。

第五节　腰椎滑脱症

🧰 **案1**　范某,女,64岁。

初诊(2009年7月14日)

主诉：腰痛伴活动受限数年,加重1周。

现病史：患者腰痛5年,腰部活动受限,近1周来症状明显加重,腰部后伸受限。检查：直腿抬高正常，双髋"4"字试验阴性，双下肢皮肤感觉、肌力对称。苔薄黄稍腻，脉细。中医诊断：腰痛；中医证型：脾失健运，筋失所养。西医诊断：腰椎滑脱症。治法：益气健脾燥湿，祛风活血止痛。内服方：

党参 15 g	黄芪 15 g	苍术 12 g	白术 12 g	云苓 12 g
山药 9 g	薏苡仁 15 g	白扁豆 9 g	防风 9 g	桂枝 6 g
金雀根 12 g	豨莶草 15 g	川芎 9 g	丹参 9 g	秦艽 6 g
制狗脊 9 g	蛰虫 6 g	络石藤 9 g	独活 9 g	桑寄生 9 g
杜仲 9 g	延胡索 9 g	白芍 12 g	甘草 3 g	

14 剂，水煎服。

并予腰围固定。

二诊（2009 年 7 月 28 日）

患者腰部活动受限缓解，苔薄稍腻，脉细。加强滋肾祛风，通络调治。内服方：

上方加海风藤 12 g、补骨脂 9 g、鹿衔草 15 g、党参 15 g、陈皮 6 g、黄精 9 g、薏苡仁 15 g、川朴 6 g、白扁豆 9 g、杜仲 9 g、桑寄生 9 g。

14 剂，水煎服。

随访

1 个月后随访，患者腰部活动不受限，腰椎活动可，无明显不适，不影响正常生活。嘱注意腰部不要剧烈活动。

【按】腰椎滑脱为常见的脊柱病变，是椎弓峡部骨质缺损引起椎体前移，导致脊柱失稳，相邻椎骨的关节突关节结构异常伴随一系列脊柱退行性改变。分为真性及假性腰椎滑脱，前者椎体滑脱伴有椎弓峡部裂，而后者仅有椎体滑脱而椎弓完整。治疗上除了按照中医辨证施治内服外敷外，李飞跃特别强调戴加强型腰围，功能锻炼。较为坚强的加强型腰围固定可能阻止腰椎进一步滑脱的趋势。而对于腰椎滑脱的功能锻炼，不能按照其他腰椎疾病的锻炼方式进行，通常先以腰椎的前屈锻炼为主，常用抱膝导引后期同时腰背肌锻炼，加强脊柱的外在平衡，有助于恢复失稳的脊柱内在平衡。在屈曲的过程中，还能促进前滑脱椎体复位，使腰骶角度变小从而减轻腰椎滑脱的剪力，缓解骶棘肌反射性痉挛和增大腰椎椎管的矢径。单纯只进行腰背肌锻炼，有可能发生退变性滑脱的腰椎运动节段的椎弓峡部多次重复出现一个局部高应力，而不利于临床症状改善。

📷 **案2** 高某,男,57 岁。

初诊(2011 年 12 月 24 日)

主诉:右侧腰腿痛 5 月余。

现病史:右侧腰腿痛 5 月余。在外地曾诊断"腰椎间盘突出症,腰椎滑脱症",行针灸,骨盆牵引,局封及腰部旋转手法治疗,症状无好转,不能多立,行走时右腰腿酸痛,麻木。患者主诉时有耳鸣,近期记忆力减退。X 线摄片示:L_5 向前滑脱约为 I 度,伴双侧椎弓根崩裂。腰椎磁共振检查示:$L_5 \sim L_1$ 椎间盘后突,硬膜囊受压。曾有高处坠落腰部受伤史。查体:腰椎明显侧弯,腰椎活动前屈受限仅为 30°,后伸明显限制,约为 10°,伴下肢麻木加重,左右侧屈约10°,直腿抬高试验:左侧 70°,右侧 30°,右侧拉氏试验阳性。$L_3 \sim S_1$ 右侧广泛压痛。舌质偏红,苔少,脉偏细。中医诊断:腰痛;中医证型:肝肾偏虚,血行阻滞,经络不畅。西医诊断:腰椎滑脱,腰椎间盘突出症。治法:滋补肝肾,活血止痛。内服方:

生地 12 g	熟地 12 g	山药 12 g	茯苓 12 g	泽泻 9 g
山茱萸 9 g	淫羊藿 9 g	杜仲 9 g	川断 9 g	桑寄生 12 g
川地龙 9 g	䗪虫 6 g	川牛膝 9 g	白芍 12 g	延胡索 9 g

甘草 3

7 剂,水煎服。

同时外用蒸敷方腰部热敷,手法。

二诊(2012 年 1 月 6 日)

患者腰痛减轻,活动改善。但诉近来口干,大便干燥,面部少量痤疮。舌质偏红,苔薄腻,脉偏数。拟原方加减,酌加清热通便。处方:

上方加知母 9 g、丹皮 9 g、肉苁蓉 9 g。

21 剂,水煎服。

手法与蒸敷方外用照常。

三诊(2012 年 2 月 1 日)

患者腰腿疼痛,麻木显著减轻,已能下地活动,但时间不持续,胃纳,二便均正常。检查:双侧直腿抬高均在 70°以上,足背加强试验阴性,右侧臀上部筋膜,腰椎及两侧骶棘肌均有压痛。手法适当调整,加用压髋压膝手法,同时用按、摩、推手法疏通足太阳,足少阳经络。症情好转,前治有效,继跟进用药。内服中药同前,继用 7 剂,手法与蒸敷方外用同前。

【按】腰椎滑脱可同时伴有间盘突出。一般临床坐骨神经压迫症状明显,抬腿受限,拉氏试验阳性,主要考虑间盘突出症因素,而单纯滑脱,大多阳性体征少。针对两者同时存在情况,手法是应注意调整,不行斜扳及提腿后拉,而针对腰椎滑脱适当增加屈髋压膝手法。本例用药针对患者肝肾亏损偏肝肾阴虚及血行阻滞,以补益肝肾,活血通络止痛,同时配合蒸敷方及外贴膏药,多种治疗方法配合,内外合治。

案 3 李某,女,58 岁。

初诊(2012 年 10 月 9 日)

主诉:右臀部酸痛伴双下肢外侧麻木 6 年,加重 2 年伴腹胀嗳气。

现病史:右臀部酸痛伴双下肢外侧麻木 6 年,加重 2 年。无外伤,曾外院诊断腰椎滑脱,予针灸治疗,症状无好转。8 月 14 日腰椎 MRI 检查示 L_4 $I°$ 滑脱伴椎管狭窄,$L_5 \sim S_1$ 椎间盘后突,曾行蒸敷方,甲钴胺应用,症状稍缓。主诉行走半小时后症状明显,休息后好转。9 月 6 日骨密度检查正常。发病以来自觉身疲乏力,上腹闷胀疼痛,嗳气,时有便秘,2～3 日大便一行,胃纳差,夜寐差,易惊醒。查体:腰椎活动正常。T_{11}、T_{10} 棘上压痛,右臀上髂前上棘与髂后上棘连线中点处压痛。双髋活动正常。双直腿抬高 90°。双胫前肌,伸屈脚踇指肌力 Ⅴ°。双膝,踝反射引出。右小腿外侧及足背第 1、第 2 趾间皮肤感觉较左侧减退。舌淡,苔薄白腻,脉细。辅助检查:8 月 14 日腰椎 MRI 检查示 L_4 $I°$ 滑脱伴椎管狭窄,$L_5 \sim S_1$ 椎间盘后突。中医诊断:腰痛;中医证型:气虚痰阻,经络不通。西医诊断:L_4 $I°$ 滑脱伴椎管狭窄症,腰椎间盘突出症。治法:先拟降逆化痰,益气和胃,通络。处方:

蒸敷方 5 包外用,每日两次,每包 3 日。

内服方:

旋覆花 12 g(包)	代赭石 15 g	半夏 9 g	党参 15 g	炙甘草 6 g
广陈皮 6 g	枳实 9 g	茯苓 12 g	川牛膝 9 g	川地龙 9 g
大枣 9 g	络石藤 18 g			

7剂,水煎服。

二诊(2012 年 10 月 16 日)

患者目前右臀痛肢麻似有缓解,纳寐可,大便近日日行 1 次,上腹闷胀嗳气稍缓,双下肢仍有麻木乏力。查体:T_{11}、T_{10} 棘上及右臀上髂前上棘与髂后上棘连线中点处压痛均有减轻。双直腿抬高正常。双胫前肌,伸屈脚蹬指肌力 $V°$。双膝,踝反射引出。舌苔脉同前。继原方出入,处方:

上方去半夏加千年健 12 g、楮实子 12 g。

7剂,水煎服。

三诊(2012 年 10 月 23 日)

患者主诉腰臀及腿部症状减轻,胃部亦较前舒服,嗳气改善。查体同前,未见变化。苔薄白腻,脉细。处方:

蒸敷方 5 包,每日 2 次,每包 3 日,外用。

三七巴布断骨膏 2 盒,每日 1 次,每次 1 张,外用。

配合导引锻炼。

【按】本例患者右臀部酸痛,下肢麻木外,同时伴有腹胀嗳气,脉细,舌淡,苔薄白腻,是属胃气虚弱,痰浊内阻,气逆不降。气虚痰阻,经络不通,先治拟益气和胃,降逆化痰,通络调治。处方以旋覆代赭汤合二陈汤加减,旋覆代赭汤是一剂降气的方药,降逆化痰益气和胃。主治胃气虚弱,痰浊内阻。旋覆花苦辛性温,代赭石甘寒质重,两者下气降逆化痰。以半夏、广陈皮、茯苓燥湿祛痰,降逆和胃;党参、大枣益气补虚;枳实、川朴行气化湿;通络药仅有两味:川地龙息风通络止痉,性善下行,疏通经络,用于腰腿疼痛常有良效,络石藤祛风通络。川牛膝既能活血补肝肾,又能引药下行。

二诊痰浊渐化,虚象渐露,故去半夏,加千年健、楮实子补肾强筋。

三诊诸症见缓,停用汤药,以蒸敷方、三七巴布断骨膏外用以缓腰臀症状,配合导引锻炼以巩固疗效。

案4 赵某,女,70 岁。

初诊(2012 年 10 月 21 日)

主诉:左臀及下肢疼痛麻木 1 月余。

现病史:患者左臀及下肢疼痛麻木 1 月余。无外伤。曾外院应用消炎止痛药及中成药治疗无效。8 月 23 日就诊本院骨科,予 MRI 检查示:L_4 滑脱,L_4、L_5 椎管狭窄。予甲钴胺、外贴膏药等,症状无好转。9 月 1 日收治伤科,予蒸敷方及理疗等治疗,症状改善,9 月 9 日出院。出院后患者左下肢疼痛改善,但始终觉麻木不适,行走受限,尤其下地负重及行走即感左小腿及左踝外侧麻木明显,平卧改善,左臀后部时有疼痛感,大小便正常。查体:腰椎活动度:前屈 90°,后伸 20°,左右侧屈 20°。双直腿抬高 90°。双髋活动可正常,L_4、L_5 及左臀上髂前上棘与髂后上棘连线中点穴压痛。左小腿外侧皮肤感觉减退。双胫前肌,伸屈足脚蹬指肌力 V°,双膝、踝反射引出。舌淡,苔薄,脉细。腰椎 MRI:L_4 椎体向前滑脱;$T_{10} \sim T_{11}$、$T_{11} \sim T_{12}$、$T_{12} \sim L_1$、$L_3 \sim L_4$、$L_4 \sim L_5$ 椎间盘膨出,$L_3 \sim L_5$ 水平黄韧带增厚,$L_4 \sim L_5$ 水平椎管狭窄,腰椎退行性改变,轻度侧弯,L_1 椎体上缘脂肪沉积。2010 年 9 月骨密度:$L_1 - 2.0$,$L_2 - 2.5$,$L_3 - 0.8$,$L_4 - 0.4$SD。neck-2.0,wards-3.2SD。中医诊断:腰痛,骨痿;中医证型:气虚血行失畅,腰脊失养,经络痹阻。西医诊断:L_4 滑脱 I°伴椎管狭窄症,骨质疏松症。治法:先行益气行血,通络。处方:

黄芪 15 g	当归 9 g	川芎 9 g	丹参 9 g	川地龙 9 g
赤芍 9 g	䗪虫 6 g	川木瓜 18 g	川牛膝 9 g	络石藤 18 g
路路通 9 g	甘草 3 g			

7 剂,水煎服。

二诊(2012 年 10 月 28 日)

患者左下肢疼痛改善,但始终觉左下肢麻木不适,行走受限,下地负重及行走麻木明显,左臀后时有疼痛感。苔脉同前,原治有效,继进为治。处方:

原方 7 剂,水煎服。

配合抱膝功能锻炼,每日 2 次,每次 20 下。

三诊(2012 年 11 月 4 日)

患者左臀及下肢麻木症状好转,久坐久立后仍有下肢疼痛感,但程度较前减轻。舌淡,苔薄,脉细。再拟原方巩固酌以补肝肾,祛风湿,强筋骨。处方:

原方去䗪虫加狗脊 9 g,杜仲 9 g,甘草 3 g。

7 剂,水煎服。

【按】本例患者根据既往病史及影像检查,体检,诊断为 L_4 滑脱 I°伴椎管狭窄症,骨质疏松症,而当下主要症状为腰椎滑脱、腰椎管狭窄症引起的症状。

苔薄,脉细,证属气虚血行不畅,腰脊失养,臀腿经络痹阻。方中黄芪、当归、川芎、丹参、川地龙、赤芍基本上是仿照补阳还五汤之意,益气行血化瘀;䗪虫与地龙一刚一柔,属于李飞跃常用的通络止痛药对;川木瓜、川牛膝舒筋通络,常用下肢。络石藤、路路通是李飞跃通络的常用药。《本草汇言》云:"凡藤蔓之属,藤枝攀绕,性能多变,皆可通经入络。"因此,在中医络病尤其是在风湿痹证的治疗中占有举足轻重的地位。李飞跃是在继承魏氏伤科的经验之上,在临证之时常常根据具体的病情选用藤类药。络石藤,苦、微寒,归心、肝、肾经,能祛风止痛,通络消肿,适用于关节痛、肌肉痹痛、腰膝酸痛等症;路路通苦、平,归肝、肾经,《本草纲目拾遗》谓其:"辟瘴却瘟,除湿,舒筋络拘挛,周身痹痛,手脚及腰痛。"后五种药各擅胜场,共奏通络之功。

三诊痛减,然患者老年,肝肾不足,腰脊失养不固,治当兼顾标本,故去䗪虫,加杜仲、狗脊以补肝肾、补腰脊、祛风湿。

🧰 案5 周某,女,58岁。

初诊(2012年11月27日)

主诉:腰痛数月,加重1周余。

现病史:患者腰痛数月,近期无外伤。症状时作时止,劳累及弯腰搬物后加重,休息后得缓。1周前由于弯腰搬水,腰部疼痛明显加重,不能俯仰,旋转亦觉得困难。但无腹胀,大小便正常,无明显下肢放射痛,无明显下肢麻木。先就诊当地地段医院,X线摄片示:腰椎侧弯,椎体广泛增生。L_4滑脱。曾行膏药外贴,症状无明显缓解。患者目前纳差,夜寐可,二便尚畅。近日胃部不适,纳差。查体:脊柱侧凸,腰部活动受限明显,后伸尤差,前屈40°,后伸0°。腰部两侧骶棘肌明显紧张。$L_3 \sim L_5$各棘上及两旁明显压痛。翻身困难。直腿抬高双侧大于70°。双下肢肌力、感觉正常。舌淡红,苔薄白腻,脉沉细。外院X线:腰椎侧弯,椎体广泛增生,L_4及L_5椎体排序不齐。中医诊断:腰痛;中医证型:脾肾虚损伴湿滞经络,腰脊失养。西医诊断:脊柱侧凸,腰椎滑脱症。治法:滋肾健脾化湿,通络止痛。内服方:

白术12g	党参15g	砂仁6g	陈皮6g	山楂9g
神曲9g	茯苓12g	川朴6g	桑寄生9g	牛膝9g
杜仲12g	楮实子9g	千年健9g	当归9g	秦艽6g

伸筋草 15 g　甘草 3 g

7 剂,水煎服。

腰椎动力位摄片。

三七巴布断骨膏 2 盒,1～2 片,外贴腰痛处。

二诊(2012 年 12 月 4 日)

患者主诉腰部疼痛略有缓解。活动略有改善。苔薄腻,脉细。腰椎动力片示:脊柱侧凸,L$_4$ 滑脱 I°～II°。治则同前,处方:

原方 7 剂,水煎服。

另蒸敷方外敷,嘱腰托固定。

三诊(2012 年 12 月 11 日)

腰部疼痛基本缓解。活动度明显改善。查体:腰部轻度侧弯。腰部活动度,前屈 70°,后伸 20°,左右侧屈 25°。下腰椎两侧骶棘肌略紧张,压痛轻。舌淡红,苔薄,脉细。询问患者,原脘腹不适及纳差已见改善。故目前治疗拟补益肝肾,强筋通络为主。处方:

原方去砂仁、焦楂曲、川朴,加川断 9 g、怀牛膝 9 g、山茱萸 9 g。

继续蒸敷方外用。

同时嘱抱膝导引,每日 2 次,每次 20 下。

【按】腰椎不稳定或者滑脱是临床常见的一种类型,都属于腰椎结构性的问题。临床多见为退行性腰椎滑脱,程度亦常在 I°及 II°以内,部分病及腰部一侧肌紧张,可伴有腰椎侧弯。魏氏伤科本病案治疗突出内服中药及导引特点。中药内服外用改善症状,导引则一般针对腰椎滑脱行抱膝导引,以缓解滑脱趋势,后期配合腰背肌操练的提高脊柱稳定性。本病案根据患者症状辨证,初期健脾补肾兼化湿通络。

三诊,腰痛好转,苔薄腻已化,则用药加强补益肝肾,强筋通络为主。故临证需随证加减,不可一成不变。同时一般腰椎滑脱患者尚建议以定制加强型腰围应用,可较有效加强腰椎外源性稳定。

案 6　吴某,女,64 岁。

初诊(2017 年 10 月 24 日)

主诉:左髋臀部疼痛 6 年,有时连及左外踝部痛。

现病史：无外伤史。外院 MRI 提示：$L_4 \sim L_5$ 椎管狭窄，L_4、L_5 排序不齐；X 线提示：左髋臼增生。查体：腰椎前屈后伸正常，右侧弯受限，双抬腿正常，左髋"4"字试验弱阳性，双伸脚跗指肌力正常。双跟腱反射未引出。舌偏红、苔腻，脉细。中医诊断：痹病；中医证型：脾虚湿阻，筋络痹阻。西医诊断：腰椎滑脱待排，右髋骨关节炎。治法：拟健脾化湿，通络止痛。处方：

腰椎动力位片检查。

蒸敷方 10 包外用。

内服方：

苍术 12 g	白术 12 g	川朴 6 g	薏苡仁 15 g	陈皮 6 g
半夏 9 g	茯苓 12 g	僵蚕 6 g	枳壳 6 g	地龙 9 g
蟅虫 6 g	川牛膝 9 g	路路通 9 g	延胡索 9 g	络石藤 18 g
白芍 12 g	甘草 3 g			

14 剂，水煎服。

二诊（2017 年 11 月 7 日）

病史同前，腰椎动力位片示：L_4 轻度前移。右臀部症状稍缓。苔腻已化，苔薄，症状部分缓解，可停用汤药内服，改外用。处方：

蒸敷方 7 包，外用；三七巴布断骨膏 3 盒，外贴。

随访

患者 1 个月后随访患者腰部疼痛减轻，行走活动较前有改善。

【按】髋臀部疼痛，除髋部本身病变，腰部病变亦可出现，但往往多伴下肢放射痛等症状。就治疗而言，主要涉及手法治疗，而中医内治则都是根据辨证以施治。外用药则主要针对病变部位，如热敷患处治疗。本例在明确有腰椎滑脱不稳定情况下，以内外合治，症情缓解，考虑病程较长，可以侧重于外治。

案 7　李某，女，60 岁。

初诊（2018 年 8 月 23 日）

主诉：腰痛不适 2 年余。

现病史：颈腰痛病史多年，最近 1 年余腰痛明显，下肢放射痛症状不明显。2018 年 8 月 15 日磁共振示 L_4 椎体轻度前移，$L_4 \sim L_5$ 椎间盘后突伴椎管狭窄。查体：腰椎前屈后伸活动无明显受限，双抬腿 70°，伸屈脚跗指肌力 V°，右

$L_4 \sim L_5$ 棘旁压痛(+),脉细,苔薄,舌淡红。中医诊断:腰痛;中医证型:肝肾亏虚,腰脊失固。西医诊断:腰椎滑脱,腰椎椎管狭窄症。处方:

腰椎动力位摄片。

骨密度检查。

蒸敷方七包,外敷。

二诊(2018 年 9 月 4 日)

骨密度检查未见明显骨质疏松;腰椎动力位片示,腰前屈位 L_4 I°轻度滑脱。外院颈椎磁共振示颈椎生理曲度变直,不同程度椎间盘变性突出。主述上次用药后症状有改善。脉细,苔中部薄腻,舌质淡红。肝肾不足,兼有脾虚失运。治拟健脾滋肾,壮腰止痛。内服方:

党参 15 g	白术 12 g	山药 9 g	白扁豆 6 g	陈皮 6 g
半夏 9 g	云苓 12 g	杜仲 12 g	川断 9 g	山茱萸 12 g
淫羊藿 9 g	补骨脂 9 g	当归 9 g	延胡索 9 g	甘草 3 g

7 剂,水煎服。

三七巴布断骨膏 1 盒;蒸敷方 3 包,外用。

三诊(2018 年 9 月 18 日)

腰椎滑脱伴颈腰椎退变,经治疗颈腰痛减轻。症状较前减轻,脉细,苔薄,舌质淡红。宜补气血,益肝肾,通经络,止痹痛。处方:

独活 9 g	桑寄生 9 g	党参 15 g	川芎 6 g	当归 9 g
熟地 12 g	茯苓 12 g	秦艽 6 g	肉桂 6 g	细辛 6 g
狗脊 9 g	川牛膝 9 g	怀牛膝 9 g	杜仲 12 g	川断 9 g
延胡索 9 g	甘草 3 g			

7 剂,水煎服。

四诊(2018 年 11 月 6 日)

腰痛减轻,颈痛好转,舌质偏胖,舌淡红,苔薄,脉细。加强益气补肾,处方:

2018 年 9 月 18 日方加黄芪 15 g、菟丝子 9 g。

三七断骨巴布膏 1 盒,外贴。

【按】 患者腰椎滑脱,腰痛反复,临床体征较少,四诊合参证属肝脾肾亏虚,以肝肾亏虚为主要辨证。李飞跃临床对于肝肾亏虚为主的伤科辨证,临床选方治疗多以魏氏杜仲散与独活寄生汤为主；其中，对于肾气不足为主，主要选用魏氏杜仲散加减；兼有气血不足，经络痹阻，则以独活寄生汤加减应之。针对脾气虚弱等则多选用党参、白术、山药、白扁豆、陈皮、茯苓；在补益肝肾、调补脾胃的同时多依证配合祛风湿、通经络、活血脉、止疼痛之品。

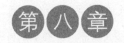

内 伤

第一节 内 伤 概 述

内伤应该是主要指暴力伤及头颅或躯干部位引起人体内部气血经络脏腑功能紊乱的病证,在外明显无体表征象,而以疼痛闷胀等气血脏腑功能紊乱为主要表现。其包括以下几方面的内容。

(1)病因:主要为其一是外来伤力,为外伤而致;其二,虽无外受暴力,但有强力负重,屏气用力等自身伤气。

(2)部位:头颅或躯干,中医脏及脏腑所在部位。

(3)病机:以伤及气血而言,病机分析有伤气、伤血及气血两伤;以伤及脏腑而言,有骨髓震伤、胸胁、脘腹内伤等。

(4)主要表现及治疗:脏腑功能障碍是内伤的特征表现,疼痛是内伤的最常见表现。故治疗上,应依据脏腑气血损伤程度,结合经络部位辨证治疗。李飞跃对内伤治疗强调首辨脏腑伤气、伤血及气血两伤状况,其次要依据损伤部位及其涉及经络范围规划具体施治方法。目前中医骨伤科临证胸胁内伤多见,下面以该病诊治入手,从病案了解李飞跃内伤诊治经验。

李飞跃治疗内伤临证经验

胸胁内伤

李飞跃对胸胁内伤的诊疗,主要是继承魏氏伤科的传统,认为胸胁部外受伤力作用或虽无外伤力,但自身用力屏气等可导致胸胁部气血经络和肺脏脉络损伤。总体治疗辨证施治是以气血为纲。

临床上主要根据症状分为伤气、伤血和气血两伤进行辨证施治：

1. 伤气　胸闷,咳嗽、气急,呼吸不畅,疼痛胀满,疼痛面积较大,伴有游走窜痛现象,压痛点多不固定。多起于负重屏气所伤,胸及胁肋内部疼痛,外无明显压痛点,常按"内伤屏气、气阻作痛"来进行治疗。

内伤屏气受伤者,着重于内治,亦可用外治辅助。内治辨证用药主要选用魏氏伤科加减大行气汤、二陈舒肺汤、劳伤丸、万应丹。

外用药物主要外贴伤膏药。根据疼痛范围大小,选择大、中、小不同的膏药,贴于疼痛比较集中的损伤部位。

2. 伤血　因伤血多由于外伤而引起的内伤,疼痛伴针刺感,痛处固定,疼痛范围较小,或咳嗽疼痛、胸闷,重者咳血、咳呛及转侧时疼痛显著。查体有较明确的压痛点,与健侧对比,局部或有微肿现象,伤血者,宜内外兼治。

内服药物：可以根据伤情的轻重程度,依次选用魏氏伤科止痛引血归经汤、复元活血汤或魏氏伤科止血宁痛汤。疼痛吐血者,止血丹应用。

外用药物：局部疼痛,无明显肿胀,外贴魏氏伤科伤膏药。如有肿胀,外贴伤膏药效果不显著时,可外用魏氏伤科腰脊胸腔洗方。

3. 气血两伤　内伤屏气的同时而又有内伤积血,临床除伤气、伤血症状外,重者胸胁剧痛,烦闷,呼吸急促,吐血昏迷等,为"气血两伤",临床症状比较复杂,病情较单纯的伤气、伤血者为重。

内服药物对于胸胁损伤、气血两伤,瘀阻作痛者,治宜行气活血,祛瘀止痛。一般情况都可以用理气活血止痛汤合乳香散作以及魏氏内伤固金汤加减。

外用药物与伤血相同。

总体来说,胸胁内伤的治疗方法是多种多样的,或外敷、熏洗,或内服汤丸,主要看所伤的部位和伤气伤血的情况来决定的。这里还应特别指出的是所谓损伤部位,应包括伤处上下左右所属的经络在内,因为无论是外用膏药,或是内服汤丸,首先就应该以经络气血辨证,合理选择内外用药,方可取得较好的效果。

第二节 胸胁内伤

🔳 **案 1** 陈某,女,67 岁。

初诊(2009 年 6 月 12 日)

主诉:胸部外伤后左胸胁疼痛 1 周。

现病史:1 周前撞伤胸背部,左侧胸胁后背疼痛不舒,动辄牵扯疼痛加重。经外院拍片未见骨折及肺部病变。查体:胸椎棘上无压痛,胸廓挤压痛阴性,左侧菱形肌压痛。舌苔薄,脉沉细。中医诊断:胸胁内伤;中医证型:胸胁外伤,气滞血瘀,胸膺不畅。西医诊断:胸壁外伤。治法:理气活血,宽胸止痛。

处方:

橘络 9 g	枳壳 6 g	旋覆梗 9 g	八月札 9 g	川楝子 9 g
柴胡 9 g	延胡索 9 g	半夏 9 g	郁金 9 g	合欢皮 12 g
川芎 9 g	甘草 3 g	丹参 9 g	陈皮 12 g	降香 3 g
茯苓 12 g				

7 剂,水煎服。

二诊(2009 年 6 月 19 日)

患者胸胁疼痛好转,查体:左侧菱形肌压痛,舌苔薄腻,拟前方加减。

处方:

上方加积雪草 9 g、焦楂曲各 9 g。

7 剂,水煎服。每日 1 剂,分 2 次口服。

三诊(2009 年 6 月 26 日)

患者胸胁疼痛又有减轻,查体:左侧菱形肌压痛。诊断:胸胁内伤。治拟配合局部化瘀止痛。予蒸敷方外用。

四诊(2009 年 7 月 10 日)

患者随访,胸胁无明显疼痛,左侧菱形肌压痛不明显。患者不影响正常活动,暂停治疗。

【按】胸胁属于上焦,是肺所居,损伤不离气血,但是在胸胁以伤气伤血为主,治疗原则是理气活血,宽胸止痛。但是根据病情的轻重程度和主要症状的不同,运用的方剂应相应改变。如出现胸胁闷痛、轻度咳嗽者,治宜行气,止痛,止咳。可用魏氏伤科加减大行气汤;如胸部闷痛,咳嗽兼见气急者,治宜行气,和中,舒肺止咳,用魏氏伤科二陈舒肺汤。兼见气壅痰喘,咳嗽气闷者。治宜散伤气,畅肺气,止咳定喘,生津化痰,安神定痛,用魏氏伤科劳伤丸。如兼有痰塞,头昏者,是痰气阻滞上蒙清窍,治宜醒脑开窍,利气化痰,安神定志,活血通经止痛。可以用魏氏伤科万应丹。

本例患者李飞跃辨证以伤气为主,活血药仅选用丹参、川芎合之,其治胸胁内伤理气药常用橘络、枳壳、旋覆梗、八月札、川楝子、柴胡、延胡索、郁金、合欢、川芎、陈皮、降香。本病处方和行气通络止痛汤处方原则一致,同时又参照了魏氏伤科验方内伤药的用药,体现了李飞跃对魏氏伤科内伤治疗的继承,但运用不乏灵活。

三诊时胸胁疼痛已微,主要是左侧菱形肌压痛,此为胸胁内伤已愈,背部筋伤仍在,故停内服药,予蒸敷方外用。

案2 万某,女,46岁。

初诊(2014年8月7日)

主诉:车祸后腰背两胁胀痛半年。

现病史:半年前车祸,多处软组织损伤疼痛,拍片、CT检查未见骨折,其后一直诉腰背、两胁游走疼痛,似有蚁行,少劳即发,影响正常生活工作,精神科诊断为抑郁症,用药半年无效。自诉睡眠欠佳。查体:神情紧张,言语多,腰背胸胁未见明显畸形、肿胀,检查腰背部无明显压痛,舌暗,苔薄,脉弦细。中医诊断:胸胁内伤;中医证型:气滞血瘀,经络阻滞。西医诊断:软组织损伤后遗症。治法:疏肝行气通络,活血祛瘀。内服方:

柴胡9g	全瓜蒌9g	当归9g	红花6g	甘草6g
酒大黄9g	桃仁9g	郁金12g	百合12g	枳壳9g
牛膝9g				

7剂,水煎服。

三七巴布断骨膏1盒,1~2片,外贴痛处。

二诊(2014年8月21日)

诉腰背胸胁胀痛减轻,精神明显好转,诉夜寐欠安,舌暗,苔薄,脉弦细。

处方:

上方加首乌藤 25 g。

7 剂,水煎服。

继三七巴布断骨膏痛处外贴。

三诊(2015 年 2 月 18 日)

半年来,多次复诊,前方基础上加健脾益气之品,其后症状时有反复,劳累时有胀痛及蚁行感,但是已能日常劳作。

【按】胸胁内伤,所伤者有二:一是胸胁部气血经络,二是肺脏。屏气内伤易致气阻作痛,外伤常致胸胁积血作痛,或气凝、血不周流,停留作痛,然两者多相类相伴,故治疗应该从气血两方面同时着手,需要行气、活血、祛瘀。

本例患者有车祸受伤经过,且病程已半年,李飞跃辨证该气血损伤,细辨为血行阻滞为主。《内经》云:"有所堕坠,恶血留内。"若有所大怒,气上而不行下于胁,则伤肝。肝胆之经,俱行于胁下,经属厥阴、少阳。与其证相契,可予复元活血汤治之。本例用药参考于此,选用复元活血汤为主加减。复元活血汤全方即为活血化瘀、疏肝通络之剂。加用郁金、枳壳加强行气化瘀,百合安神除烦。

附 篇

魏氏伤科流派文化
及用药特色

浅析魏氏伤科流派文化

中医流派不仅要传承中医流派独特的学术思想及诊疗经验,还要传承各流派的不同文化,因为各种不同文化是形成中医学术流派的重要根基。魏氏伤科作为我国传统医学中独树一帜的中医骨伤科流派,我认为有必要探讨魏氏伤科流派文化,了解其对中医流派形成发展的影响。

一、魏氏伤科流派文化渊源

中国数千年的文明史孕育有了博大精深的中华文化,而中原文化在整个中华文明体系中具有发端和母体的地位,其在我国古代人文思想和政治制度的建构,乃至重大科技发明与中医药的产生,都烙下了中原文化的胎记,其核心思想,如"大同""和合",都成为了中华文化的核心思想;中原文化的核心价值观,如礼义廉耻、仁爱忠信,都成为了中华民族的核心价值观。齐鲁文化不仅是中国文化的重要组成部分,而且还是中国传统文化的主干和核心,其主张以"人"为本,以"仁"为核心,以"和"为贵,以"礼"为形式,以"天人合一"为目标。浩浩荡荡的齐鲁文化深刻地影响着中国社会,特别是以孔子为代表的儒家文化,上承三代,下启万世,将中华数千年文化传统连为一体,成为此后两千多年中国传统文化的主体。"海派文化"是近代上海特有的一种地域文化现象,具有开放性、多元性、包容性、创新性、扬弃性的特点,其所包含的内容十分宽泛,几乎涵盖了人们社会生活的各个方面,如海派绘画、海派京剧、海派小说、海派建筑等,他们都在"海纳百川,兼容并蓄"中造就了中外合璧、百花齐放、流派荟萃、敢为人先、求新求变的风格特质,而上海中医药作为中华传统文化的重要组成部分,自然也在海派文化之中孕育发展,海派文化所具有的开放性、创造性、扬弃性和多元性等基本特征,在海派中医中也同样得到充分体现。

中医文化承载着中国传统文化最主要的核心理念和思想基因,而且与人类的生命、生活、思维方式、生活方式密切相关,是中华民族独特的宇宙观、自然观、生命观、生活观的基因构成部分。正如国医大师裘沛然所言:"医道是小道,文化是大道,大道通,小道易通。"裘沛然认为学好中医必须首先下苦功夫学好中国传统文化。因此,我们认为任何一个中医流派传承发展都离不开自身流派的文化积淀,魏氏伤科发源于山东菏泽曹县,形成发展于上海。因此,我们认为魏氏伤科文化是在中原文化、齐鲁文化和海派文化的孕育下,并在自然社会环境影响下形成的解读中医学对筋骨疾病、内伤杂病及相关筋骨伤疾病防治等问题的价值取向、认知思维方式独特的医疗行为以及人文精神和医德伦理的总和。

二、魏氏伤科流派文化核心内容

中国传统文化是决定中国人思维方式、价值取向、气质特征的根本基因,中医文化是中国传统文化的典型和范例,是科学文化和人文文化水乳交融的知识体系,中医文化世代相传,成为中国人生活方式的基本物质范畴。中医流派文化与流派学术思想、治伤经验是构成中医流派不可或缺的两个方面。探讨中医文化内涵主要需要总结归纳流派中医文化的核心内容,其目的诚如王庆其所言"用文化阐释医学,从医学解读文化"。魏氏伤科流派文化的核心内容主要为:仁爱为本的医德观念、执中致和的行医之道、习武助医的为医特色。

1. 仁爱为本的医德观念 魏氏伤科深受中原文化及齐鲁文化仁爱、仁义思想的影响,魏氏伤科创始人魏指薪继承家学,又积极学习他人治伤经验,开创了魏氏伤科治伤流派先河。魏指薪受传统文化"仁爱"思想浸润,愈伤起废,救死扶伤为骨伤医家之职在其思想上根深蒂固。魏指薪常以古代医家孙思邈名言"人命至重,贵于千金,一方济之,德逾于此"自勉自励,并秉承以五常、温良恭俭让为立身之本及行医待人准则。在临床实践中,他设身处地地替患者着想,一视同仁地对待每位患者。

魏指薪从医 60 多年,对待患者犹如亲人,从不分高低贵贱,对贫者常常送医给药,分文不取。在魏指薪诊所鼎盛时期,每日就诊患者约有 400 人,出钱挂号的,仅占半数不到,另半数中则实行减半收费或免费。魏指薪的收入并非很高,但在他的医德天平上,他的砝码总是往道义的方向倾斜。在中成药炮制上,他更是一丝不苟:自然铜的研末,一定要醋淬 7 次;巴豆制霜,务必用纸将油压尽;制乳香、没药要烧炭存性;煎熬伤膏药要老嫩适度,以保证药的性效;还有外敷药的调拌、水与饴糖的比例等,他都亲自督促检查,如果配制不当,他必要求重新制作。他常说:"制药无人见,存心有天知。"由此,我们可以看出魏指薪的严格要求其实是出于他良好的医德和对患者的高度负责精神。魏氏仁爱为本医德理念也传及从事魏氏伤科后人。魏氏伤科第二代主要代表性传人李国衡为全国名老中医药专家,在他 72 岁高龄仍自勉条文:"戒骄戒躁,修身养性,做到助人为乐、知足常乐、自得其乐。"可见魏氏伤科注重医德医风培养的文化价值已深入魏氏伤科传人的内心。

魏氏伤科崇尚"唯德是馨,唯效是尚",认为各家之间、各流派之间应该"集百家之长,补己之短"。魏指薪家学渊源,除继承了全部家传的伤科学术以外,同时虚心学习各家之长,又经自己长期的临床实践、摸索和总结,使魏氏伤科学术流派的理法方药更臻完善。魏氏手法形成过程中,魏指薪即注重向少林功法及内家功法学习借鉴,使魏氏手法渗透有力,轻重适宜,成为一绝。同时,他也善于和伤科同道及中医内外科大家切磋技艺,共同提高。20 世纪 50 年代,魏指薪即与骨科泰斗叶衍庆教授同合作,开始了中西医结合骨伤科临床研究,在业务上各展所长,在学术上相互尊重,共同探索,从而使魏氏伤科兼容并蓄,不断得到发展和提高。

2. 执中致和的行医之道　中和是世界万物存在的理想状态,通过各种方法达到这一理想状态就是致中和。《中庸》曰:"中也者,天下之大本也;和也者,天下之达道也。致中和,天地位焉,万物育焉。"中医的最高境界也就是致中和,即所谓去其偏胜,得其中和,以平为期,以和为重。"中和"思想是中医文化的核心和灵魂。魏氏伤科主张执中致和的行医理念,强调执中即为调失中,致和应为求适中,重在"调"和"求"。

魏氏伤科执中致和体现在下面几个方面。首先,治伤主张气血并重,就伤科症情而言,无论骨折、内伤、脱位、伤筋,其病机总不离"气血失和,阴阳失衡",故魏氏伤科治伤学术思想突出强调气血调和、平衡阴阳是一切治疗的出发点和归宿,治伤应明确偏重伤气或偏重伤血或气血俱伤,不一味专主气或专主血;其次,治伤用药注重肝肾脾胃同调,主张用药的目的在于通达调和气血,同时临床用药重视顾护脾胃,提出损伤初、中、后期除以活血化瘀、合营生新、补益肝肾外,顾护脾胃重点为健脾理气,补脾益胃,和胃调中;再者,治伤手法重在调度平衡,具体体现在常法与变法结合,手法目的在于调整和恢复机体功能及结构的平衡稳定,常以推、揉等轻刺激手法与点、拿等较强刺激手法配合使用;补泻手法结合;注重病损局部与整体手法操作的联合应用等,魏氏手法治疗腰椎病除腰部手法应用外,同时配合背部、尾骶及臀腿部手法操作;治疗颈椎病则注重配合手臂、上背部手法操作,目的通过手法达到机体上下左右平衡;第四,导引应用防治兼顾,魏氏伤科主张局部导引与整体导引配合应用,前者是某关节和肢体的功能活动,后者是从整体观念,全身多部位的肢体的全面运动,两者经常相互结合,同时配合呼吸吐纳,综合运用可达到气血平和,机体上下左右平衡。

3. 习武助医的为医特色　自古常说,"武医不分家",中医伤科与中华武术有着非常长的历史渊源,它们之间的关系源于古代战争兴起的时候,古代军队在交战中,士兵们受的伤通常是金属利器、钝器造成的创伤,当时一般称为"金创",在战后的伤病治疗上就涉及伤科。在战争和武术活动中造成的人体损伤,需要进步的伤科医学和有效的医疗手段作为保障,同时在战争和武术活动中造成的伤病为中医伤科的发展和进步提供了大量的临床试验对象,为中医伤科的完善提供了很好的平台。

武术讲究"刚、柔、虚、实、巧、拙"六字诀的行功要领,中医伤科讲求手法操作要求有力、均匀、柔和和有渗透力。伤科常用治疗手法有正骨手法、按摩手法。吴谦在《医宗金鉴·正骨心法要旨》中指出:"一旦临证,机触于外,巧生于内,手随心转,法从手出。"强调手法施行,更有应用方案及操作技巧,而手法的操作技巧又离不开手法操作者一定的臂力等自身力量条件,而武术的手、眼、身法、步法训练使练武者力量、灵活性等得到很大提高,这对从事中医骨伤科者以帮助,通过练武可提高身体反应,增强脏腑力量,使手法操作时能合理控制及运用手臂、指腕力量完成手法治疗。针对于此,魏指薪早年除向河北沧州武术名家王子平学习少林武术之外,还向内功名家农劲荪学习内家功法。武功和内家功与传统伤科手法结合,使魏指薪的伤科手法具备了更加扎实的根底,也使他的伤科医术产生了新的飞跃。他根据武功、内功的基础编纂了一套伤科手法基本功包括"收、降、提、放、端"五法,该基本功也糅合了相当多的武术功、法、步加入其中。通过练习基本功(功法)又使得魏氏手法运用更加游刃有余、得心应手、渗透到位,临床运用疗效显著,深受病家欢迎。

三、小结

中国传统文化中"求同存异""和而不同""兼容并蓄"的思想为中医学术流派的形成、发展提供了一个整合平台。中医流派文化的形成主要离不开中国传统文化的根基,其内容既包含精神方面,也包含行为及物质方面,同时中医流派文化离不开流派所在地的地理环境、人文社会因素等影响。因此,我们认为传承中医流派既要传承并发展特有中医流派理法方药,更要挖掘中医流派的文化内涵,这样才能全方位做好中医流派传承和研究工作。

参考文献

[1] 刘更生,杨东山.齐鲁文化与中医学[C].第十二届全国中医药文化学术研讨会,2009:173-174.

[2] 方松春,杨杏林,王春艳,等.论海派及海派中医[N].中国中医药报,[2011-09-29].

[3] 郑晓红,王旭东.中医文化核心价值体系与核心价值观[J].中医杂志,2012,53(4):271-273.

[4] 王庆其,李孝刚,邹纯朴,等.裘沛然先生成才经验探讨[J].中医文献杂志,2015(5):52-56.

[5] 郑晓红,王旭东.中医文化的核心价值体系与核心价值观[J].中医杂志,2012,53(4):271-273.

[6] 王庆其.从流派传承研究中医学术流派探讨[J].浙江中医杂志,2012,47(7):469-470.

[7] 李飞跃.魏氏伤科治疗学——治伤手法导引疗法及用药[M].上海:上海科学技术出版社,2015.

[8] 于学芬.论中医文化的概念内涵及其核心内容[J].江西中医药,2012,43(6):3-4.

[9] 张云崖,王震."三艺通备"理念下武术专业人才培养模式的构建与实践[J].上海体育学院学报,2008,32(3):88-91.

[10] 洪净,吴厚新.对中医学术流派传承发展中一些关键性问题的思考[J].中华中医药杂志,2013,28(6):1641-1643.

魏氏伤科伸筋草药物制剂成药性及机制研究

伸筋草为石松科植物石松的干燥全草，又名舒筋草、石松、狮子草、绿毛伸筋、小伸筋等。其性微苦、辛，性温，归肝、脾、肾三经，具有祛风除湿、舒筋活络之功效，主治风寒湿痹，关节酸痛，皮肤麻木，四肢软弱，黄疸，咳嗽，跌打损伤、痤疮、疱疹、烫伤。唐代陈藏器《本草拾遗》中讲述其"主人久患风痹，脚膝疼冷，皮肤不仁，气力衰弱"；《植物名实图考》认为其"为调和筋骨之药"；《湖南药物志》记载其"祛风散湿，通经行气""舒筋活络，活血"。

魏氏伤科临床擅用伸筋草，主要用于治疗颈腰椎病、急慢性软组织扭损伤、骨关节炎、强直性脊柱炎和类风湿关节炎等症。本文从其基础及临床应用方面进行综述，旨在为后续我们魏氏伤科关于伸筋草研究新剂型与应用提供参考。

一、伸筋草主要化学成分研究概况

目前，从伸筋草中发现的化合物结构类型主要有生物碱类、三萜类，此外还含有少量挥发油类及蒽醌类。

1. 生物碱类　生物碱类是伸筋草中发现的主要有效成分，现已分离出的有石松碱（iycopodine）、石松定碱（iycodine）、伸筋草碱（clavatine）、法西亭碱（fawcettiine）、法西亭明碱（fawcetimine）、乙酰法西亭碱（deacetylfaweettiine）、去氢石松碱（dehydrolycopidine）、二氢石松碱（dihydrolycopodine）、伸筋草宁碱（clavatonine）、石松灵碱（iycodoline）、石松毒碱（clavatoxine）等。

2. 三萜类　除了含有生物碱，伸筋草中还含有三萜类化合物。常见的有α-芒柄花素、伸筋草醇、石松醇、伸筋草萜醇、伸筋草萜宁醇、千层塔萜烯二醇、

21-表千层塔萜烯二醇、21-表千层塔萜烯三醇、石松宁、16-氧山芝烯二醇等。

3. 挥发油类和蒽醌类 伸筋草还有少量的挥发油类和蒽醌类成分。有学者从伸筋草挥发油中共分离出 98 个成分,其中的 81 个成分已经被鉴定出,主要是萜烯类及其含氧衍生物,占总挥发油发油组分峰面积的 97.80%。

二、伸筋草现代药理研究概况

伸筋草中含有多种成分,因此具有多方面的药理、药效作用。现代药理研究表明其具有抗炎、镇痛、抗菌、抑制乙酰胆碱酯酶活性等作用。

1. 抗炎、镇痛作用 抗炎作用:郑海兴以小鼠为对象研究伸筋草煎剂的抗炎作用,分别给以中药伸筋草、生理盐水、西药扶他林进行比较得出伸筋草煎剂对小鼠耳肿胀和棉球肉芽肿等急、慢性炎症均有很好抑制作用。表明伸筋草煎剂具有显著的抗炎作用。

镇痛作用:郑海兴以小鼠为研究对象,以扭体反应和热板法为主要研究方法得出:伸筋草对醋酸所致小鼠扭体反应的缓解作用与生理盐水组差别不大,但在一定时间内,扭转次数比生理盐水组稍少,故有一定镇痛意义;对热板法所致小鼠疼痛起到明显、持久的镇痛作用。表明伸筋草煎剂具有一定的镇痛作用。

2. 对中枢神经系统特定部位的兴奋作用 张百舜等研究了伸筋草对中枢神经系统药物作用的影响。用 100% 伸筋草混悬液(渗漉法提取,内含 CNC-Na 1%)与 1% 的 CNC-Na 作对照,进行研究得出:伸筋草能显著延长戊巴妥钠催眠小鼠的睡眠时间,证明该药具有一定的中枢神经抑制作用,但作用强度较弱。明照增强小鼠对盐酸可卡因的反应,减少恢复率能增强可卡因的毒性反应,说明伸筋草对中枢特定部位又有一定兴奋作用,但其具体作用部位及有关化学成分有待进一步深入研究。

3. 乙酰胆碱酯酶抑制作用 Orhan 等为了从天然植物中找到新的治疗阿尔茨海默病的药物,对石松属的 5 种植物进行研究,发现只有伸筋草的氯仿-甲醇提取物具有活性,经过进一步的波谱分析证实,有效成分为 α 芒柄花素,这是一种新的有效治疗阿尔茨海默症的乙酰胆碱酯酶抑制剂。同时,此提取物也具有丁酰胆碱酯酶抑制剂的作用。

4. 抗氧化和抗菌作用 有学者研究发现,伸筋草提取物具有抗氧化和抗菌作用。伸筋草提取物不影响可拮抗叔丁基过氧化氢诱导的细胞内丙二醛的产生,它的一个成分石杉碱可以阻止小鼠皮质神经元中活性氧的产生。并且伸筋草的提取物都对美国标准菌库的金黄菌株有很好的抑制作用,同时也有一定的抗真菌作用。

5. 对 HepG2(肝癌细胞株)的抗氧化和抗增殖作用　伸筋草提取物是一种治疗肝功能紊乱重要的药物组成部分,Gebhardt 等发现单独使用伸筋草提取物对 HepG2 具有一定的抗氧化和抗增殖作用,而与其他药物共用会起到协同作用,增强其保肝作用,减小了不良反应。

三、伸筋草制剂临床应用研究

近年来伸筋草制剂临床应用研究看,其已被开发成多种剂型应用于骨伤科临床,主要用于治疗颈椎病、急慢性软组织扭损伤、肘关节术后屈曲畸形、小儿肌性斜颈、强直性脊柱炎和类风湿关节炎等疾病。

通过对我国13家中医骨伤科流派祖传内外用方进行检索分析发现:内服方共49首,涉及药物161种,其中伸筋草使用2次;外用方共53首,涉及药物183种,其中伸筋草使用7次。通过对魏氏伤科验方进行统计分析发现:内服验方共49首,伸筋草使用2次;外用验方共33首,其中伸筋草使用7次。由此说明相对于其他的中医骨伤科流派来说,魏氏伤科对于伸筋草的使用比较频繁。

伸筋草在我们魏氏伤科应用最为典型的是伸筋活血汤,凡是腰膝急性损伤或慢性损伤急性发作,既有积瘀,又有水肿,疼痛较重者,此方疗效较佳。另外如果伤及腰部,瘀血阻滞腰部经络,常常会出现腰痛伴有下肢疼痛的症状,从现代医学的角度来看,可能就是伴有坐骨神经痛的表现,治疗上需要舒筋通络,活血止痛。我们对伸筋活血汤药性做了相关基础及临床开展了一系列研究,现归纳整理如下。

1. 伸筋活血汤(魏氏伤科验方)

[处方] 伸筋草 6 g,川牛膝 9 g,制狗脊 9 g,左秦艽 1.5 g,西当归 9 g,桑寄生 9 g,川木瓜 6 g,杭白芍 9 g,川断炭 9 g,乳香炭 6 g,没药炭 6 g,炒杜仲 6 g,生甘草 3 g。

[功效] 舒筋通络,活血止痛。

［主治］一切跌打损伤,腰膝痠痛。

［服法］做汤剂,每日 1 剂,服二煎。

［方解］伸筋草是魏氏伤科常用药,具有舒筋活血、祛风散寒止痛的作用,本方中当为君药。对于人体各种软组织损伤早期,以及后期外邪浸淫,出现的筋骨疼痛、拘挛都有较好的疗效;木瓜舒筋活络,兼祛风胜湿,配合白芍、甘草解痉,缓急止痛;这一组共同配合加强舒筋作用,好似文臣;当归、乳香炭、没药炭、均能活血祛瘀止痛,专事攻伐,恰是武将,两组文武结合,共为臣药。川断、杜仲、桑寄生、狗脊、川牛膝、秦艽补肝肾、强筋骨、祛风湿,既是固本之计,又是未病先防之意,仿佛后备军,是为佐药。此为腰膝之患,狗脊、牛膝亦是向导之师,同时兼为使药。现在临床上对于腰椎间盘突出症、腰椎椎管狭窄等出现腰腿疼痛急性发作,疼痛较重者常用此方。

2. 伸筋活血合剂质量控制研究　为了保证药品质量的稳定可靠,进行了伸筋活血汤质量控制研究,主要包括以下几个项目。

（1）用等速液相色谱法对伸筋活血汤中芍药苷含量进行测量,通过实验对比,认为此法简便、专属性强、重复性好,结果可靠,可用于伸筋活血合剂的质量控制。

（2）用薄层色谱法对伸筋活血汤中伸筋草、芍药、续断、甘草的定性鉴别,结论:用此种方法所建立的白芍、续断、甘草的 TLC 鉴别方法重现性好、专属性强、结果可靠,可用于伸筋活血合剂的质量控制。

3. 药效学研究

（1）伸筋活血合剂药理研究:研究伸筋活血合剂对 ICR 小鼠和 SD 大鼠急性炎症、疼痛和软组织损伤模型的作用。观察指标:

1）小鼠耳郭肿胀法、大鼠足跖肿胀法、小鼠腹腔毛细血管通透性法。

2）小鼠醋酸扭体法、热板法。

3）大鼠急性软组织损伤模型观察其对软组织损伤的修复作用。

结论:伸筋活血合剂在抗急性炎症、镇痛、急性软组织损伤的修复方面显示出了不同程度的药效学作用。

（2）伸筋活血合剂对低氧诱导因子-1α 缺失小鼠椎间盘退变的影响:通过对 HIF - 1α 缺失小鼠及正常小鼠对比观察椎间盘退变情况,并对 16 只 4 周龄 HIF - 1α 缺失小鼠应用伸筋活血合剂和生理盐水灌胃 30 日后对比观察椎间盘退变情况。

实验方法：$L_3 \sim L_5$ 节段腰椎组织进行 HE 染色、番红-固绿染色及免疫组化染色。

结论：HIF-1α 缺失可导致小鼠椎间盘退变；伸筋活血合剂能够延缓 HIF-1α 缺乏小鼠的椎间盘退变。

4. 伸筋活血合剂安全性研究　通过伸筋活血合剂的小鼠急性毒性实验以及大鼠长期毒性实验，考察其安全性，为临床用药提供依据。

观察指标：血液学及血生化的各项指标并进行组织病理学检查。

结论：服用伸筋活血合剂较大剂量和较长疗程毒性甚低，其日服剂量 1.5 g 生药/kg，确定为无毒性反应剂量，是安全可靠的。

5. 临床疗效观察　伸筋活血汤治疗腰椎间盘突出症疗效观察，将符合标准的 110 例腰椎间盘突出症患者，随机分成 2 组，对照组采用手法、腰椎牵引常规保守治疗；治疗组加用魏氏验方"伸筋活血合剂"。

观察指标：VAS 疼痛评分和 Oswestry 功能障碍指数问卷表及表面肌电图。

结论：

(1) 2 组治疗前后的 VAS 疼痛评分及 ODI 指数分级比较均有显著性差异，治疗组优于对照组。同时表面肌电图检测提示治疗组治疗后较对照组 MFs 明显下降($P < 0.01$)，而 AEMG 则明显提高($P < 0.01$)。

(2) 在腰椎间盘突出症一般保守治疗的同时，运用"伸筋活血汤"治疗可有效地缓解疼痛，改善病情。

参考文献

[1] 蔡卓亚,周自桂,李萍,等.伸筋草化学成分及药理作用研究进展[J].中草药,2015,46(2),297-304.

[2] 廖国平,孙德贵,尹新生,等.伸筋草及其制剂在骨伤科临床应用研究进展[J].中医中药,2015,9(12):34.

[3] 彭淑萍.对伸筋草汤治疗 50 例神经根型颈椎病的临床观察[J].中国医学创新,2011,8(7):156-157.

[4] 梁栗.伸舒活按摩乳的制剂学研究[D].成都:四川大学,2007.

[5] 史洁.伸筋方外洗联合功能锻炼治疗肘关节术后屈曲畸形 58 例[J].中医研究,2013,(5):50-52.

［6］乔建士,张家云.伸筋草膏作递质推拿治疗小儿肌性斜颈 39 例［J］.中医外治杂志,
1999,8(2)：21.

［7］杨勇.伸筋通痹丸治疗强直性脊柱炎 134 例［J］.时珍国医国药,2005,23(7)：77.

［8］周祖山,袁作武.风湿Ⅰ号酒合伸筋汤治疗中晚期类风湿性关节炎临床研究［J］.时珍
国医国药,2008(6)：578－579.

［9］黎立.当代中医骨伤科流派研究［D］.济南：山东中医药大学,2009：111－122.

［10］李飞跃.魏氏伤科治疗学——治伤手法、导引疗法及用药［M］.上海：上海科学技术出
版社,2015.

［11］杨婉花,林兰,李娟,等.伸筋活血合剂安全性评价实验［J］.药学服务与研究,2010,10
(6).465－467.

［12］刘涛.魏氏伤科经验方伸筋活血合剂治疗腰椎间盘突出症疗效观察［J］.四川中医,
2014,32(11)：59－61.

［13］许勇,薛彬,李飞跃,等.伸筋活血汤对低氧诱导因子-1α 缺失小鼠椎间盘退变的影响
［J］.中医正骨杂志.2018,30(1)：12－17.

藤类中药在中医骨伤科的临床应用

中药一般归纳为植物药、动物药和矿物药 3 大类。植物药类可按药用部位分为根及根茎、茎木、树皮、叶、花、果实、种子、全草、藻菌和地衣、树脂等类别；茎类中草药包括了木本植物的树干、茎藤、茎枝、茎翅和茎髓等，比如苏木、大血藤、桂枝、鬼箭羽、通草等；而藤本植物中可供药用者属于中药药典中记载的藤茎部分。

藤类中药是传统中药的重要组成部分，《本草纲目》和《本草纲目拾遗》中收载藤茎类中药 200 余种，《中华本草》收载藤茎类中药 300 余种。目前，常用藤类中药主要有：海风藤、青风藤、宽筋藤、鸡血藤、雷公藤、络石藤、忍冬藤、天仙藤、首乌藤、常春藤、丝瓜藤、七叶藤、钻地风、萝藦藤、丁公藤、野葡萄藤、大血藤(红藤)。《本草汇言》云："凡藤蔓之属，藤枝攀绕，性能多变，皆可通经入络。"《本草便读》"凡藤蔓之属，皆可通经入络；盖藤者缠绕蔓延，犹如网络，纵横交错，无所不至，其形如络脉"。从取象比类的角度，中医认为藤类通经入络。因此，在中医络病尤其是在风湿痹证的防治中占有举足轻重的地位。

一、藤类中药功效分析

藤类中药的药性与功效之间具有一定的关联性，即药性可从不同方面反映功效、四气说明寒热属性、五味说明功能特性、归经说明药物作用的部位。

（1）祛风止痛类：常见的有海风藤、青风藤、雷公藤、丁公藤、常春藤、宽筋藤。

（2）温经通络类：常见的有海风藤、青风藤、鸡血藤。

（3）清热通络类：常见的有忍冬藤、络石藤、天仙藤、大血藤、野葡萄藤、宽筋藤。

（4）养血通络类：常见的有鸡血藤、首乌藤。

（5）祛瘀活血类：常见的有大血藤、天仙藤、鸡血藤。

二、主要藤类药物现代运用研究

1. 藤类中药应用统计　在中医骨伤科教材中 137 首内服、外用方中，有藤类中药方剂 5 首，占 3.6％，涉及藤类中药 4 味。

宝珍膏（海风藤）、骨科外洗 I 方（宽筋藤、金银花藤）、活血止痛汤（紫荆藤）、舒筋汤（宽筋藤）、香追风膏（海风藤）。

2. 骨伤特色流派验方中应用统计

（1）石氏伤科传统验方 34 首内服、外用祖传及验方中有藤类中药的有 2 首，占 5.9％，具体应用处方如下。风伤两愈醇（鸡血藤）、损伤外用洗方（白毛藤）。

（2）石氏伤科施杞教授经验方 16 首内服方中有藤类中药 2 首，占 12.5％，具体应用处方如下：芪麝丸（青风藤）、痿痹方（鸡血藤）。

（3）石氏伤科石印玉教授经验方 7 首内服、外用方中有藤类中药的有 2 首，占 28.6％，具体应用处方如下：抗骨增生胶囊（忍冬藤）、活血理气合剂（红藤）。

（4）施氏伤科施维智主任 27 首内服外用方剂中，有藤类中药 1 首，占 3.7％，具体应用处方如下：活血壮筋洗方（鸡血藤）。

（5）陆氏伤科陆银华主任 41 首内服外用家传验方中有藤类中药的有 1 首，占 2％，具体应用处方如下：羌活汤（海风藤）。

（6）魏氏伤科 88 首内服外用验方中有藤类中药处方 15 首，占 17％，具体应用处方如下。七厘散（鸡血藤）、加味八珍汤（首乌藤）、伤膏药（青风藤）、风湿膏（钻地风、鸡血藤）、活络药水（青风藤）、腰脊胸腔洗方（鸡血藤）、祛毒消风洗方（大血藤）、上肢洗方（鸡血藤）、痹通洗方（络石藤）、蒸敷方（络石藤）、热敷床方（忍冬藤、络石藤）、下颌洗方（络石藤）、痹痛汤（络石藤、鸡血藤、海风藤、天仙藤）、四藤散（络石藤、海风藤、青风藤、鸡血藤）、宽筋散（宽筋藤）。

上海中医骨伤科四大流派含藤类中药验方 95 首中藤类中药应用频次统计，从高到低排列（附图 1-1）。

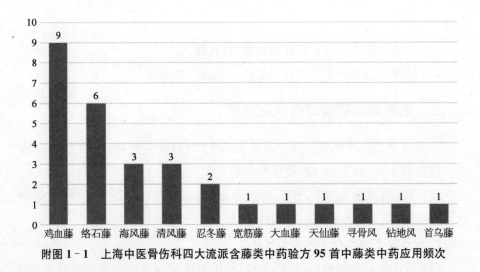

附图 1-1 上海中医骨伤科四大流派含藤类中药验方 95 首中藤类中药应用频次

3. 魏氏伤科藤类药运用举例　魏氏伤科较其他伤科诸家用藤类药明显更为频繁,谨举例略作说明。

四藤散(李国衡验方)

[组成]络石藤 9 g,海风藤 9 g,青风藤 9 g,鸡血藤 9 g。

[功效]祛风湿,舒筋通络,活血止痛。

[主治]风寒湿颈椎病,四肢关节酸痛麻木等。

[方解]络石藤,又名白花藤,苦、辛,微寒,归心、肝、肾经,功专通络止痛消肿,因其性微寒,又具凉血之力,临床多用于风湿痹痛,筋脉拘挛。《本草汇言》评价其"能使血脉流通,经络调正,筋骨强利"。《本草正义》又云此物蔓生而甚坚韧,节节生根,故善走经脉通达肢节,"用以舒节活络,宣通痹痛甚验"。海风藤为风藤的藤茎,青风藤又名清风藤,乃青藤藤茎,两药味辛苦,后者性温,前者微温,均具祛风湿、通经络之效,前者又具理气止痛功效,而青风藤尚有利水消肿功效。鸡血藤,苦微甘温,归肝、肾经,补血活血,舒筋调经。四药合用,补通兼备,寒温并施,祛风除湿,舒筋通络,活血止痛。

宽筋散(李国衡验方)

[组成]宽筋藤 9 g,汉防己 9 g,桑枝 9 g,木瓜 9 g。

[功效]舒筋活络,除湿解痉。

[主治]骨折或伤筋后关节活动不利,僵硬拘挛酸痛。

[方解]宽筋藤,微苦,凉,归肝经,功效祛风止痛,舒筋活络,多用于风湿

痹痛,腰肌劳损,跌打损伤。防己,又名汉防己,苦、辛、寒,归膀胱、肺、脾经,功效利水消肿,祛风除湿。防己有汉防己、木防己之分。《本草拾遗》提出"木汉二防己……汉主水气,木主风气,宣通"。本方汉防己用之取其除湿利道功效。桑枝为骨伤科常用药,苦、平,归肝经,祛风湿,通经络,行水气。《本草述》称该药"祛风养筋,治关节湿痹诸痛"。川木瓜酸温,归肝、脾、胃经,《本草正》称其"专入肝益筋走血",功效舒筋活络,和胃化湿,骨伤科常用于治疗风湿痹痛,肢体酸重,筋脉拘挛。全方四味相合,功专舒筋通络,解痉止痛,辅以祛风除湿,加强舒筋通络之力。

4. 近现代中医名家藤类药运用举例　在近现代中医名家中,也有的医家重视藤类的运用,现摘录几首比较著名的以藤类中药为主的处方为例。

五皮五藤饮(赵炳南)

[组成]青风藤、海风藤、首乌藤、钩藤、天仙藤各 25 g,粉丹皮 30 g,白鲜皮、海桐皮、桑白皮、地骨皮各 20 g

[功效]通经行络,清热解毒,祛湿活血。

[主治]血热夹湿或血热夹风的皮肤病及热痹、风寒湿痹化热。

[方解]青风藤、海风藤、天仙藤三药辛散,苦燥温通,祛风除湿,行气活血;青风藤、天仙藤兼能利水消肿,擅治风湿痹痛,关节肿胀等;首乌藤养血安神,祛风通络;钩藤能清血液热毒,有助透热,使邪气出。

四藤一仙汤(祝谌予)

[组成]鸡血藤、海风藤、络石藤、钩藤、威灵仙各 30 g。

[功效]祛风除湿,养血活血,通络止痛。

[主治]风湿痹证基础方,临证加减。

[方解]鸡血藤,苦温,补血活血,通经活络;钩藤,甘、微苦、微寒,除息风止痉、清热平肝外,《本草纲目》记载该药又能治"一切手足走注疼痛,肢节挛急",为治疗肢节不利的特效药;海风藤祛风通络;络石藤祛风通络,凉血消肿;威灵仙乃通行十二经络要药,祛风除湿,通络止痛。

培本治痹汤(朱良春)

[组成]生地、熟地各 15 g,当归 10 g,淫羊藿 15 g,鸡血藤 20 g,鹿衔草 30 g,青风藤 20 g,炙僵蚕 12 g,䗪虫 10 g,乌梢蛇 10 g,甘草 3 g。

[功效]补益培本,蠲痹通络。

[主治] 风湿性关节炎正虚邪实型。

[方解] 鸡血藤、青风藤二药苦温,补血行血,祛风除湿通络。

5. 魏氏伤科典型病例

郑某,男,72岁。

初诊(1992 年 3 月 11 日)

主诉:右小腿足踝肿痛热 2 个月。

现病史:患者于 1992 年 1 月 10 日起无明显诱因出现两足背及踝部肿痛,25 日外院治疗,诊断不详,予青霉素肌内注射 4 日,后用先锋 4 号口服,症状未愈。后改用消炎痛类药物未见好转,症状反复,行走疼痛。检查:右小腿及踝部肿胀,皮温升高。舌红,苔黄腻,脉细弦。X 线片右小腿及踝关节未见异常,血常规正常。中医诊断:热痹;中医证型:下焦湿热内阻,经络痹阻。西医诊断:右足及小腿肿痛(待查)。治拟清热利湿消肿。内服方:

生地 12 g,川牛膝 9 g,赤小豆 9 g,赤芍 9 g,生薏苡仁 12 g,延胡索 9 g,豨莶草 15 g,忍冬藤 9 g。

7 剂,水煎服。

另消肿散外敷,2 日更换 1 次。

二诊(1992 年 3 月 18 日)

复查血尿酸正常,疼痛仍无缓解。舌红,苔黄腻,脉细弦。再拟清热利湿,消肿通络。内服方:

原方加炒黄柏 9 g、丝瓜络 9 g、石斛 9 g。

7 剂,水煎服。

三诊(1992 年 3 月 25 日)

双足疼痛减轻,已能行走,下午足部微肿,灼热感好转。舌略红,苔薄腻,脉细。再拟清热利湿,活血止痛。内服方:

生白术 9 g,炒黄柏 6 g,川牛膝 9 g,生薏苡仁 12 g,玄参 9 g,赤小豆 9 g,生地 12 g,赤芍 9 g,丹皮 4.5 g,延胡索 9 g,甘草 3 g。

14 剂,水煎服。

四诊(1992 年 4 月 4 日)

症状好转。苔薄白,脉弦细。原治有效,继以巩固为治,加强通络。内服方:

上方加王不留行9g。7剂,水煎服。

五诊(1992年4月11日)

局部仍有轻度肿胀,多行后肿胀感明显,舌偏红,苔黄腻,脉细弦。拟化湿通络消肿。内服方:

带皮苓9g,冬瓜子、冬瓜皮各9g,生薏苡仁9g,炒黄柏9g,川牛膝9g,炒牡蛎12g,紫丹参9g。

14剂,水煎服。

六诊(1992年8月15日)

局部皮色已恢复正常,舌偏红,苔腻。足踝及小腿肿痛已止,唯湿热未清。继投化湿健脾调治。处方:

带皮苓9g,冬瓜子、冬瓜皮各9g,丝瓜络9g,生薏苡仁9g,川牛膝9g,丹参9g,白芍9g,玄参9g,石斛12g,王不留行9g,六一散9g(包)。

7剂,水煎服。

【按】 下肢无名肿痛,局部灼热,苔黄腻,证属下焦湿热内蕴,热痹疼痛。治先清热利湿,消肿止痛,以黄柏、薏苡仁、川牛膝、玄参等清热利湿;同时生地、丹皮、赤芍凉血活血;方中赤小豆清热利水,养血消肿,为魏氏伤科治疗下焦湿热常用药味,取其通利下行之功。加用豨莶草,利用其苦寒之性,化湿热、止痹痛。

二诊之后在清化湿热基础上,加强通络,如加用王不留行、丝瓜络。五诊方中选用炒牡蛎,本品功效收敛固涩,软坚化结,现代药理研究其有一定改善淋巴回流作用。本处用之主要依靠其现代药理作用。五诊后肿痛已愈,故停药。4个月后复查局部症状已愈,苔腻再投健脾利湿全身调治。

总之,魏氏伤科重视藤类中药的临床运用,认同"藤类中药,以其轻灵,易通利关节而达四肢""风邪深入骨骱,如油入面,非用蔓藤之品搜剔不克为功"。在临床实践中,我们认为藤类中药主要是祛风通络、清热通利、流利经脉、善通瘀滞,或具养血益肾,补虚强壮之力。所以凡是经络筋骨疾患,用之尤宜。

参考文献

[1] 鲁俊山,马勇.藤类中药在骨伤科疾病中的应用现状[J].辽宁中医药大学学报,2012,14(9):118-120.

[2] 宋敬丽,袁林,刘艳菊.海风藤化学成分和药理作用的研究进展[J].湖北中医学院学报,2007,9(9):70-72.

[3] 曾茜垚,杨华.青风藤药用成分、药理作用及栽培繁育研究进展[J].海南生态科学学报.2018,5(1):46-51.

[4] 李梦.络石藤药理作用的研究进展[J].科技经济导报,2017(25):152-153.

[5] 谭静,林红强,王涵,等.鸡血藤的药理作用及临床应用研究进展[J].中药与临床,2018,9(5):61-64.

[6] 朱胜楠,张靖,贾路路,等.雷公藤药理作用及临床应用研究进展[J].世界最新医学信息文摘.2019,19(18):15-16.

[7] 樊粤光,詹红生.中医骨伤科学(卫生部十二五规划教材)[M].北京:人民卫生出版社,2012.

[8] 施维智.伤科传薪录[M].上海:学林出版社,1995.

[9] 沈敦道,陆海善,叶海.陆银华治伤经验[M].北京:人民卫生出版社,2012.

[10] 石纯农.石氏伤科临床经验[M]上海:上海科技文献出版社,1992.

[11] 王拥军,吴弢.石氏伤科施杞临床经验集萃[M].北京:科学出版社,2016.

[12] 石瑛,詹红生.石氏伤科石印玉临床经验集萃[M].北京:科学出版社,2019.

[13] 李国衡.李国衡谈腰椎病[M].上海:上海科学技术出版社,2000.

[14] 李国衡.魏指薪治伤手法与导引[M].上海:上海科学技术出版社,1982.

[15] 李飞跃.魏氏伤科治疗学[M].上海:上海科学技术出版社,2019.

中医伤科治疗肱骨外上髁炎

肱骨外上髁炎又称网球肘,为常见的肘部慢性劳损性疾病。中医将其归属于"筋伤""筋痹"范畴。1873 年文献报道了 Runge 首先描述了本病的症状,1882 年 Morris 首次提出了"Tennis Elbow"的名称,其中普通人群发病率为 1‰～3‰,手部工作为主人群发病率约为 7‰。

一、肱骨外上髁炎解剖及症状特点

肱骨外上髁为前臂伸肌群联合腱的附着处,即桡侧腕长、短肌,小指固有伸肌,尺侧腕伸肌。因此,日常工作生活中伸腕伸指、屈肘前臂旋转、肘内翻均可在肱骨外上髁局部产生牵拉应力。目前,肱骨外上髁炎症状特点主要表现以下三个方面。

(1) 长期反复的手及腕部背伸劳损史、起病慢。

(2) 出现肘关节外侧疼痛,并向前臂外侧放射。

(3) 握物无力。

二、肱骨外上髁炎诊断要点

(1) 肘关节活动正常,局部无红肿。

(2) 在肱骨外上髁到桡骨颈范围内有局部敏感的痛点。

(3) 牵伸试验(Mills 试验)阳性伴剧痛。

三、肱骨外上髁炎病因

目前认为,其患病的主要原因是桡侧腕短伸肌的反复负荷、过度劳损,网球、乒乓球、羽毛球等都是引起肱骨外上髁炎的常见运动。

(1) 运动：不正确的技术动作，如不当翻腕动作、运动时间过长、运动频率增加、球拍柄的尺寸(影响持拍臂的前臂应力)、球拍重量等。

(2) 从事手工作业：主要表现为持重、重复屈伸肘。

(3) 遗传因素(基因表达)。

(4) 高糖血症(危险因素)。

四、肱骨外上髁炎发病机制

关于肱骨外上髁炎的病理机制争议一直很多，在 20 世纪 90 年代，主要集中为四种学说，即微血管神经束卡压学说、伸肌总腱起始部损伤学说、环状韧带创伤性炎症变性学说、桡神经分支受累学说。其中损伤学说认为伸肌总腱起始部撕裂或反复扭伤致局部筋膜炎，是该病的发病机制；而微血管神经卡压学说认为桡侧伸腕短肌的慢性积累性撕裂伤，日久导致局部肉芽组织形成粘连等组织病变，致使从伸肌总腱深处穿过肌筋膜和深筋膜进入皮下的细小血管神经束被卡压，造成肱骨外上髁部位的疼痛；而关于肌腱变性学说认为，肱骨外上髁炎发病机制主要以退行性变化为特征；以幼稚无序的胶原纤维排列伴分化不成熟的成纤维细胞及血管肉芽组织长入为病理变化；以桡侧腕短伸肌的肌腱起点处为病变部位；以急性炎性反应(肌腱发炎；血管成纤维细胞增生；肌腱结构局部或完全破坏；肌腱纤维化，软基质及硬基质的钙化)急性炎症反应。

五、肱骨外上髁炎疼痛机制

虽然肱骨外上髁炎早期有炎症反应，其受损的肌腱结构会出现多个微小撕裂的退化，但是这些不足以解释患者疼痛症状的变化，特别是顽固性网球肘的慢性或异常疼痛。目前，研究发现神经化学反应、神经卡压、肌腱缺损引起的疼痛恐惧等都可能与肱骨外上髁炎的疼痛有关。

(1) 神经化学反应：有研究发现在肱骨外上髁炎患者桡侧腕短伸肌发现 P 物质(SP)、降钙素基因相关肽(CGRP)及谷氨酸浓度增加。其中 P 物质(SP)痛觉传入末梢释放的兴奋性神经递质及神经致敏的产物之一；传递痛觉信息，产生疼痛及镇痛作用。CGRP 属神经肽，有促进 SP 释放且明显增强其活性的作用，也是内源性物质中最强的血管扩张剂。谷氨酸：参与疼痛传递的关键代谢物质和神经递质,在外周敏化及中枢敏化中起重要作用。

(2)神经卡压:一方面,伸肌总腱尤其是桡侧腕短伸肌可能形成对桡神经后支包绕的腱性或肌性桥,随肌肉反复收缩加重压迫引起外上髁局部疼痛;另一方面,长期患有外上髁炎患者的桡侧腕短伸肌的组织病理学研究显示有纤维缺损、坏死及肌纤维再生迹象,导致疼痛恐惧。

六、肱骨外上髁炎鉴别诊断

(1)肱桡关节滑囊炎:肘关节过度活动等致滑囊壁损伤、渗出、充血、囊内渗液增多及张力升高。特点:① 疼痛位置较肱骨外上髁炎低(肱桡关节处)。② 可伴局部隆起。③ 肱桡关节外侧可触及一囊性肿物伴胀痛。④ 肱骨外上髁部无压痛。⑤ Mills 征阴性。

(2)骨间背侧神经卡压综合征(旋后肌综合征):桡神经深支,即骨间背侧神经在进入旋后肌处卡压,产生部分神经支配肌肉,如伸拇、伸指肌力减弱及麻痹等为主的疼痛。

特点:① 压痛位于前臂近端背侧旋后肌腱弓(Frohse 腱弓),约在肱骨外上髁下方 3 cm 处。② 局部可触及条索样物。③ 肱前臂旋后时肘部疼痛明显。④ 伸肘中指抗阻力试验阳性。

七、魏氏伤科肱骨外上髁炎治疗方案

1. **手法治疗**   手法治疗主要分为以下五步:点揉痛点,环摇关节,伸屈肘部,旋扳肘部,放松肘部。其中第一至第四步手法作为一节,连作三节;第三节末加用第五步手法作为一次手法操作。每周 2～3 次,6 周为 1 个疗程。

2. **中药治疗**

(1)中药内服:魏氏伤科关于本病辨证分型主张分为:气血亏虚证、风寒阻络证、湿热内蕴证。

1)气血亏虚证:治宜益气养血,活血通络。处方:补肾活血汤(《伤科大成》)、壮筋养血汤(《伤科补要》)。

2)风寒阻络证:治宜祛风散寒,温经通络。处方:舒筋汤(《外伤科学》经验方)、宽筋散(魏氏伤科验方)、和营止痛汤(《伤科补要》)、止痛引血归经汤(《魏氏伤科验方》)。

3) 湿热内蕴证：治宜清热化湿，通络止痛。处方：二妙丸(《丹溪心法》)、宣痹汤(《温病条辨》)。

(2) 中药外用：魏氏伤科在中药外用治疗肱骨外上髁炎方面，主要应用以下几种中药剂型。

1) 洗剂：散瘀和伤汤(《医宗金鉴》)、舒筋活血洗方(魏氏伤科验方)、四肢洗方(魏氏伤科验方)。

2) 药膏：舒筋活血膏(魏氏伤科验方)。

3) 药水：活络药水(魏氏伤科验方)。

4) 散剂：丁桂散(丁香、肉桂)(配合外用膏药应用)。

3. 导引治疗　导引疗法是由呼吸运动和躯体运动相结合的或者是各自运动的一种保健和治病的外治法。导引的主要形式为"摇筋骨、动关节"。魏氏伤科特色导引在治疗肱骨外上髁炎方面具有较好的临床疗效，具体导引锻炼方法如下。

屈肘旋伸导引法：患者两上臂平伸，双手握拳，拳心向下；迅速有力地由旋前位转向旋后位；在旋后的位置上，立即再屈肘至极度；猛力将前臂迅速伸直，同时双拳旋前向前伸出。此导引三步手法作为一节，连作五节作为一次导引总量，每日 3 次。

4. 其他治疗　针灸、小针刀治疗、外冲击波疗法、物理治疗、激素注射、肉毒杆菌毒素注射、自体全血(AWB)注射；富血小板血浆(PRP)注射。

八、小结

肱骨外上髁炎是以肱骨外上髁局部疼痛为主要症状的临床常见肘关节疾病。由于其病理原因、疼痛机制尚不明确，临床上治疗方法很多，以缓解症状为主。目前，多数学者认为，肱骨外上髁炎是一种退行性改变的肌腱变性。其退变的基础是肌腱的微小撕裂，其主要原因是工作、运动中侧腕短伸肌的反复负荷、过度劳损。而相关基因表达、生物力学的改变等也会引起肌腱变性，但其相互作用有待进一步深入探讨。此外，有学者发现顽固性网球肘患者中近50%合并神经根型颈椎病，谢继辉等于 2003 年用肌电图研究证实肱骨外上髁疼痛与颈神经根卡压，尤其是 C_7 神经根卡压有关。顽固性网球肘患者伴颈、肩部疼痛，且颈外侧有明显压痛，肩部外展肌无力时，应考虑与 C_5、C_6 神经根及骨间背侧神经卡压有关,属双卡综合征。

　　本病中医病机责之多为积劳成疾,肘部瘀闭不通,筋痹不舒,肘外侧伸肌总腱深处微血管,神经束发生出现缩窄、粘连。手法及导引通过拔伸归经,理筋通络,使局部血活筋舒,气血复常。在具体治疗过程中,伸肌腱剧烈牵拉,局部粘连松解或微血管神经束断裂,从而阻断疼痛传导通路;肘外侧伸肌腱对肱骨外上髁附着处反复牵拉,以及局部反复骨膜牵拉反应,致无菌性炎症松解伸肌腱对肱骨外上髁起点牵拉,消除伸肌腱对骨膜的牵拉应力,减轻无菌性炎症,减缓或消除疼痛。

参考文献

[1] 代飞,向明.肱骨外上髁炎病因与发病机制的研究进展[J].中华肩肘外科电子杂志,2017,5(2):142-144.

[2] Kraushaar B S, Nirschl R P. Tendinosis of the elbow (tennis elbow). Clinical features and findings of histological, immunohistochemical, and electron microscopy studies [J]. Journal of Bone & Joint Surgery American Volume, 1999, 81 (2): 259-278.

[3] 邵宣,许竞斌.实用颈腰背痛学[M].北京:人民军医出版社,1992.

[4] 谢继辉/Wiman.肘外侧痛与颈神经根关系的研究[D].上海:复旦大学硕士学位论文,2003.

[5] 贾松.肱骨外上髁炎合并 $C_{5\sim6}$ 神经根卡压综合征的治疗[J].中国骨伤,2004,17(12):758-759.

中医药浴疗法在骨伤科的应用

一、中医药浴历史渊源及概念

我国现存最早的医书《五十二病方》中就记载了敷贴法、熏蒸法、熨法、药浴法等 20 余种外治法。《内经》记载了浸渍、热浴、热熨、涂敷、烟熏等中药外治法。吴师机所著《理瀹骈文》对外治方药进行了系统地整理和理论探讨,完善外治理论,指出"外治之理,亦即内治之理;内病外取,须分三焦论治",提出了三部应三法的外治体系。中医药浴是在中医理论的指导下,选配一定的中草药加工制成中药药液进行全身、半身沐浴或局部浸浴(如坐浴、足浴、手臂浴、面浴等)的一种外治法。

二、中医药浴分类

中医药浴疗法大体可分为全身沐浴和局部洗浴两大类型。

(1) 全身沐浴:本法是借浴水的温热之力及药物本身的功效,使周身腠理疏通,毛窍开放,起到发汗退热,祛风除湿,温经散寒,疏通经络,调和气血,消肿止痛,祛瘀生新等作用。

(2) 局部洗浴:本法是借助热力和药物的综合作用,直透局部皮肤腠理,而发挥清热解毒,消肿除湿,祛风杀虫,止痒,活血行气,软化角质,祛腐生肌等功效。

三、中医药浴溶剂

溶剂是以适宜的水为溶媒,将固体药物或液体药物溶解后,让患者局部或四肢和躯干部浸浴在药水中(浸浴时间一般为 1 小时左右),通过透皮作用使药物有效成分进入体内,达到治疗或辅助治疗的目的,这种能用来浸泡洗浴的药水可称为药浴剂。

四、中医药浴常用药物及用具

中医药浴常用药物主要有：祛风止痛，全蝎，细辛；散寒止痛，川草乌、独活、桂枝、羌活、丁香、川椒、艾叶；活血止痛，乳香、没药；祛风通络，桑枝、千年健、透骨草、海桐皮；活血通络，路路通、王不留行；利湿通络，木瓜、苍术、石菖蒲；祛风胜湿，防风；活血行气化瘀，当归、川芎、桃仁、红花、三棱、莪术、香附；清热解毒，冬青叶（兼凉血止血）、侧柏叶、草珊瑚（兼活血散瘀）、忍冬藤（兼通经络）；益肾、强筋骨，牛膝、骨碎补、巴戟天、续断。

药浴所使用的药物可分为两大类。

（1）固体药物：如中药饮片、散剂、片剂、矿物质等。

（2）液体药物：如注射剂、外用液、醋、酒精等。

药浴常用的用具主要有：浴池、浴盆、浴缸等（如需煎煮中药饮片时，还可使用砂锅、铝锅等）。

五、中医药浴液配制方法

药浴液配制的一种方法是将中药饮片煎煮 30 分钟后，其药渣和药汤一起置入预先准备好的温水浴池或浴盆、浴缸中备用；另一种方法是将中药饮片置入 90℃以上浴池或浴盆、浴缸中备用；再一种是将能溶解的固体药物或液体药物置入备好的温水浴池或浴盆种备用。

患者可根据病情需要，采用以上 3 种方法中的一种，将药浴剂液调至适宜水量和适宜的温度时，进入浴池、浴盆或浴缸内浸泡洗浴 1 小时左右，每日洗浴 1 次，疗程的长短可根据病情需要而定。

六、中医药浴温度控制及作用途径

目前文献报道：药浴温度一般控制在 38～42℃，最低 36℃，最高 45℃；药浴时间 30 分钟左右。中药经皮肤吸收的途径有以下几个方面。

（1）通过角质层转运和表皮深层转运而被吸收，进入血液循环。

（2）通过对皮肤局部的刺激，可使局部血管扩张，促进血液循环，改善周围组织营养。

（3）通过药物作用于局部而引起的神经反射可激发机体的自身调节作用，提高机体的免疫功能。

临床观察发现：一些辛香走窜的解表剂具有明显的透皮促渗作用，用于熏洗疗法疗效迅速、显著，如麻黄、桂枝、细辛、白芷、藁本、薄荷等。另外，文献已证实具有促渗作用的有冰片、川芎、薄荷、豆蔻等。由此，我们认为应尽量选用既具有透皮促渗作用，同时又对疾病具有治疗作用的药物。另外，两种促进剂混合而成的中药药浴液促渗作用良好，且起效快，亦可在熏洗中加入阿司匹林、扑热息痛等促进其吸收。

七、中医药浴注意事项

浴液加水后，温度要适中，不能过热，以免烫伤。沐浴时要注意保暖，避免受寒、吹风，洗浴完毕马上拭干皮肤。秋冬之季，尤注意浴处宜暖而避风。《老老恒言》谓：“浴后当风，腠理开，风易感，感而即发，仅在皮毛则为寒热，积久入里患甚大，故风来宜避，浴后尤宜避。”饭前饭后 30 分钟内不宜沐浴。

八、痹通洗方治疗膝关节骨关节炎的临床研究

1. 资料与方法　120 例患者来自 2010 年 8 月至 2012 年 7 月的上海市曙光医院骨伤科门诊和上海瑞金医院伤科门诊。

2. 诊断标准

（1）参照中华医学会骨科学分会《骨关节诊治指南（2007 年版）》。

（2）X 线分级标准根据 Kellgren 和 Lawrecne 的放射学诊断标准，骨性关节炎分为五级。

（3）中医证型标准：肝肾不足、筋脉瘀滞证；肝肾亏虚、痰瘀交阻证；脾肾两虚、湿注骨节证。

3. 纳入标准　年龄 40～70 岁的男性或女性；骨伤科门诊患者；具有典型的膝骨关节炎临床症状，符合膝骨关节炎诊断标准者；1 周内未服用其他相关治疗药物或采用相关治疗方法者。同时符合上述各项者方可纳入。

4. 治疗方法

（1）治疗组：采用痹通洗方。先将煮后药液熏蒸膝后部，再外洗膝关节。每日 2 次，2 周为 1 个疗程，治疗 2 个疗程。

（2）对照组：采用扶他林乳胶剂，外擦局部。每日 2 次，连续擦用 2 周，间隔 2 日进入下一疗程。

5. 观察指标

（1）WOMAC 患者结果问卷调查。

（2）中医证候疗效判定标准：根据《中药新药临床研究指导原则》的"中药新药治疗骨性关节病的临床研究指导原则"，临床痊愈、显效、有效、无效。

6. 观察节点　本次临床研究疗程为 4 周。在 0、2、4 周时作随访。

7. 结果

（1）一般情况：共观察 60 例患者，其中男性 9 人，女性 51 人；熏洗组平均年龄 64.6 岁，平均病程长 24.5 个月，对照组平均年龄 62.8 岁，平均病程长 30.6 个月。在性别、年龄、病程、X 线分级分布、疼痛、僵硬、日常生活积分等方面都具有可比性。

1）两组治疗前后 WOMAC 积分差值比较：① 治疗 2 周后：治疗组对改善僵硬的疗效优于对照组，而对照组在疼痛上效果优于治疗组，经 t（或 t'）检验 $P<0.05$，有显著意义。在日常活动的改善上两组无明显差异，$P>0.05$。2 周治疗后两组 WOMAC 总均分差值比较无明显差异，$P>0.05$。② 治疗 4 周后：治疗组对僵硬以及日常活动的疗效优于对照组，经 t（或 t'）检验 $P<0.05$，有显著意义。在疼痛的改善上两组无显著性差异，$P>0.05$。治疗 4 周后，两组 WOMAC 总均分差值比较显示治疗组优于对照组，$P<0.05$。

（2）疗效分析

1）僵硬改善：治疗 4 周后，治疗组优于对照组；2 周治疗和 4 周治疗后，治疗组均明显优于对照组。

2）日常生活功能：治疗组效果逐渐明显。

3）疼痛症状改善：2 周治疗后，对照组优于治疗，而在 4 周后，则治疗组与对照组的差异无明显统计学意义。反映熏洗治疗有一定止痛效果，作用体现较为缓慢。

两组 WOMAC 总均分差值比较（治疗前后）：治疗组在僵硬、日常生活功能改善方面优于对照组，止痛作用两组类似。

（3）中医辨证分型方面：本次研究中肝肾不足、筋脉瘀滞证的患者较多，占 57.67%，因为肝肾不足、筋脉瘀滞证的患者以关节疼痛、僵硬为主，这与本研究将膝关节肿胀、积液严重或伴有皮温增高者属于排除标准中有一定关系。熏洗为温热方法,对于关节肿胀明显者或伴有皮温增高不宜应用。

本研究的对象年龄平均为 54～74 岁,故肝肾不足、筋脉瘀滞证的膝骨关节炎患者以此年龄段的为多,症状多以关节疼痛、僵硬为主,且日常劳作仍较多,故此类患者采用熏洗治疗尤为合适。

本研究结果表明:筋脉瘀滞证的疗效优于湿注骨节证及痰瘀交阻证。这与本研究痹通洗方药物组成的功效有关,方中化湿消肿的中药力量相对较弱,对于膝关节肿胀明显或皮温增高者,在临床运用本方时应酌情加减用药。

(4) 不良反应:治疗组出现不良反应 4 例(6.7%),对照组 10 例(16.7%)。本实验中,治疗组出现的不良反应均为熏洗 1 周后皮肤瘙痒,经停用 3 日后,症状消失,继续进行熏洗后,皮肤再无异常。对照组有 6 例皮肤过敏起丘疹,4例皮肤发红的不良反应,停药后好转。提示熏洗治疗膝骨关节炎安全且耐受性良好。

8. 讨论

(1) 痹通洗方方解:伸筋草为魏氏伤科常用药物,又名宽筋藤,其性味苦、辛、性平,入肝、脾、肾经。《植物名实图考》:"为调和筋骨之药。"善于舒筋活血,祛风止痛,除湿消肿。透骨草,味辛,性温,入肝、肾两经,有祛风湿、活血止痛的功效。与伸筋草合用,一平一温,除了能舒筋活血消肿之外,又加强了散瘀止痛功效,此两味为君药。

积雪草,又名落得打,味苦、辛,性寒。《本草纲目拾遗》:"清热利湿,活血止痛,解毒消肿,利水。"苏木,又叫苏方木,味甘、咸、性稍辛,入心、肝、大肠经。《本草纲目拾遗》中:"乃三阴经血分药,少用和血,多用破血。"《本草经书》:"能祛一切凝滞停留之血。"《药品化义》:"能活血逐瘀,散通下部积热,跌仆损伤。"木瓜,味酸性温,入肝、脾、胃经,有舒筋通络,和胃化湿功效,主治风湿痹痛,肢体沉重,筋脉拘挛。《本草正》:"专入肝,益筋走血,疗腰膝无力。"老鹳草,味苦、辛,性平,入大肠经。有祛风活血,清热利湿的功效,临床上用于风湿痹痛,泄泻。在《药性考》中"能舒筋活血,筋健络通"。络石藤,味苦、辛,性微寒,入心、肝、肾经,其作用为通络止痛,凉血消肿,主治风湿痹痛,腰膝酸软,经脉拘挛,咽喉肿痛,蛇犬咬伤。《名医别录》:"养肾,主腰髋痛,坚筋骨,利关节,通神。"《本草汇言》:"凡服此,能使血脉流通,经络条达,筋骨张利。"《本草经疏》:"久服轻身,明目,润泽,好颜色,不老延年。"《本草正义》:"此物蔓生,而甚坚韧,节节生根,故善走经脉,通达肢节,用以疏解经络,宣通痹痛。"海桐皮,性苦、辛,味平,归肝、脾经,有祛风除湿,舒筋通络,杀虫止痒之功。《本经逢原》:"此药能行经络,达病所。治风湿,腰腿不遂,血脉顽痹,腿膝疼痛。"五加皮,又称南五加皮,香加皮,性辛、苦,味微温,入肝、肾经。有祛风湿,补肝肾,强筋骨,活血脉的功效。《医林纂要》:"健骨,补肝,燥湿,行水,活骨舒筋,为治风痹、湿痹良药。"《本草正》:"除风湿,行血脉。"上述诸药共奏逐痹,舒筋通络,活血止痛之功。

(2)膝骨关节炎现代病理认识:骨关节炎指的是以关节软骨退行性变和在关节表面、边缘形成新骨为其特征的关节疾病。全身因素,如年龄、性别、遗传、营养因素等使关节软骨易于受到损伤并使其修复能力下降。局部因素,如关节损伤、畸形、肌力下降、关节的反复过度使用等在造成关节软骨损伤过程中发挥作用。关节软骨的病理改变是骨关节炎早期和突出的变化,软骨细胞合成蛋白多糖减少,分解异常,破坏性酶活性增加,超氧化物自由基和溶酶体酶被激活等,导致软骨软化和损伤以及炎症反应。骨内高压与膝骨关节病的发生和发展关系密切,目前有静脉瘀滞学说,认为骨内静脉回流受阻,造成髓腔内容物增加,导致骨内高压增高,又进一步加剧静脉回流受阻的恶性循环。在膝退行性骨关节病和关节疼痛的机制中起重要作用。另外骨内血管活性反应降低,主要与血管舒缩活动和血管活性调节物质有关。

(3)中医药浴现代作用机制:现代研究认为中药药浴的作用机制主要依靠药物药力和湿热浴的热力作用,药物成分通过皮肤渗透病损部位,可改善局部热浴部位骨内微循环,降低骨内压以及疼痛部位周围血液循环。同时可改善局部组织的有氧代谢,刺激和调节末梢感受器减轻肌肉痉挛,促进炎性反应吸收,清除疼痛,滑利关节。利用中药煎汤在患处进行熏蒸、淋洗和浸浴,使药物有效成分能通过皮肤进入体内而发挥作用。药物离子附着在皮肤上而发挥作用;刺激皮肤上的神经末梢感受器,通过神经系统形成新的反射,中止原有的病理反射联系;热作用,浅层次使皮肤温度感受器受到刺激,抑制疼痛反射,深层次可透热作用于关节、韧带和骨骼,既可提高痛阈,也可使肌梭兴奋性下降,又可使血管扩张,增加血液循环,促进炎症吸收。

参考文献

[1] Ellamy N, Buchanan WW, Goldsmith CH, et al. Validation study of WOMAC: a health status instrument for measuring clinically important patient relevant outcomes to antirheumatic drug therapy in patients with osteoarthritis of the hip or knee[J]. J Rheumatol, 1988(15): 1833.

[2] 邱贵兴.骨关节炎诊治指南[J].中华骨科杂志,2007,27(10): 793.

[3] Kellgren JH, Lawrence JS. Radiological assessment of osteoarthritis[J]. Am Gheum Dis, 1957 (14): 494.

[4] 郑筱萸.中药新药临床研究指导原则[M].北京:中国医药科技出版社,2002.

[5] Bombardier C, Laine L, Reicin A, et al. Comparison of upper gastroin-testinal toxicity of rofecoxib and naproxen in patients with rheumatoid arthritis: VIGOR study group [J]. N Engl J Med, 2000 (343): 1520.

[6] 孙树椿,孙之镐.临床骨伤科学[M].北京:人民卫生出版社,2006.

[7] 孔令山,王力,鲍杰伟,等.中医外治法治疗膝关节骨性关节炎的现状[J]. 江西中医药,2011,11(42): 78.

[8] 陈巧凤,吴珊鹏.骨内高压症的发病机制及诊断治疗[J].医学综述,2007,13(9): 7019.

[9] 中华医学会. 床诊疗指南(骨科分册)[M].北京:人民卫生出版社,2009: 203.

魏氏伤科特色用药介绍
——楮实子

一、概述

楮实子,桑科属植物构树的成熟果实。亦名楮实、穀实子(《名医别录》)、穀子(《千金方》)。性甘、寒,归肝、肾、脾三经,具有滋肾益阴、清肝明目、健脾利水之贡献,临床主要用于治疗肾虚腰膝酸软、阳痿、目昏、目翳、水肿、尿少。《名医别录》:"功用大补益,主治阴痿水肿、益气、充肌肤,明目,久服不饥不老、轻身。"《日华子本草》:"壮筋骨,助阳气,补虚劳,助腰膝,益颜色。"《本草汇言》:"健脾益肾,补虚劳……及脾热水肿,腰膝痿弱,筋骨乏力诸症。"《本经逢原》:"楮实,走肝肾血分,壮筋骨,益颜色。"《药性通考》:"补阴妙品,益髓神膏。"《本草思辨录》:"为手足少阴之药,遇肾阴不足而阳常畜缩者,用之以充肾液伸肾权,最为切合。"

二、楮实子中医经典古方配伍

楮实子,配干姜、牛膝、桂心、附子等。温肾壮阳,主下元虚冷惫极。(《太平圣惠方》)。

楮实子丸,配白丁香、茯苓。治水气臌胀,洁净府。(《保命集》)。

杨氏还少丹,配熟地、山茱萸、枸杞子、五味子、牛膝、杜仲、山药、肉苁蓉、远志、石菖蒲、巴戟天、小茴香、茯苓。补虚强本。(《杨氏家藏方》)。

打老儿丸(延寿丹)。楮实子配伍:配巴戟天、续断、杜仲、肉苁蓉,补肾阳;配山茱萸、熟地、枸杞,补肾阴;配山药、茯神,补脾;配小茴香温阳。功效:滋阴补阳,强壮筋骨,延年益寿。(《古今医统》卷九十三)。

三、楮实子药物化学成分、临床药理研究及临床研究进展

现代药理研究发现楮实子含有丰富的氨基酸、脂肪酸、红色素、生物碱、矿物质、多糖等化学成分,具有抗氧化、增加免疫、降血脂、抗肿瘤、保护肝功能等作用,为进一步扩展楮实子的临床运用提供了依据。

楮实子与其他中药配伍复方治疗内外科疾患,但目前尚缺乏骨伤科临床研究报道。可治疗阿尔茨海默病、不孕症、肝损伤、眼部疾病、腹腔积液等疾病。

四、中医骨伤科学全国教材中楮实子应用频次

附方汇编:136 首,楮实子应用频次为 0 次。

附方汇编:191 首,楮实子应用频次为 1 次(还少丹)。

中国 13 家中医骨伤科流派祖传经典内服方统计:内服方为 49 首,涉及药物 161 种,楮实子应用频次 0 次。

五、中医名家楮实子应用经验

1. 全国名老中医叶景华 以楮实子、金雀根配伍,扶助脾肾正气兼以清热利湿,常用以治疗慢性肾病蛋白尿。评价:楮实子补肾功用同熟地、山药,清热可及丹皮,利水不让泽泻、茯苓,滋阴填髓而不助湿,利湿而不伤阴。

2. 全国名老中医朱良春 以楮实子、莪茵子配伍,楮实子滋阴清肝利水,莪茵子主五脏瘀血腹中水气,两者配伍养阴化瘀,利水而不伤阴,常用以治疗肝硬化腹水。评价:楮实子为虚劳及老弱之要药,乃利水而不伤阴之妙品。

3. 全国名老中医李国衡 以楮实子、千年健配伍,楮实子滋肾、强腰膝壮筋骨,千年健祛风除湿舒、筋止痛、壮筋骨,两者配伍可治疗腰膝退变、骨质疏松症等症。评价:楮实子功善补肾强筋骨,为伤科滋肾强腰膝要药。

六、魏氏伤科楮实子应用病案举例

案 1 朱某,女,63 岁。

初诊(1991 年 11 月 16 日)

主诉:腰脊疼痛 2 年,无明显外伤史。

现病史：患者主诉2年前无明显诱因下出现腰背痛,患者自觉站立久后疼痛明显,平卧症状有改善,曾外院中西药物治疗无明显好转。刻下腰脊疼痛,便软,日行3次。检查：形瘦,面色萎黄,胸、腰椎轻度后凸畸形,胸、腰椎广泛压痛,腰椎活动轻度受限。舌质偏干燥,苔薄,脉细。X线摄片检查示：胸、腰椎骨质疏松,部分椎体唇样增生。中医诊断：痿证,证属脾肾亏虚,筋骨失养。西医诊断：骨质疏松症。治法：补益脾肾,固督止痛。处方：

生地12g　　山茱萸9g　　焦白术9g　　云茯苓12g　　怀山药9g

丹皮4.5g　　枸杞子9g　　楮实子9g　　川断9g　　　杜仲9g

菟丝子9g　　延胡索9g　　甘草3g

7剂,水煎服,每日2次。

二诊(1991年11月23日)

患者腰脊痛略有减轻,但近日阴雨天症状明显,大便日行2次,舌质偏红,脉细。前药见效,原方增减。处方：

上方杜仲改炒杜仲9g,加制玉竹9g、女贞子9g、桑寄生9g。

14剂,用法同上。

三诊(1991年12月7日)

患者诉腰痛明显好转,坐位时疼痛减轻,腰椎活动较前灵活,但大便每日3次,便溏。舌红转淡,脉细。治拟加强健脾益肾。处方：

上方加炙黄芪12g、补骨脂9g、大党参12g、焦白术9g、制狗脊9g、谷芽9g、麦芽9g。

7剂,用法同上。

四诊(1991年12月14日)

患者诉腰痛及便溏症状较前好转,大便日行1次。继原方14剂巩固,1991年12月28日复查：腰脊疼痛明显好转,唯劳累后腰脊有酸痛,休息后好转。

【按】滋肾强筋骨楮实子与健脾药合用重在脾肾同治,我们魏氏伤科临床常用于治疗骨质疏松症、颈腰椎退变。

案2　杨某,女,40岁。

初诊(1994年3月19日)

主诉：双膝疼痛2年余。

现病史：双膝疼痛2年，无外伤，开始时上下楼梯疼痛，以后逐渐进行性疼痛，休息后好转。曾外院X线摄片检查示：双膝关节退变。多种治疗后疼痛仍时有反复，右膝症状明显。患者从事站立工作10余年。检查：双膝关节无畸形，右膝关节活动无限制，伸屈活动有摩擦音，局部压痛不明显。脉细数，苔薄白，舌质略暗。双膝关节X线摄片示：双膝胫骨平台内外缘部分骨赘增生，右膝胫股关节内侧间隙略变窄。中医诊断：膝痹；中医证型：肝肾不足，筋骨退变，复因积劳损伤，膝部瘀滞。西医诊断：双膝退行性骨关节炎。治法：先行活血化瘀，通络止痛。内服方：

生地 12 g	白芍 9 g	川芎 9 g	当归 9 g	䗪虫 4.5 g
乳香 9 g	没药 9 g	路路通 9 g	络石藤 9 g	鸡血藤 9 g
虎杖根 9 g	千年健 12 g			

14剂，水煎服，每日2次。

药渣煎水温热外洗患膝，每晚1次。

二诊（1994年4月2日）

患者诉膝痛减轻，多行膝部无力，脉偏细，舌质偏红，苔薄。原治有效，酌加强滋肾强筋。内服方：

原方去乳香、没药，加续断9g、楮实子9g、桑枝9g、川牛膝9g、女贞子9g、制何首乌12g。14剂，用法同前。

三诊（1994年4月16日）

膝痛好转，嘱减少站立工作时间，随访观察。

【按】千年健，苦、平、温，入肝肾经，功用祛风湿、止痹痛，又具壮筋骨之效，魏氏伤科常用于风湿痹痛，兼有筋骨痿软之证。楮实子与千年健合用强壮筋骨，效力得以增强，同时又具止痛效能，常用于骨伤科慢性筋骨痛的治疗。

七、李飞跃楮实子应用经验

常用药对：楮实子、石楠叶。石楠叶（石楠，风药）：辛、苦、平，小毒，归肝肾经，祛风湿、止痒、强筋骨、益肝肾之功效，主治风湿痹痛、头风头痛、风疹、腰膝痿弱、肾虚腰痛、阳痿遗精。《药性切用》："祛风坚骨、通利关节。"《本草纲目》："古方为治风痹肾弱要药。"楮实子、石楠叶兼具滋肾功效，两药合用坚肾力强。石楠叶又善祛风通利，与楮实子同用益肝肾、强筋骨，又可祛风通络止痛,通利关节。临床上述药对常用于肝肾亏损又兼夹风湿痹痛之腰膝等关节酸痛无力者。

八、李飞跃楮实子实用病案举例

案 翁某,男,76 岁。

初诊(2017 年 10 月 10 日)

主诉:双下肢无力,行走发飘 4 个月。

现病史:双下肢无力,行走发飘 4 个月。双膝 X 线示:膝关节退变。查体:颈椎活动可,行走步态可,双手霍夫曼征阴性。辅助检查:2017 年 9 月外院颈椎 MRI 检查示:颈椎 $C_3 \sim C_6$ 多节段椎间盘突出伴部分脊髓变性。中医诊断:痿病,证属肝肾亏虚。西医诊断:脊髓型颈椎病。治法:健脾滋肾强筋。处方:

党参 15 g	白术 12 g	山药 9 g	白扁豆 6 g	陈皮 6 g
茯苓 12 g	杜仲 12 g	桑寄生 9 g	川断 9 g	川牛膝 9 g
怀牛膝 9 g	楮实子 12 g	千年健 15 g	石楠叶 12 g	甘草 3 g

14 剂,水煎服,每日 2 次。

二诊(2017 年 10 月 24 日)

双下肢行走发飘改善,霍夫曼征阴性,上肢肌力正常,舌红,苔薄,脉细。原治有效,续进为治,酌以加强强筋通络。处方:

原方加鸡血藤 15 g、络石藤 18 g。

14 剂,用法同前。

1 个月后门诊随访,患者行走跛行较前改善,发飘感减轻。

魏氏伤科特色用药介绍
——积雪草（落得打）

一、概述

积雪草，别名落得打（《本草纲目拾遗》）、连线草（《徐仪药图》）、崩口碗《生草药性备案》，为植物积雪草的全草，苦、辛、寒，归肺、脾、肾、膀胱经，具有清热利湿、活血止痛、解毒消肿之功效。主治：发热，咳喘，咽喉肿痛，肠炎，痢疾，湿热黄疸，水肿，淋证，尿血，衄血，痛经，崩漏，丹毒，瘰疬，疔疮肿毒，带状疱疹，跌打肿痛，外伤出血，蛇虫咬伤。临床内服外用均可。

二、积雪草药物考证

积雪草，行血止血，甘平。治跌打损伤及金疮出血，并用根煎。能行血，酒炒；又能止血，醋炒或捣敷之，不作脓；苗高人许，叶如薄荷，根如玉竹而无节，捣烂则黏。

类同药物鹅脚板，苦爹菜（伞形科植物异叶茴芹），形态、分布相似；功效相似（辛、甘、微温。散瘀，消肿，解毒，治毒蛇咬伤，蜂蜇伤，痢疾；治跌打损伤）。

蒴藋（忍冬科植物蒴的全草或根）：形态相似，功效相似（甘、酸、温，祛风除湿，活血散瘀）。

三、积雪草主要化学成分研究

挥发油、黄酮类、生物碱、多炔类、三萜类及其苷类（其中主要活性成分是积雪草苷、羟基积雪草苷）。

四、积雪草药理作用研究

积雪草苷为积雪草活性成分,积雪草药理作用研究主要集中在积雪草苷上。现代药理学证实积雪草苷有神经保护(抗帕金森病、抗阿尔茨海默病、抗抑郁作用)、保护肺脏、抑制瘢痕促进愈合(抑制瘢痕增生、促进创伤愈合)、拮抗作用(抗肿瘤作用、抗缺血再灌注损伤、抗纤维化、抗溃疡、抗动脉粥样硬化、抗肥厚性瘢痕作用)、控制血管扩张等多方面作用,还有益智、抗癫痫、防止支架再狭窄等作用。

五、中医骨伤科流派名方积雪草药物应用介绍

1. 损伤风湿膏(上海石氏伤科)

[组成]川乌,草乌,南星,半夏,大黄,当归,黄金子,紫荆皮,生地,苏木,桃仁,桑枝,桂枝,僵蚕,青皮,䗪虫,地龙,羌活,独活,川芎,细辛,麻黄,木香,甲片,红花,丹皮,赤石脂,积雪草,白芥子,木瓜,乳香,没药,苍术,方八,甘松,山柰。

[功效]活血化瘀,消肿散结,祛风散寒,通络止痛,舒筋健骨,通利关节。

[主治]损伤以后经脉僵硬、牵制作痛、骨节酸痛,以及风寒湿胁侵袭所致的痹痛。

2. 十三味治伤方(上海王氏伤科)

[组成]当归,赤芍,桃仁,延胡索,积雪草,骨碎补,乌药,青皮,三棱,莪术,木香,大黄。

[功用]活血祛瘀,理气止痛。

[主治]各种跌打损伤之早中期。

3. 活血舒筋汤(上海王氏伤科)

[组成]当归,赤芍,片姜黄,伸筋草,松节,海桐皮,积雪草,路路通,羌活,独活,续断,甘草。

[功用]活血祛瘀,舒筋活络。

[主治]伤筋,关节肿痛,活动功能障碍。

六、中医骨伤科流派名方积雪草药物应用频次

中国13家骨伤科流派祖传内外用方中:内服方49首,涉及药物161种,

积雪草使用频次 3 次;外用方 53 首,涉及药物 183 种,积雪草使用频次 3 次。

魏氏伤科内服、外用方中:内服方 49 首中,积雪草使用频次 11 次;外用方 33 首中,积雪草使用频次 7 次。

七、魏氏伤科积雪草应用经验

1. 积雪草、三七　积雪草,辛苦寒,活血消肿理伤止痛兼以利水渗湿;三七,甘微苦温,止血散血定痛。两药并用,寒温结合,活血祛瘀力强,而不伤正,损伤初期中后期均宜。

应用方剂:劳伤丸、化滞丹、止血宁痛汤、脑震伤散、内伤药、活血止痛安神汤、断骨丹、逐瘀丹。

活血止痛安神汤

[组成]积雪草 9 g,归尾 9 g,朱茯神 12 g,大生地 12 g,䗪虫 3 g,炒枣仁 9 g,杭白芍 9 g,乳香炭 6 g,没药炭 6 g,参三七 3 g,生甘草 3 g。

[功效]活血止痛安神。

[主治]治疗一切跌打损伤、骨折、脱骱伤筋初期肿痛。

[方解]损伤初期伤处肿胀疼痛,心烦不宁,夜寐不安。治当活血消肿止痛为要,同时合以安神宁心,积雪草、三七活血祛瘀止痛,兼以消肿;生地、归尾、䗪虫、白芍加强破瘀止痛;乳香、没药疏通经络,活血祛瘀,消肿止痛;朱茯神、枣仁宁心安神,助眠除烦。

2. 伸筋草、积雪草、透骨草　伸筋草是植物石松全草,辛温,祛风除湿,舒筋活血,功专祛风除湿,舒筋通经;积雪草活血消肿理伤止痛兼以利水渗湿;透骨草用植物地构草的全草,效同伸筋草,另具有散瘀止痛之效。积雪草与伸筋草合用,寒温并用,祛风活血止痛,加强祛风湿效力,用于风寒湿痹宜之。积雪草与透骨草合用,寒温并用,祛风活血除湿,增强活血化瘀止痛之力。

应用方剂:四肢洗方、痹通洗方。

四肢洗方

[组成]桑枝、桂枝各 9 g,川牛膝 12 g,木瓜 6 g,补骨脂 9 g,川红花 6 g,全当归 9 g,积雪草 9 g,羌活 9 g,独活 12 g,萆薢 9 g,透骨草 12 g,伸筋草 9 g,乳香 9 g,没药 9 g,淫羊藿 12 g。

[功效]活血祛风,温筋通络,通利关节。

[主治] 四肢骨节、筋络损伤后血瘀阻滞兼夹风寒湿阻络肿痛。

[方解] 方中桑枝、桂枝、牛膝、木瓜、补骨脂、淫羊藿温通关节;配合红花、当归活血舒筋,积雪草与伸筋草合用加强祛风除湿、活血化瘀之力;羌活、独活、萆薢祛风化湿通络,诸药配伍,关节得以通利,邪去瘀化,疼痛自除。

3. 积雪草、乳香、没药 积雪草活血消肿、理伤止痛兼以利水渗湿;乳香功专活血而定痛;没药散血而消肿。三药并用,寒温兼施,加强通气活血之力及定痛功效。

应用方剂:止痛引血归经汤、续骨活血汤、断骨丹、腰脊胸腔洗方、四肢洗方、藁本损伤洗方。

续骨活血汤

[组成] 续断炭 9 g,骨碎补 6 g,自然铜 6 g,积雪草 6 g,生地 12 g,归尾 9 g,䗪虫 3 g,杭白芍 9 g,乳香 6 g,没药 6 g。

[功效] 长骨,活血,散瘀,止痛。

[主治] 骨断、骨碎、肿胀疼痛。

[方解] 方中骨碎补、自然铜、续断补肾长骨,合四物活血化瘀止痛,䗪虫一味破血逐瘀,续筋接骨。积雪草、乳香、没药合用加强行气活血、消肿止痛之力。

上海中医骨伤流派外用中药
洗方用药规律及特色初探

中医外治法在我国已有悠久的历史,主要利用各种中药或器具施于皮肤、腧穴及病变部位以取得治疗效果,就外用中药治疗而言,包括多种治疗方法,如敷药、软膏、散剂、药水、膏药、药条、洗方等,其中外用洗方是上海地区骨伤科流派常用的治疗方法之一,具体应用方法是将特定处方中药放入锅内加水煮沸,熏洗患处,具有简、便、廉、验特点。目前,上海地区中医骨伤科流派主要为石氏伤科、魏氏伤科、施氏伤科、陆氏伤科,通过分析总结上述流派学术专著中所记载的中药洗方,可在一定程度上反映上海地区中医骨伤科中药外洗方应用状况。通过分析各外洗方使用药物类别、常用药物应用频次等,可从中探索中医骨伤科外用洗方用药规律及特色,以更好指导临床,合理使用外用洗方,发挥流派中医特色。

一、资料来源及统计方法

1. 资料采集 分别收集学术专著《石氏伤科外用药精粹》《魏氏伤科外用药精粹》《伤科传薪录》《陆氏伤科外用药精粹》中所记载的各流派传统中药外洗处方,以上学术专著均由各流派主要代表性传承人在全面搜集整理各自传统外用药处方基础上编著而成,全面详细介绍各自常用外治剂型及方药,具有相当权威性和代表性。

2. 统计学方法 采用频数分析法,对上海地区主要中医骨伤科流派出版学术专著中记载的有关外洗中药处方收集分类后运用频次进行统计分析。

二、结果

1. 上海主要中医骨伤科流派外用洗方统计 根据流派专著中外用药介

绍,按外用药剂型类别统计,常用外用药剂型有敷药、膏药、洗方、药水、软膏、散剂、蒸敷药及巴布剂(新剂型膏药),其中洗方共有 30 首,具体为石氏伤科 1 首、魏氏伤科 14 首、施氏伤科 6 首、陆氏伤科 9 首,详见附表 1-1。

附表 1-1　上海地区主要中医骨伤科流派外用洗方数量及方名

流　派	数量(首)	处 方 名 称
石氏伤科	1	石氏熏洗方
魏氏伤科	14	腰脊胸腔洗方、活血化瘀洗方、睾囊损伤洗方、四肢洗方、舒筋活血洗方、化瘀洗方、祛毒消风洗方、活血强筋洗方、头部洗方、颈项洗方、口喉洗方、上肢洗方、下肢洗方、痹通洗方
施氏伤科	6	散瘀和伤洗方、舒筋活血洗方、活血散坚洗方、活血壮筋洗方、和营活血洗方、续骨舒筋洗方
陆氏伤科	9	舒筋活血洗方、活血通络洗方、化瘀洗方、上肢洗方、下肢洗方、通络洗方、活血洗方、大活络汤、熏洗方

2. 上海主要中医骨伤科流派外用洗方药物类别、使用频次统计　根据本次收集的 30 首外用中药洗方统计,共用药物 102 味,使用频次 328 味次;通过对使用药物类别分类统计,共涉及 14 个类别,其中中药药物类别前 5 位分别为活血化瘀类、祛风湿类、清热类、祛风散寒类、补肾温阳类和温里类。而其中使用频次最高的 5 味中药由高到低排列依次为当归、红花、独活、伸筋草、乳香、没药,具体详见附表 1-2~附表 1-6。

附表 1-2　30 首外用洗方中药类别及使用味数

类别	活血化瘀	祛风湿	清热	祛风散寒	补肾温阳	温里	祛风散热
味数	21	16	14	10	6	6	5
类别	补血养阴	化痰	化湿利水	止血	行气	平肝息风	泻下
味数	4	4	4	4	3	3	2

附表 1-3　30 首外用洗方中药类别及使用味次

类别	活血化瘀	祛风湿	祛风散寒	清热	补血养阴	温里	补肾温阳
味次	90	90	38	22	22	15	11
类别	平肝息风	祛风散热	化痰	化湿利水	止血	行气	泻下
味次	8	7	6	6	6	4	3

附表 1-4　30 首外用洗方各类别常用中药名称及使用味次

类　别	常用药物及味次
活血化瘀	红花(16)、乳没药(12)、川芎(9)、䗪虫(9)、苏木(7)
祛风湿	独活(15)、伸筋草(13)、威灵仙(9)、海桐皮(9)、五加皮(8)、秦艽(8)、木瓜(6)、透骨草(6)、桑枝(6)
清热	赤芍(9)、金银花(2)、蒲公英(2)、干荷叶(2)
祛风散寒	羌活(12)、桂枝(8)、防风(5)
补肾温阳	淫羊藿(3)、续断(3)、骨碎补(2)
温里	川草乌(9)、山柰(2)、肉桂(1)、茴香(1)、川椒(1)、艾叶(1)
祛风散热	菊花(2)、升麻(2)、蝉衣(1)、薄荷叶(1)、蔓荆子(1)
补血养阴	当归(17)、白芍(2)、桑寄生(2)、楮实子(1)
化痰	半夏(2)、川贝母(2)、南星(1)、桔梗(1)
化湿利水	萆薢(5)、紫藤(2)、椒目(1)
止血	蒲黄(2)、藕节(1)
行气	路路通(2)、青皮(1)、甘松(1)
平肝息风	钩藤(5)、僵蚕(2)、地龙(1)
泻下	大黄(2)、芒硝(1)

附表 1-5　30 首外用洗方中使用频次最高的 5 味中药使用频次、性味归经及功效

中药名称	味次	性　味　归　经
当　归	17	甘、辛、苦、温,归肝心脾经,补血活血,调经止痛,润燥滑肠
红　花	16	辛、温,归心肝经,活血通经,祛瘀止痛,"红花,破血,行血,和血,调血之药也"
独　活	15	苦、辛、微温,归肾、膀胱经,祛风胜湿,散寒止痛
伸筋草	13	苦、辛、平,祛风除湿,舒筋活血,止咳,解毒,"为调和筋骨之药"
乳没药	12	乳香,辛、苦、温,归心肝脾经,活血,行血,止痛,"香窜,活血定痛";没药,苦、平,归心肝脾经,祛瘀消肿定痛,"散血消肿"。

附表 1-6　17 首含当归外用洗方中全当归及当归尾使用情况分析

流　派	全当归	当归尾
魏氏伤科	5	2
施氏伤科	5	1
陆氏伤科	3	1
共　　计	13	4

三、讨论

在中医辨证论治体系中,外治法是与内治法相对而言的治疗法则,是中医辨证施治的另一种体现。吴师机在《理瀹骈文·略言》中首次提出"外治之理,即内治之理"的观点。外治与内治一样均是以中医基本理论为指导,在临床运用上,医理与药性并没有很大的区别,只是在应用方法上的不同。中药洗方是中医外治法中较有特色的治疗方法之一,汉代医家张仲景《金匮要略·百合狐惑阴阳毒病脉证治》提到"百合病一月不解,变成渴者,百合洗方主之。""蚀于下部则咽干,苦参汤洗之。"元代医家齐德之著书《外科精义》中提及"夫溻法者,宣通行表发散邪气使疮内消也。盖汤水有荡涤之功……此谓疏导腠理,通调血脉,使无凝滞也,如药二两用水二升,为则煎取一升半,以净帛或新棉蘸药水稍热溻其患处,渐渐洗溻沐浴之"。现代中药洗方在临床普遍应用,不仅用于治疗局部骨关节疾病,还用于治疗多种筋伤、内伤疾患。因此,在辨证施治原则指导下合理进行外用洗方治疗,是中医骨伤科重要的治疗手段。

中医经络学认为人体四肢部位分布五脏六腑之经穴,中药煎液外洗、浸泡不仅能使药物作用于疼痛局部而治其标,而且药物作用于外洗部位可刺激脏腑在体表相关腧穴、调节脏腑功能治其本,从而达到标本兼治的目的。现代药理研究认为中药外洗具有镇静、安神、止痒作用,同时可使皮肤毛细血管扩张,血流加快,人体气血畅通,改善局部微循环,促进新陈代谢,加速组织修复;此外,有学者从电生理的角度研究认为中药外洗可反馈性地使正电位、肌电位、神经电位等生物电位发生有益于健康的变化。中药外洗法作为治疗骨伤科疾病的常用治疗方法,可使玄府洞开,药力经毛窍而入,乘热在患处皮肤熏洗,由于温热的物理性刺激及药物作用,引起皮肤和血管扩张,促进局部的血液循环,改善局部软组织营养和全身功能,减轻局部组织的非特异性炎症反应,促进炎性产物的吸收。中药有效成分的透皮作用,同时可刺激皮肤的末梢神经感受器,通过神经系统,形成新的反射,从而缓解疼痛。

通过对收集的30首外用洗方组成中药物使用频次及类别分析前五位分别为(从高到低):活血化瘀类、祛风湿类、清热类、祛风散寒类、补肾温阳和温里类,说明上海骨伤科流派外用洗方主要用于活血化瘀、清热祛风除湿或祛风散寒除湿。从使用频次最高药物当归分析,17首含当归外洗方中全当归使用频次 13 次、当归尾使用频次 4 次。《汤液本草》记载当归"头能破血,身能养血,尾能行血"。李东垣也称当归"头,止血而上行;身,养血而中守;梢,破血而下流;全,活血而不走"。因之,在当归使用上全当归和当归尾作用是有不同的。上海主要中医骨伤科流派在当归应用选择上并非一味依仗其活血行血功效而选择归尾,而是多用全当归,主要取其补通兼备,养血补血,行血止痛功效,其次取其活血行气止痛功效。

通过前面分析可以看到外用洗方主要用于活血化瘀、清热祛风除湿或祛风散寒除湿,但也用于补肾温阳和温里,即中医骨伤科外用洗方总体以"通、清、散"为主,兼顾"温、补"。中药洗方是中医骨伤科外治常用治疗方法之一,其应用仍需依据中医传统"外治之理即内治之理,外治之药即内治之药""外治非谓能见脏腑,皮肤隔而毛窍通,不见脏腑恰直达脏腑也"的论述,辨证施用。

通过上述分析可以看出,上海中医骨伤科流派外用洗方用药规律及特色主要为秉承八纲辨证及脏腑辨证,以活血化瘀、祛风湿、清热、祛风散寒为多用,同时应用补肾温阳和温里,补通兼备,其次重用当归补血活血,注重补而行之,合理选择活血类药物。

四、小结

中药外洗作为中医骨伤科传统特色治疗方法,其在治疗中医骨伤科疾患中具有重要的治疗作用,应当辨证施治,合理应用,在应用传统外用洗方时应注意药证对应,同时能积极开展传统外用洗方剂型新技术、新工艺开发及应用设备开发,进一步丰富发展中医骨伤科外用洗方这一传统治疗特色。

参考文献

[1] 石仰山,邱德华.石氏伤科外用药精粹[M].北京:中国中医药出版社,2019.
[2] 李飞跃,胡劲松魏氏伤科外用药精粹[M].北京:中国中医药出版社,2015.
[3] 陆念祖.陆氏伤科外用药精粹[M].北京:中国中医药出版社,2015.
[4] 施维智.伤科传薪录[M].上海:学林出版社.1995.
[5] 李曰庆.中医外科学[M].北京:中国中医药出版社,2002.
[6] 袁卓珺,袁安,张富刚,等.浅谈中医外治法的临床应用[J].云南中医中药杂志,2015,36(10):89-90.
[7] 段泽武,蒋福华.中药药浴治疗皮肤病 312 例[J].内蒙古中医药,2007(1):25.
[8] 董杰,许继增.药浴治百病[M].长春:吉林科学技术出版社,1993.

中医伤科腰痹病（腰椎间盘突出症）内治用药拾萃

　　腰椎间盘突出症是由于某种原因导致腰椎纤维环破裂、髓核突出，刺激或压迫神经根、硬脊膜等组织所引起的以腰痛，或下肢放射性疼痛等症状为特征的病变。腰椎间盘突出症是中医伤科常见疾病之一，又称为腰痹病。在保守治疗方面，中医治疗腰椎间盘突出症有一定的优势，临床一般采取中药内服外用、手法、针灸、导引等多种方法综合治疗，防治兼顾。上海"伤科八大家"对于腰痹病也有各自独到的认识和处方用药经验，现就其各代表人物及内治用药简要介绍如下。

　　石筱山（1904—1964），江苏无锡人，石氏伤科第三代传人。其主要的学术思想是"以气为主，以血为先；筋骨并重，内合肝肾；调治兼顾，独重痰湿；勘审虚实，施以补泻"。

　　魏指薪（1896—1984），山东曹县人，魏氏伤科第二十一代传人。其主要的学术思想是"气血为要，筋骨并重；肝肾为重，调摄脾胃；注重手法，调复平衡"，辨伤多位合参；理伤内外合治；治伤推崇手法；愈伤重视导引。

　　陆银华（1895—1967），河南开封人，陆氏伤科第六代传人。陆云响（1913—1985），陆氏伤科第七代传人。其主要的学术思想是"气血为纲，三焦分治；针药同施，内外兼顾"。

　　施维智（1917—1998），江苏海门人，施氏伤科第五代传人。其主要的学术思想是"学治结合，治中有学；内外结合，精益求精；汇古融新，与时俱进"。

　　王子平（1881—1973），河北沧州人。武术伤科为其特点，以梳理气机，活血化瘀为治疗大法。提出推拿按摩与正骨相结合，手法与练功相结合，临床推崇练功疗法。

闵-殷氏伤科殷震贤(1890—1960),江苏昆山人。18 世纪末 19 世纪初,殷家前人殷企范娶昆山闵家伤科闺女,成婚后伤科传入殷家。治伤注重整体,伤科手法与外用药膏有独到之处,临床诊治风湿痹证,针药手法并举。

佟忠义(1878—1963),河北沧州人。以武术伤科为特色。治伤以正骨手法为主,辅以汤药内服外用。整体为本,注重内调气血,强健筋骨,调补肝肾。注重练功。

总体来说,海派伤科对于腰痹病(腰椎间盘突出症)中医内治用药特点是辨证为纲、辨病为目。介绍主要的几种辨证论治思路和代表处方用药。

一、从痰论治

牛蒡子汤(石氏验方)

[组成]牛蒡子,僵蚕,白蒺藜,独活,秦艽,白芷,半夏,桑枝。

[功效]祛风豁痰通络(破痰结、疏肝风、行气血、散瘀结)。

[方药特色]治痰宣滞破结。其中值得提出的特色用药是牛蒡子、僵蚕药对。牛蒡子:性凉,味辛苦,祛痰除风,消肿化毒,通行十二经络。《本草备要》"散结除风……利腰膝、凝结之气";《药品正义》"能升能降,主治上部风痰";《善济本事方》"治风热成历节,功手指作赤肿麻木,甚则攻肩背两膝……"僵蚕:性平,味辛咸,祛风解痉,化痰散结。《本草求真》祛风散结,燥湿化痰,温利血脉之品。《本草思辨录》"治湿胜之风痰……却痰湿,散肝风"。

二、从瘀滞论治

理气固腰汤(石氏验方)

[组成]香附,川楝子,青皮,陈皮,延胡索,当归,桃仁,丹参,桑寄生,狗脊,制草乌,白芥子。

[功效]理气化瘀,通脉固腰。

[方药特色]取调理肝之气血的金铃子散加减,以川楝子、香附、青皮、陈皮理气;配制草乌通畅足太阳膀胱经和督脉阳气,祛风散寒止痛,以助行气活血合白芥子通导行气,开结宣滞。

理气二地汤(魏氏验方)

[组成]青皮,枳壳,生地,当归,川芎,地龙,䗪虫,川牛膝,路路通,延胡

索,甘草。

[功效]行气活血,通络止痛。

[方药特色]青皮、枳壳药对,长于破气行气;地龙、䗪虫药对,前者功善走窜,疏通经络,后者破血逐瘀止痛。

三、从风论治

疏风活血汤(施氏验方)

[组成]防风,独活,秦艽,当归,赤芍,川芎,威灵仙,五加皮,川牛膝,防己,桑寄生,续断。

[功效]疏风通络,和营利血。

[方药特色]风寒湿多夹瘀,气血阻遏,治当疏风散寒活血兼施。

四、从寒论治

地龙舒腰汤(施氏验方)

[组成]麻黄,当归,赤芍,制川乌,制乳香,制没药,地龙,防己,威灵仙,川牛膝,木瓜,三七粉。

[功效]散寒止痛,活血通络。

[方药特色]君药地龙、麻黄。地龙散结化痰,通利关节;麻黄辛温散寒,除痹祛风,二药相合,专治寒湿留注骨节疼痛。

温经通络方(石纯农验方)

[组成]熟附片,炙麻黄,细辛,怀牛膝,地龙,威灵仙,当归,熟地,虎杖,寻骨风,老鹳草,炙甘草。

[功效]温经疏通筋络。

[方药特色]熟附子温阳散寒止痛,其性善走。麻黄细辛相配,麻黄辛温,发散风寒,开启腠理,辅佐肾经表药细辛,从里及外驱逐风寒之邪。

五、从虚(肝肾虚损)论治

1. 偏阳虚

杜仲散(魏氏验方)

[组成]杜仲,川断,补骨脂,肉苁蓉,骨碎补,黄芪,当归,川牛膝,乳香,

没药。

　　[功效] 补肾益气,活血止痛。

　　[方药特色] 补肾药与益气养血活血药合用(气血充沛,肾中精气得以补养,相得益彰)。

　　补肾健腰汤(施氏验方)

　　[组成] 党参,黄芪,当归,白芍,川芎,杜仲,肉苁蓉,怀牛膝,续断,狗脊,秦艽,千年健,独活。

　　[功效] 益肾强腰。

　　[方药特色] 补肾药与益气养血活血药合用,佐以祛风湿强筋骨。

　　腰痛三号验方(石仰山、石鉴玉验方)

　　[组成] 生地,熟地,杜仲,菟丝子,淫羊藿,补骨脂,山茱萸,独活,桑寄生,当归,狗脊,青皮,陈皮。

　　[功效] 温肾补虚,固腰息痛。

　　[方药特色] 以补肾阳为主,兼补肾阴,意在温通,阴中求阳。合以青皮、陈皮行气活血健脾胃;独活通行少阳督脉,以助气化为引药。

　　2. 偏阴虚

　　育阴健腰汤(施氏验方)

　　[组成] 党参,黄芪,生地,当归,白芍,川芎,枸杞子,续断,狗脊,怀牛膝,杜仲,威灵仙,鸡血藤,秦艽。

　　[功效] 育阴壮水,强腰止痛。

　　[方药特色] 滋补肝肾药与祛风除湿药及益气活血药合用。

肩痛（肩痹）中医伤科内治
用药特色拾萃

　　肩痛（肩痹）作为现代骨伤科的常见病之一，其中肩痛最早作为症状提出见于《素问·缪刺论》中："邪客于足太阳之络，令人头项肩痛。"而最早明确提出"肩痛"病名的则是晋代皇甫谧《针灸甲乙经》，其云："肩痛不能自举，汗不出。""肩痹"作为病名，首次提出见于宋代王执中的《针灸资生经》"肩外俞治肩痹"。而把肩痛归为痹病，要到清代王清任《医林改错》才首次明确："凡肩痛、臂痛、腰疼、腿疼或周身疼痛，总名曰痹症。"中医治疗肩痛（肩痹）方法很多，包括中药内服外用、针灸、按摩、导引等，在历代医家的论著中颇多。现仅就肩痛（肩痹）的中药内治古方用药的主要论述和方药做一个简要的梳理。

一、从痰论治

　　《金针秘传》："凡肩背、肢节、骨腕、筋会之处注痛，多属痰凝气滞。"《论治要诀》"痰饮注入四肢，令人肩背酸痛。"

　　治痰茯苓丸（《全生指迷方》）：茯苓、枳壳、半夏、芒硝（燥湿行气、软坚化痰）。

　　导痰汤（二陈汤加胆南星、枳实）加姜、炒白术、姜黄、木香（《类证治裁》）。

二、从热论治

　　"内伤肩背痛之因……肺热叶焦，复有触发，则肺气滞郁而作痛。""膏粱酒客，胃肠积热，上熏肺金，则土中之火刑金，而肩背痛，缺盆肺俞，每每作痛。"（《症因脉治》）

　　"外感肩背痛之因……民病肩背缺盆痛，此火邪伤肺也，又有肺素有热，风

寒外束皮毛,肺热不得泄越而肩背肺俞作痛……"(《症因脉治》)

(1) 内伤肩背痛:肺热,重则葶苈泻肺汤,轻则家秘泻白散(桑白皮、地骨皮、黄芩、石膏、黄连、甘草);膏粱积热,家秘泻白散。

(2) 外感肩背痛,火邪伤肺:家秘泻白散、清燥清肺饮;肺热表寒,羌防泻白散。

三、从虚论治

《症因脉治》认为内伤肩背痛之因乃"元气素亏,又复劳损,则肺气不足而作痛",治疗用四君子汤补中益气汤。《类证治裁》认为肩背痛"因于血虚者"可用四物汤加秦艽、姜黄治疗,"因营络脉失养,风动筋急者"用舒筋汤(片姜黄、羌活、当归、白术、赤芍、海桐皮、炙甘草、生姜)治疗。"阳明脉衰,肩胛筋缓不举而痛",宜调补络脉(用生黄芪、白术、当归、防风、姜黄、桑枝、枸杞子、橘络)治疗。

四、从伤损论治

《症因脉治》认为肩痛也有因"劳碌举重,损伤筋膜,则肺窍有损而作痛"者,可用四物、八珍汤加秦艽、续断、钩藤、羌活。

五、从湿热论治

《赤水玄珠》云:"有因湿热,肩背沉重而作痛者。"

当归拈痛汤:羌活、甘草、茵陈、防风、苍术、当归、知母、猪苓、泽泻、升麻、白术、黄芩、葛根、人参、苦参(清热利湿、疏风止痛)。

六、从气郁论治

《赤水玄珠》:"肩背痛,不可回顾者,从太阳气郁而不行……"

防风通气汤:羌活、防风、荆芥、栀子、白术、当归、白芍、川芎、连翘、薄荷、桔梗、黄芩、石膏、滑石、甘草。

七、从风寒论治

《证治准绳》:"风寒汗出,肩背痛中风。"《类证治裁》"寒饮伏络,肩背冷痛者。"

防风汤：防风、当归、赤芍、杏仁、黄芩、秦艽、葛根、羌活、桂枝、甘草。

白术附子汤：白术、附子、甘草、干姜。

八、从瘀论治论述

《医林改错》"凡肩痛、臂痛、腰疼、腿疼，或周身疼痛，总名曰痹症……古方颇多，如古方治之不效，用身痛逐瘀汤。"身痛逐瘀汤全方以桃仁、红花为君药，主要起到活血化瘀、畅通气血的作用；以牛膝、地龙为臣药，主要起到祛风除湿、活血通络的作用；以五灵脂、没药、当归、川芎、香附为佐药，主要起到行气止痛、活血通经的作用；秦艽、羌活亦为佐药，主要起到祛风通络、活血荣经、通痹止痛、胜湿解痉的作用。

基于历代医家的认识，现代主流的中医学对于肩痛（肩痹）病因病机认识基本归纳如下。

（1）外邪侵袭：感受外邪，邪留筋骨经脉，气血不通致痹而痛。

（2）正气亏虚：肝肾亏虚，骨弱髓空，肩部筋骨失于濡养，不荣则痛或肺气不足，身体衰弱，复受外邪致经络不舒，气血凝滞而致肩痛。

（3）痰瘀气滞：肩部劳损或扭闪，肌肉受伤，经络瘀阻，闭阻不通而痛或情志不畅，肝气失于疏泄，肩部经络郁滞不行，气郁气滞而致本病；或肝郁化火，灼津成痰；或饮食不节，嗜食肥甘，损伤脾胃，痰湿内生，上阻肩背而致痹。

海派中医是我国近代中医学史上的一个独特现象，它形成于近代的上海。以当时上海的名医荟萃、流派纷纭、学术争鸣、中西汇通为特征；上海中医骨伤科现存的主要流派有石氏伤科、魏氏伤科、施氏伤科、陆氏伤科。这四家伤科对于肩痛内治用药各具特色，我们对于这四家伤科主要的传人治疗肩痛的主要观点及中药内服治疗方法简要介绍。

1. 石氏伤科（石筱山）　对于肩痛之证，以肩部伤筋论，认为其病因病机在于气血渐衰，筋脉失荣，有兼渐受伤损以至于气血凝滞、痰湿内蕴，或者气血既滞又表卫不固、风寒湿外袭。

［治则］祛风散寒，化痰通络；温经通络，益气温阳；增益气血。

［方药］牛蒡子汤：牛蒡子、僵蚕、白蒺藜、独活、白芷、秦艽、制半夏、桑枝（化痰消肿，祛风散结）。

牛蒡子汤加减;温经通络加用草乌、桂枝;益气温阳加黄芪、桂枝。

2. 石氏伤科(石纯农) 将肩痛分为急慢性两种。

(1)急性肩痛:肩骱劳损,筋脉气血乖积,湿邪阻络;郁而化热,加之外来伤筋诱导,或外受风寒,肩痛急性发作。

[治则一]清热消炎,和络止痛。

[方药]炒牛蒡子,炙僵蚕,忍冬藤,赤芍,炙乳香,草河车,赤苓,丹皮,连翘,木防己,归尾,独活。

[治则二]疏风散寒,和气血。

[方药]羌活胜湿汤和蠲痹汤,偏风者加防风秦艽;偏寒者,加熟附子、桂枝、姜黄;偏湿者加防己、苍术、薏苡仁。

(2)慢性肩痛:因伤筋后失治,或风寒湿邪乘虚侵袭所致。

[治则]虚证:养血为主,祛风湿药配合养血活血;实证:活血为主。

[方药]十全大补汤、党参养荣丸等。

3. 施氏伤科(施维智) 认为其主要病机是劳力伤筋,气血不和,筋骨酸痛,伸举欠利或日久内动于肝,肝之精气不克荣筋,或经络空虚,风寒湿气阻滞气血,不得宣行。

[治则方药]和营舒络:全当归,赤芍,川芎,羌活,陈皮络,五加皮,威灵仙,鸡血藤,油松节,桑枝,丝瓜络,炒枳壳。

柔肝养血补筋:当归身,白芍,川芎,续断,鸡血藤,陈皮络,真鹿筋,炒桑枝,熟地,炒白术,茯苓,油松节。

疏风舒筋:防风,羌活,当归,陈皮络,油松节,桑枝,赤芍,白芍,川芎,威灵仙,伸筋草,海风藤,鲜生姜。

散寒舒筋:桂枝,羌活,当归,白芍,川芎,威灵仙,海风藤,丝瓜络,陈皮络,油松节,桑枝,鲜生姜,地黄

除湿散寒:羌活,防风,藁本,苍耳子,莪术,陈皮,当归,白芍,川芎,鸡血藤,威灵仙,鲜生姜。

4. 陆氏伤科(陆银华) 认为肩部伤筋可分为三型。

(1)急性外伤型:跌伤,经脉损破,气血障碍,肿痛并见,活动障碍。

(2)劳损复感风寒型:慢性劳损在先,复感风寒湿邪侵袭以致气血不和,络道阻滞,外邪蕴入经络。

（3）肝血虚，筋脉失养型：中年以后，气血虚损，肝肾不足，阴液亏损，筋脉失养，粘连不宣。

[治则方药] 活血祛瘀止痛：归尾四物汤加味（归尾、赤芍、生地、川芎、桃仁、红花、泽兰、紫丹参、续断、地龙、陈皮、延胡索）；祛风通络逐痹：川羌活汤（川羌活、秦艽、五加皮、木瓜、海风藤、续断、细辛、防风）；补血益气，养肝壮筋（八珍汤加枸杞、补骨脂、山茱萸、川断等）。

5. 魏氏伤科（李国衡）　对于肩痛主要是分期治疗，认为其急性期主要是肩部气血痹阻、导致筋急作痛；而慢性期则是由于中年以后气血渐衰，筋失濡养，风寒湿外邪侵袭局部，以至于经络阻塞，气血失和，经脉拘急，筋缩不伸。

[治则方药] 舒筋通络、活血祛风止痛：舒筋活血汤（伸筋草、当归、川芎、秦艽、桑枝、片姜黄、白芍、丹参、延胡索、威灵仙、葛根、络石藤、防风、合欢皮）；活血通络止痛：生地、川芎、当归、白芍、延胡索、片姜黄、鸡血藤。

加减：痛甚，加䗪虫、乳香、没药。风寒湿胜，加川乌、草乌、青风藤、海风藤。兼夹虚证，加千年健、楮实子。益气血，补肝肾，祛风湿，止痹痛，三痹汤（人参、当归、茯苓、生地、黄芪、川芎、独活、防风、续断、杜仲、肉桂、细辛、川牛膝、秦艽）（《妇人大全良方》）。

总之，在传统的中医伤科，肩痹和肩痛是两个基本重叠的概念，古典医籍中对于肩痛论治颇多，至今仍有许多的方剂在临床运用，值得我们重视研究。对于中药类型的分析看，可以关注"从热论治"的观点。在临床实践中，肩痛的内治用药，重要的是要分清虚实，扶正祛邪。根据前贤的经验结合个人的实践，形成自己的临床特点。

参考文献

[1] 刘向前,陈民,黄广平,等.颈项肩臂痛内治古方常用药物的统计分析[J].中华中医药学刊,2012,30(9)：2013-2015.
[2] 陈传榜,李满意,王淑静,等.肩痹的源流及相关历史文献复习[J].风湿病与关节炎,2015,4(12)：49-56.
[3] 施杞,石仰山.石筱山伤科学[M].北京：人民卫生出版社,2014.